Knaur
MensSana

Von Ruediger Dahlke sind außerdem erschienen:

Gewichtsprobleme
Herz(ens)probleme

Von Margit und Ruediger Dahlke sind außerdem erschienen:

Das spirituelle Lesebuch
Die Psychologie des blauen Dunstes

Über die Autoren:

Dr. med. Ruediger Dahlke, Jahrgang 1951. Nach dem Medizinstudium in München Weiterbildung zum Arzt für Naturheilwesen, in Psychotherapie und Homöopathie, seit 1978 als Reinkarnationstherapeut und Fastenarzt tätig; in Zusammenarbeit mit seiner Frau Margit Aufbau und Leitung des Heil-Kunde-Zentrums in D-84381 Johanneskirchen; Ausbildungs-Seminar-Reihe »Esoterische Medizin«, verschiedene Meditations-, Sport- und Fastenseminare. Arbeitsschwerpunkte: Entwicklung einer ganzheitlichen Psychosomatik unter Einbezug der spirituellen Dimension.

Dr. med. Robert Hößl, Jahrgang 1948, studierte in München Medizin. Nach seiner ärztlichen Tätigkeit im Fachbereich Psychiatrie und Allgemeinmedizin machte er eine Ausbildung in Gestalt- und Reinkarnationstherapie. Außerdem bildete er sich weiter zum Arzt für Psychotherapie und Naturheilkunde. Seit 1980 arbeitet er mit Thorwald Dethlefsen und Rüdiger Dahlke als Arzt und Psychotherapeut in München zusammen.

Ruediger Dahlke
Robert Hößl

Verdauungsprobleme

Be-Deutung und Chance von
Magen- und Darmsymptomen

Unter Mitarbeit von Margit Dahlke

Knaur
MensSana

Dieser Titel ist bereits unter der Bandnummer 76026 erschienen.

Originalausgabe 2001
Droemersche Verlagsanstalt Th. Knaur Nachf., München

Umschlaggestaltung: Werbeagentur ZERO, München
Druck und Bindung: Ebner & Spiegel, Ulm
Printed in Germany
ISBN 3-426-87165-3

4 6 8 7 5

Inhalt

I. Symptome als Ausdruck seelischer Wirklichkeit

1. Bewertung von Symptomen

Das Ziel unseres Unterfangens ist es, dem Thema Verdauung auf umfassendere Weise gerecht zu werden als die orthodoxe Schulmedizin, ohne dabei aber auf ihre Forschungsergebnisse zu verzichten. Wollen wir die gründlich erarbeiteten Symptombilder nutzen, ist es wichtig, uns von ihrer üblichen Bewertung bzw. Abwertung zu lösen.
Nach der gängigen Einschätzung steht das Symptom für einen unangenehmen Defekt unseres Organismus, der uns aufgrund eines unseligen Fehlers in uns oder unserer Umwelt getroffen hat und so schnell wie möglich zu beseitigen ist. Wir wollen nun im Gegenteil den *Fehler* nicht loswerden, bevor wir von ihm erfahren haben, was uns *fehlt.* Von seiner negativen Bewertung gelöst, kann das Symptom zu einem Wegweiser und damit Helfer auf dem Entwicklungsweg werden.
Das Wort »Symptom« kommt vom griechischen »sýmptoma«, was »Zusammenfall, Zufall, Umstand einer Krankheit« heißt. Schulmedizinisch werden Symptome auch tatsächlich als zufälliges und sinnloses Auftreten von Krankheitserscheinungen betrachtet. Trotzdem erlaubt das Wort aber auch eine *sinnvolle* Interpretation. So wie das Schick*sal* das zum Heil Geschickte ist (lat. »salus« = »Heil«), kann man ein Symptom als das sehen, was einem sinnvollerweise »zufällt« bzw. sinnvollerweise mit anderen Ereignissen »zusammenfällt«. Der Schweizer Psychoanalytiker C. G. Jung be-

zeichnete dieses Prinzip »sinnvoller Koinzidenz« und akausaler Zusammenhänge mit dem Begriff »Synchronizität«.
So wie sich der Arzt normalerweise mit dem Patienten gegen dessen Symptom verbündet, kann er sich auch mit dem Symptom verbünden und mit seiner Hilfe herausfinden, was mit dem Patienten nicht stimmt bzw. was ihm fehlt. Darauf zielt die ärztlichste aller Fragen: »Was fehlt Ihnen?« Die Patienten antworten darauf mit dem, was sie haben, ihren Symptomen, können diese doch das fehlende Prinzip enthüllen.
Weitere Entlastung erfährt der Symptombegriff durch die Erkenntnis, daß – ohne Ausnahme – jeder Mensch Symptome hat. Es stellt sich also gar nicht die Frage, ob ein Mensch Symptome hat, sondern lediglich wo sie liegen, wie schwerwiegend sie sind und von welcher Art. Von hier ist es nur noch ein kleiner Schritt zu der Feststellung, daß jeder Mensch krank ist; eine Tatsache, die auch alle Religionen verkünden.[1]
Der Mensch braucht notwendig, d. h., um seine Not zu wenden, den *Heil*and, weil er unheil ist. Dieses Wissen verbirgt sich auch hinter der Lehre von der Erbsünde. Das Wort »sündigen« kann zum Schlüssel werden, kommt es doch von »absondern« und heißt in der griechischen Urbedeutung auch »den Punkt verfehlen«. Durch unsere Geburt in die Welt der Gegensätze sind wir von der Einheit abgesondert, oder, anders ausgedrückt, wir haben »den Punkt der Mitte verfehlt«. Der Punkt aber gilt den allermeisten Kulturen als Symbol der Einheit.[2]

1) Noch deutlicher wird es vielleicht an der Definition der Weltgesundheitsorganisation der UNO (WHO), wonach Gesundheit ein Zustand frei von körperlichem, seelischem und sozialem Leid ist. Komplizierter kann man es kaum noch ausdrücken, daß nämlich alle Menschen krank sind.
2) Selbst in der modernen Industriekultur bleibt der Punkt als dimensionsloses Symbol der Mathematik aus der konkreten Welt seltsam herausgerückt.

Besonders deutlich wird das am Mittelpunkt eines Mandalas. An diesem Bild könnte der Sündenbegriff einiges von seiner moralisierenden Bewertung verlieren. Als Wesen dieser polaren, in Gegensätze aufgespaltenen Welt sind wir alle von der Einheit, dem paradiesischen Urzustand, getrennt und damit abgesondert bzw. sündig. Das ist weder ungerecht noch schlimm, sondern im Gegenteil notwendig für unseren Entwicklungsweg. Die Polarität der Welt ist der erforderliche Gegenpol zur Einheit und die einzige Chance zu erkennen. Erkenntnis wiederum ist Voraussetzung, um dereinst bewußter zur paradiesischen Einheit zurückzufinden. Mit unserem polaren Bewußtsein können wir die Einheit nicht erfassen und sind ständig auf Gegensätze angewiesen. Wir wüßten nicht, was »hoch« ist, ohne »tief« zu kennen; »arm« wäre sinnlos ohne »reich« usw. Jeder unserer Begriffe bekommt Bedeutung erst über seinen Gegenpol. Solche Gegenpole sind aufeinander angewiesen wie die beiden Seiten einer Medaille. Erkenntnis des Ganzen erfordert in der polaren Welt daher das Kennenlernen beider Pole. Daß Eva im Paradies vom Baum der Erkenntnis (des Guten und des Bösen) nimmt, ist damit auch kein schlimmer Fehler, sondern der folgenschwere Beginn des menschlichen Entwicklungsweges. Ein Fehler wohl, aber ein notwendiger, half er doch, das Fehlende, nämlich Erkenntnis, zu erlangen und führte damit konsequenterweise in die Welt der Gegensätze, die Absonderung von der Einheit des Paradieses.

Zusammenfassend läßt sich sagen: Als von der Einheit Abgesonderte sind wir ausnahmslos Sünder. Ebenso ausnahmslos haben wir Symptome, die uns die fehlende Ganzheit ständig deutlich machen. Das ist kein gesundheitspolitisches Problem, sondern in der Polarität gar nicht anders möglich.[3]

3) Eine ausführliche Ableitung des Polaritätsbegriffes und des Themas »Gut und Böse« findet sich in T. Dethlefsen u. R. Dahlke: *Krankheit als Weg*, München 1990.

2. Symptome als Wegbegleiter

Ob wir es mögen oder nicht, Symptome sind seit jeher die natürlichen Wegbegleiter des Menschen. Wir tragen sie im wahrsten Sinne mit uns durchs Leben und sind es beinahe schon gewohnt, nicht nach ihrem Sinn zu fragen. Erfahrungen aus der Psychotherapie belegen, daß solch eine uninteressierte Einstellung den Lebensweg nicht gerade erleichtert. Auf unserer Lebensreise sammeln wir vieles auf und nehmen es mit. Wir wollen möglichst viel, am liebsten alles besitzen — in der Vorstellung, dadurch glücklich zu werden. Es dürfte ein unbewußter Versuch sein, heil und ganz zu werden, indem man möglichst große Teile der Welt in seinen physischen Besitz bringt. Müßte man von diesem Besitz etwas abgeben, würde es einem subjektiv fehlen.

Ähnlich ist es mit Symptomen, die wir auf der Lebensreise sammeln. Auch sie würden uns zur Ganzheit fehlen, müßten wir sie ersatzlos loslassen; weshalb die meisten Menschen sich an ihre Symptome wie an einen wertvollen Besitz klammern. Das Streben nach Ganzheit und Vollkommenheit ist zu tief verwurzelt, als daß wir so einfach davon lassen könnten.

Das Auftreten eines Symptoms ist die Kompensation für etwas aus dem Bewußtsein Verlorenes. Das Symptom läßt uns dieses Prinzip jetzt auf der körperlichen Ebene leben, denn ganz verschwinden kann es nicht. Somit zeigt jedes Symptom etwas, das uns (im Bewußtsein) fehlt. Daß ein Symptom zum Segen gereichen kann, wenn es etwa die Augen für Wesentliches öffnet, ist für uns allerdings eine noch ungewohnte Betrachtungsweise. Doch kennt jeder Arzt zumindest einige Patienten, die beispielsweise ihrem Herzinfarkt dankbar sind für all das, was sie daran lernen konnten. Die Beurteilung von Symptomen ist lediglich eine Wer-

tungsfrage, die bei uns allerdings sehr einseitig zuungunsten der Symptome entschieden ist. Das ist jedoch gar nicht so selbstverständlich. Viele Naturvölker kennen Einweihungskrankheiten, die geradezu ersehnt werden. So kann etwa nur Schamane werden, wer durch ein bestimmtes Krankheitsgeschehen initiiert ist. Auch bei uns war bis vor kurzem der hohe Wert von Kinderkrankheiten für die Entwicklung bekannt und unbestritten.
Wie immer unsere Einstellung zu Symptomen sein mag, sie sind und bleiben Weggenossen, die viel schwerer loszuwerden sind als aller materieller Besitz. Man kann zwar das Symptom zeitweilig mit Hilfe unterdrückender Medikamente etwa zur Seite schieben in dem ebenso populären wie gewinnträchtigen Gesellschaftsspiel »Das Symptom wird von Organ zu Organ, der Patient von Spezialist zu Spezialist verschoben«, betrachtet man dieses Spiel aber im Licht einer tiefergehenden Therapie, wird man das Symptom — in seiner äußeren Erscheinungsform sicherlich gewandelt, in seiner Aussage aber unverändert — wiederfinden. Bei dem Versuch, ein Symptom ersatzlos zu be*seit*igen, landet dieses, wie das Wort schon sagt, auf der Seite bzw. im Schatten. Das Symptom ist Ausdruck unseres Schattens. Es dorthin zurückzuschieben läßt es mit Sicherheit irgendwann an anderer Stelle wiederauftauchen.

3. »Ursachen« der Symptome

Mit dem Thema Schatten kommen wir zu einem entscheidenden Punkt jeder Betrachtung psychologischer und medizinischer Fragen. In der Schulmedizin und -psychologie wird davon ausgegangen, daß wir zufällig von Symptomen getroffen werden, hinter denen vielleicht Erreger stecken, aber kein tieferer Sinn. Da dieser Sinn gar nicht vermutet wird, kann auch nicht nach ihm gefahndet werden. So bleibt er im verborgenen, und man beschränkt sich auf oberflächliche Symptombeschreibungen und -therapien. Sobald man sich aber für den Sinn der Symptome und der in ihnen verborgenen Botschaften interessiert, wird man fündig. Dieses Interesse wird allerdings von der orthodoxen Schulmedizin als »unwissenschaftlich« gebrandmarkt.

Gemessen am Wissensstand der modernen Physik, trifft dieser Vorwurf heute die Schulmedizin selbst am härtesten. Die Physik hat sich inzwischen so weit vorgearbeitet, daß sie das Kausalitätsprinzip, die Basis der bisherigen Naturwissenschaft, ad absurdum geführt und damit dem bisherigen Wissenschaftsverständnis seine Grundlage entzogen hat. Physiker beweisen heute, daß es Kausalität nicht gibt und statt dessen eine uns unerklärliche Synchronizität herrscht. Damit aber ist der orthodoxen Schulmedizin und -psychologie, die immer und ausschließlich nach Ursachen in der Vergangenheit suchen, der Boden entzogen.

In unserer Vorstellung müssen wir wohl oder übel weiter mit Kausalität umgehen, so wie wir auch weiterhin von einer konstanten Zeit ausgehen, obwohl Einstein ihre Relativität beweisen konnte. Allerdings gibt es nach der von der Physik geleisteten Relativierung der Kausalität keinen Grund mehr, das Kausalitätsverständnis der alten Schule über alles zu stellen. Im Alltagsleben geschah es ohnehin nie. Dort sagen wir z. B.: Ich fühle mich sauber, weil ich heute morgen gebadet habe. Diese Begründung ist schulwissenschaftlich in Ordnung, weil die Ursache für mein momentanes Gefühl in der Vergangenheit liegt. Wir sagen aber genauso: Ich werde jetzt baden, damit ich mich heute abend wohler fühle. Hier liegt die Ursache für mein augenblickli-

ches Baden in der Zukunft, und das wäre schulwissenschaftlich bereits eine verbotene Kausalität. Die Beschränktheit dieser Haltung, die auch heute noch, im Zeitalter der Atomphysik, von vielen Universitätskathedern gepredigt wird, mag an einem einfachen Beispiel klarwerden.
Betrachten wir einen beliebigen bewegten Vorgang auf wissenschaftliche Art, z. B. ein so bekanntes Spiel wie Fußball. Die erste Schwierigkeit der Untersuchung ergibt sich aus der Komplexität dieses Spiels. Die Wissenschaft ist mit lebendigen Prozessen schnell überfordert, weil sie so vielfältig sind. Sie muß kleine Abschnitte herausschneiden, um sie im Detail zu analysieren. So ist etwa der ganze Mensch viel zu umfassend, und man widmet sich ihm lieber scheibchenweise. In dieser Zerstückelungstechnik liegt die Gefahr der Wissenschaft, am Leben vorbeizugehen.
Bei der Analyse des Fußballspiels müssen wir nun notgedrungen so ähnlich verfahren und uns einen kurzen Ausschnitt herausgreifen, z. B. eine Strafstoßsituation. Der Ball liegt auf dem Elfmeterpunkt, ein Stürmer läuft an und trifft den Ball. Diesen Augenblick greifen wir heraus und stellen die wissenschaftliche Standardfrage: »Warum? — Warum tritt der Stürmer den Ball?« Auf der Suche nach dem Grund müssen nun viele Elfmetersituationen untersucht werden. Das ist gar nicht so leicht, denn nichts bleibt konstant. Immer ist es ein anderer Spieler, der anläuft, immer wieder ein anderer Ball. Die Schiedsrichter wechseln wie die Zuschauer, das Stadion und der Rasen. Oft ging ein Foulspiel voraus, aber niemals dasselbe, und manchmal auch ein Handspiel. Schließlich, nach langem Forschen, wird eine immer wiederkehrende (d. h. reproduzierbare) Ursache für den Elfmeter entdeckt, die allen wissenschaftlichen Ansprüchen genügt: Es ist der Pfiff des Schiedsrichters.
Bei diesem Ergebnis mag uns ein ähnliches Unbehagen be-

schleichen, wie es immer mehr Menschen in bezug auf die wissenschaftliche Medizin verspüren. Denn irgendwie ist uns bei der Analyse das Wesen(tliche) des Fußballspiels entwischt. Es gibt da noch andere, wenn auch »unwissenschaftliche« Gründe für den Elfmeterschuß: Beispielsweise wäre da der Wunsch, ein Tor zu schießen, vorrangig zu nennen. Diese »Ursache« liegt aber in der Zukunft. Ein anderer Grund läge wohl auch in den Spielregeln, dem Muster des Fußballspiels, in der Tatsache, daß schon vorher viele Spiele gespielt und Elfmeter geschossen wurden. Der Spieler bewegt sich also sicher in einem vorgegebenen Muster. Ein eher banaler, aber doch wichtiger Grund liegt auch in der materiellen Existenz des Balles, des Rasens usw. Damit haben sich zu dem wissenschaftlichen noch drei weitere Gründe ergeben.

Mit diesen vier Ursachen operierte man schon in der Antike erfolgreich. Für sie, wie für viele frühere Kulturen, hatte somit jedes Geschehen und damit auch jedes Krankheitssymptom einen Sinn, der auf die Zukunft zielte, ein Muster, in dem es verständlich werden konnte, eine Ursache in der Vergangenheit und eine materielle Basis.

Es ist also, gemessen an der Wirklichkeit, wie sie uns die moderne Physik heute und die Esoterik schon seit jeher enthüllen, genauso berechtigt, einen in der Zukunft liegenden Sinn zu suchen, wie nach einer Ursache (z. B. Erregern) in der Vergangenheit zu fragen. Beides sind nur gedankliche Hilfskonstruktionen, die zwar der Wirklichkeit nicht optimal entsprechen, aber insofern ihre Berechtigung haben, als sie uns helfen können, dem Gesamtbild des Symptoms näherzukommen.

4. Medizinischer Energieerhaltungssatz und Schatten

Betrachten wir Symptome als Bilder oder Muster und fahnden nach ihrer Bedeutung, finden wir immer einen Sinnzusammenhang mit der Existenz des Betroffenen. Im Symptom bildet sich etwas ab, das der Betreffende bewußt in seinem Leben nicht wahrhaben wollte; weshalb auch medizinisch harmlose Symptome wie etwa Warzen und Pickel so heftig abgelehnt werden. Kein Wunder, denn das nicht grundlos aus dem Bewußtsein Verdrängte macht sich nun im Körper breit und wird zudem allen sichtbar. Es benutzt den Körper gleichsam als Bühne für ein Theaterstück, das wir weder sehen noch hören, noch wahrhaben wollten – und so müssen wir es schließlich fühlen.

Aus der Physik wissen wir, daß es unmöglich ist, etwas einfach verschwinden zu lassen. Möglich ist lediglich die Umwandlung von einer Erscheinungsform in eine andere, etwa von Eis in Wasser und Dampf. Der Zustand des Eises, der dem Materiellen entspricht, enthält am wenigsten Energie. Um in den flüssigen Zustand zu kommen, muß Energie (in Form von Wärme) zugeführt werden; und weitere Energie (z. B. durch Kochen), um in den noch energiereicheren Gaszustand zu gelangen. Physiker würden sagen: Der Schwingungszustand der Moleküle wird vom Festen (Eis) über das Flüssige (Wasser) bis zum Gasförmigen (Dampf) immer aktiver; d. h., die Moleküle schwingen mit zunehmender Frequenz. Beim umgekehrten Weg wird die Schwingung immer träger, und die vorher aufgewendete Energie wird wieder frei. Insgesamt betrachtet, kann bei solchen Umwandlungsprozessen aber weder Energie aus dem Nichts gewonnen noch zum Verschwinden gebracht werden. Die Physik spricht in diesem Zusammenhang von den Energieerhaltungssätzen.

Interessanterweise kennt die esoterische Psychologie diese sogenannten Aggregatzustände ebenfalls. Das Feste (im Beispiel das Eis) symbolisiert ihr das materielle Erdelement und folglich den Körper. Das Flüssige (Wasser) steht für das seelische Element, und das Gasförmige, Luftige repräsentiert das Geistige. Wie die Physik geht auch die esoterische Psychologie davon aus, daß die Schwingungsebene vom Festen über das Flüssige zum Luftigen zunimmt.
Aus diesen Gedanken und den Erfahrungen einiger Generationen von Psychotherapeuten ergibt sich, daß auch im Bereich des Lebens nichts verlorengehen kann. Auch hier ist lediglich Umwandlung möglich. Es wäre auch zu erstaunlich, wenn ausgerechnet dieser eine Bereich als einziger im ganzen Universum eine Ausnahme machen sollte, wie es die orthodoxe Schulmedizin noch immer annimmt. Statt dessen müssen wir auch im Reich des Lebendigen von einem Energieerhaltungssatz ausgehen. Geistig-seelische Energie kann sich demnach sehr wohl in körperliche Form umwandeln und umgekehrt, aber niemals verschwinden.
Jeder kennt diese Möglichkeit im übrigen aus zahllosen alltäglichen Beispielen: etwa wenn wir bei einem anzüglichen Witz erröten. Eine vom Bewußtsein nicht akzeptierte Emotion drückt sich hier frech und gegen unseren Willen auf der Gesichtshaut aus. Oder wir bekommen Herzklopfen vor Freude oder gespannter Erwartung, kalte Füße aus Angst, eine Magenschleimhautentzündung von geschluckter Wut. Nun liegt es nahe, von der entzündeten Magenschleimhaut (dem Befund) und den zugehörigen Bauchschmerzen (dem Symptom) auf die nicht zum Ausdruck gebrachte Emotion zurückzuschließen.
Ein Thema kann also aus dem Körper ins Bewußtsein geholt und damit auf die geistige Ebene verlagert werden — entsprechende Energiezufuhr vorausgesetzt. Das Problem

wird damit aus seinem körperlichen Dasein befreit, das insofern einem Schattendasein entspricht, als die Bewußtheit für das zugrunde liegende Thema fehlt. Wird durch Energieeinsatz (z. B. in Form einer Psychotherapie oder Meditation über das Symptom) der Bezug zur seelischen Ebene der Gefühle hergestellt, ist der Körper bereits deutlich entlastet. Jetzt wird allerdings die Seele leiden.

In einem weiteren Schritt könnte das Thema auf die geistige Ebene gehoben werden, wiederum unter erheblichem Energieeinsatz, so daß das zugrunde liegende Muster in seiner ganzen Tiefe erkannt und vor allem angenommen wird. In diesem Fall ist das Thema auf dem höchsten Energieniveau, und Körper und Seele sind entlastet. Das Bewußtsein muß sich nun aber an ihrer Stelle mit dem Thema beschäftigen.

Das kann und wird sogar meistens recht unangenehm sein. Wäre es das nicht, hätte man das Thema gar nicht erst *unter*drücken müssen. Wird es nun bearbeitet und schließlich gelöst, ist die Energie nicht verschwunden, sondern steht dem Betreffenden dann zu seiner freien Verfügung. Dem entspricht die Erfahrung, daß nach geglückten Psychotherapien ein spürbarer Energiezuwachs zu verzeichnen ist. All die bisher zur Unterdrückung benötigte und so im Körper gebundene Kraft strömt einem zu. Für dieses Geschenk sind allerdings auch einige nicht unerhebliche Vorleistungen zu erbringen.

Verkürzt dargestellt, könnte das beim Magengeschwür folgendermaßen aussehen: Im ersten Schritt werden all die geschluckten Emotionen wiedererlebt, der körperliche Schmerz wird durch seelischen ersetzt. Als nächstes geht es darum anzuerkennen, daß diese Emotionen ganz berechtigt und in Ordnung sind und lediglich an einem ungeeigneten Ort, dem Magen, gelandet sind. Nun wäre es fällig, sie an den geeigneten Ort zu senden, zum Chef oder Partner oder wem immer sie zustehen. Diese Schritte möglich zu machen sollte Anliegen einer entsprechenden Psychotherapie sein.

Alles bleibt also letztlich erhalten, nur die Erscheinungsebene ist wandelbar, so wie Wasser normalerweise flüssig, als Eis aber fest und als Dampf gasförmig auftreten kann. Das Wesen(tliche) bleibt bei diesen Umwandlungen stets erhalten, auch wenn wir auf den ersten Blick die Verbindung zwischen dem Wasser auf der Erde und den Wolken am Himmel nicht durchschauen mögen.

Nachdem er diesen Zusammenhang erkannt hatte, daß eben im Menschen nichts verlorengehen, sondern höchstens von der Oberfläche in die Tiefe verdrängt werden kann, hat C. G. Jung den Schattenbegriff eingeführt. Der Schatten enthält all das, was wir an uns nicht sehen können und ursprünglich einmal nicht sehen wollten. Er gehört genauso zu uns wie das Eis zum Wasser. Und wie das Eis im Frühling schmilzt und sich wieder als Wasser bemerkbar macht, melden sich auch die beiseitegeschobenen unbewußten Schattenseiten bei entsprechenden Gelegenheiten zurück. Die nächtlichen Träume sind solch eine Gelegenheit, die Symptome des Körpers eine andere.

In ihnen bilden sich jene Schattenanteile ab, die reif für das Bewußtsein sind. Ihr Heraustreten aus dem Dunkel der unbewußten Unterwelt auf die Körperbühne ist geradezu Beleg dafür, daß dieses Krankheitsbild Beachtung braucht. Und ähnlich wie Träume die unbewußten Inhalte in symbolischer und deshalb für uns oft rätselhafter, ja paradoxer Form abbilden, schreiben auch die Symptome ihre Botschaften in symbolischer Schrift, die erst entschlüsselt werden muß. Auf den ersten Blick scheint es sich oft um schwer entzifferbare Geheimschriften zu handeln. Die Botschaften deshalb zu ignorieren ist jedoch in keinem Fall sinnvoll. Durch Ignorieren und Verdrängen ließ sich noch kein Code knacken. In der persönlichen Auseinandersetzung ist es dagegen immer möglich, auch wenn man dazu oft tief und weit in die eigene Vorgeschichte hinabsteigen muß.

Um die Sprache der Symptome verstehen zu lernen, bedarf es einer bewußten Einfühlung in ihre Symbolwelt, die voller scheinbarer Widersprüche und Unlogik steckt. Die Gegensätze kommen sich hier ungewohnt nahe, ja berühren sich oft sogar. Hat man sich einmal auf diese Betrachtungsweise eingelassen, die scheinbar Unvereinbares nahe zusammenrücken und Muster entstehen läßt, anstatt die Dinge nur rational zu analysieren, werden sich viele Zusammenhänge im Reich der Träume und in der Welt der Symptome wie von selbst entschlüsseln. Während der rein rational Analysierende nur staunen kann, wenn ausgerechnet eine Friedensdemonstration in Gewalt umschlägt, erkennt der symbolisch Schauende das gemeinsame Thema, das da beide Seiten prügelnd aneinander bearbeiten: Krieg und Frieden als die zwei Seiten *einer* Medaille. Man wundert sich nun nicht mehr, wenn die engagiertesten Umweltretter selbst die aggressivsten Dämpfe aus ihren selbstgedrehten Glimmstengeln absondern. Der Moralist und der Pornofan, der Kriminalist und der Verbrecher, der Missionar und der Atheist, der Abstinenzler und der Süchtige teilen ein gemeinsames Thema und sind sich dadurch viel näher, als sie selbst und die rationalen Betrachter annehmen.

Symptome sind immer verläßlich und zeigen mit unerbittlicher Ehrlichkeit das Thema, um das es gerade geht. Sie sind Signale, Zeichen des Schattens, und alles, was eine besondere Ab- oder Aufwertung im Leben erhält, kann Symptom werden. Ob man Alkohol bei jeder Gelegenheit geißelt oder süchtig danach verlangt, beides zeigt, an welchem Thema man hängengeblieben ist. Der Unterschied ist lediglich der, daß der Alkoholiker sein Problem direkt bearbeitet, der Abstinenzler es aber in der Projektion (auf den Alkoholtrinker) bekämpft. Von daher kann man ersteren sogar als den Ehrlicheren bezeichnen.

5. Form und Inhalt

Die Erkenntnis des Zusammenhangs zwischen Form (des Symptoms) und Inhalt (seiner Botschaft) ist eine weitere wichtige Voraussetzung auf dem Weg zur Symptom-Be-Deutung. Wir leben in einer Zeit, die es sich zur Gewohnheit gemacht hat, den Inhalt zugunsten der Form zu vernachlässigen. So haben wir z. B. alte, lebendige Rituale vielfach zu Gewohnheiten erstarren lassen. Sie führen nun als tote Hülsen ein inhaltsloses Schattendasein. Wo das Leben der Alten noch voller Rituale war und alles seinen Sinn bekam, haben wir unser Leben mit Gewohnheiten angefüllt, und nicht alles, aber doch vieles hat seinen Sinn verloren. Ein drastisches Beispiel liefert wieder die Schulmedizin, die unbestreitbare Erfolge bei der Erforschung der Form errungen hat, dabei aber ziemlich blind für den Sinn wurde.
Nachdem der Körper bereits als Bühne für die Dramen des Unbewußten erwähnt wurde, wollen wir uns einmal einem Theaterstück von wissenschaftlicher Seite nähern. Mit Hilfe der Analysetechnik ergibt sich eine genaue Aufstellung der verwendeten Materialien, aus denen Bühnenbild und Requisiten bestehen; des weiteren werden Zahl, Geschlecht und Hautfarbe der Schauspieler ebenso erfaßt wie Stoffe und Farben ihrer Kostüme. Körpergewicht und Größe werden gemessen, die zeitliche Länge der Einsätze mit genauer

Aufschlüsselung der verwendeten Worte bis hin zu den Buchstaben. Kurz, das ganze Stück wird durchgemessen und abgewogen. Solange man aber auch weiteranalysiert, dem Inhalt des Stückes wird man auf diese Art kaum näherkommen. Was hier so lächerlich wirkt, ist es eigentlich auch beim Arzt, wenn der etwa eine Fülle von Meßergebnissen und Befunden erhebt, aber die Deutung des ganzen Krankheitsbildes unterläßt.

Eine ähnliche Überbewertung der Form bei gleichzeitiger Vernachlässigung des Inhalts begegnet uns heute vielerorts. Dabei soll die Form hier nicht abgewertet werden, im Gegenteil, ist sie doch der einzige Weg, um mit dem Inhalt überhaupt in Kontakt zu kommen. Für sich allein jedoch wird Form sinnlos — oder anders ausgedrückt: Was nicht gedeutet wird, bleibt bedeutungslos.

Die Schulmedizin hat nun eine Fülle wertvoller Informationen über Formen gesammelt. Wir wollen bei diesen nicht stehenbleiben und uns in einer Betrachtung von Test- und Meßergebnissen ergehen, sondern diese dankbar nutzen, um von den Formen auf die Inhalte zu schließen.

Betrachten wir Symptome, so finden wir in ihren physischen Formen, in den Requisiten und Kostümen, die sie sich vom Körper borgen, Hinweise auf die verkörperten seelischen Inhalte. Die Bühne, der Körper, ist insofern sehr wichtig, ist er doch unser Kontaktpunkt zum Inhalt, genau wie das Theater mit seiner Bühne für den Zuschauer die notwendige Projektionsfläche für den Inhalt des Stückes ist.

6. Der alltägliche Pakt mit dem Teufel

Symptome sind etwas zutiefst Menschliches, gehen sie doch im wesentlichen auf eine menschliche Grundhaltung zurück, das Vermeiden von Konflikten. In Zeiten, als der Mensch sein Leben noch stärker auf das Jenseits ausgerichtet hatte, war das Bewußtsein offener für die Notwendigkeit von schwierigen Lernaufgaben und Leid. Leben und Leiden Christi spielten hier eine beispielhafte Rolle.[4] Und trotzdem war man auch schon damals emsig bemüht, dem Leid aus dem Wege zu gehen.

Im Laufe der zunehmenden Diesseitsorientierung im Westen trat das Bestreben, jedwede Unlust im Leben zu meiden, immer stärker hervor und mit ihm die Tendenz, Themen, die mit Anstrengung und Schmerz verbunden waren, wegzuschieben.[5] Dabei wird übersehen, daß sich nichts endgültig wegschieben und schon gar nicht »aus der Welt schaffen« läßt. Die beste Möglichkeit ist noch, eine Aufgabe oder ein Problem zu (er)lösen. Damit sind sie zwar auch nicht aus der Welt, aber wenigstens auf einer weniger leidvollen Ebene. Jeder Mensch hat bereits viele solcher Lösungsschritte hinter sich. So haben wir z. B. alle das in der Volksschule auftauchende Problem des Lesens erlöst. Damit ist das Thema »Lesen« nicht aus der Welt, aber es hat

4) Zu dieser Zeit und vor allem in den Jahrhunderten nach Christi Geburt entstanden wohl mehr Symptome durch das Vermeiden von Lust als von Unlust.

5) Vor allem der Psychoanalyse kommt das Verdienst zu, die Unterdrückung der Lust aufgezeigt und diese damit teilweise auch befreit zu haben. In der Folge der zunehmenden Lustorientierung geriet aber sogleich die Unlust vermehrt in den Schatten.
Insgesamt betrachtet, bleibt der Konfliktstoff praktisch konstant. Wenn man durch Leben der Lust in Konflikt gerät, neigt man dazu, die Lust zu meiden. Kommt man dagegen durch Erleben von Unlust in Konflikt, wird man entsprechend diese meiden.

aufgehört, ein Problem zu sein. Hätten wir uns allerdings zu Volksschulzeiten gegenüber dem Problem verschlossen, wäre es noch heute drängend, und unser Analphabetismus wäre vielleicht zum zentralen Lebensproblem herangewachsen.

Der gängige Ausdruck »etwas beseitigen« zeigt uns die illusionäre Entwicklung, die wir eingeschlagen haben. Dem, was auf uns zukommt, können wir in Wirklichkeit nicht entkommen. Der einfachste Weg ist tatsächlich, sich ihm gleich bei der ersten Konfrontation zu stellen. Wenn man sich in der ersten Klasse durchfallen läßt, um dem Lesen zu entkommen, wird man bei der Wiederholung lediglich feststellen müssen, daß genau dasselbe Lesebuch wieder auf einen zukommt.

Aus der Verkennung dieser Gesetzmäßigkeit ergibt sich die typisch menschliche Paktsituation, wie sie vom legendären Doktor Faust vorgelebt und millionenfach wiederholt wurde. Faust wollte *um jeden Preis* die letzte Erkenntnis erlangen, die er sich vergeblich von der Wissenschaft erhofft hatte. Er wandte sich deshalb an den »Herrn dieser Welt«, Mephistopheles.[6] Als Unterpfand gab er seine Seele, die ihm in jenem Moment offensichtlich weniger bedeutete als Macht und »letzte Erkenntnis«. Daraufhin genoß er die Macht über Mephistos Welt der Gegensätze. Als es aber ans Bezahlen ging, stellte er sich taub, so daß Mephisto als Gläubiger Zwangsmaßnahmen androhen mußte. Fausts nun beginnender Entwicklungsweg besteht im wesentlichen in der Erlösung seiner Paktschuld. Einerseits muß er sie abtragen, indem er dem Herrn dieser Welt freiwillig seine Seele gibt, um ihn zu erlösen. Andererseits muß er seine

6) Christus bezeichnet den Teufel ausdrücklich als den Herrn dieser Welt, als er nach dem letzten Abendmahl seine Jünger verläßt.

Seele erst wiedergewinnen, indem er Licht in ihre dunklen Bereiche fließen läßt und erkennt, daß auch diese zu ihm gehören. Erst zusammen mit seinem Schatten ist er ganz.
Auf die gleiche Art wie Faust handeln wir uns heute unsere Symptome ein. Wir wollen irgend etwas »um jeden Preis« erreichen und etwas anderes vermeiden. Nehmen wir ein gängiges Beispiel: Jemand will Macht erlangen, Chef werden und damit Ohnmacht und Ausgeliefertsein vermeiden. Ohne überhaupt zu bemerken, was er da für einen Pakt geschlossen hat, beginnt er, sich abzustrampeln. Das »Um jeden Preis« hat er längst verdrängt, wenn es Jahre später ans Bezahlen geht und sich der Preis z. B. in Form einer vorzeitig ruinierten Gesundheit präsentiert. Nun will er die eingegangene Schuld nicht begleichen und versucht, sie bei Ärzten loszuwerden. Letztlich hat er und haben wir alle dieselbe Wahl wie Faust. Wir können versuchen, uns zu drücken. Dann werden wir dieses Blindekuhspiel mit dem (Bewußtseins-)Verlust der entsprechenden Seelenbereiche bezahlen und auf der Ebene des Körpers unter den zugehörigen Symptomen leiden. Oder wir können uns Faust zum Vorbild wählen und uns auf den Entwicklungsweg machen. Dann gilt es, hinter jedem Symptom den Pakt zu erkennen, ihn anzunehmen, aus ihm zu lernen, was einem fehlt zur Ganzheit, und ihn so zu erlösen.

7. Zusammenfassung der Ausgangspunkte

1. Es geht in keiner Weise um Be-Wertung, sondern ausschließlich um Be-Deutung, auch wenn unsere Sprache notgedrungen eine wertende ist.
2. Jeder hat Symptome, da jeder krank ist. Wir sind unheil,

da wir von der Einheit abgesondert (= sündig) in der Welt der Gegensätze (Polarität) leben.

3. Diese Gegensätzlichkeit ist notwendig für unser Erkennen und damit für unseren Weg der Bewußtwerdung.
4. Jedes Symptom ist ein »Fehler« in dem Sinne, daß es etwas Fehlendes zeigt. Die Bewertung dieser symptomatischen Fehler ist relativ und von Zeit und Kultur abhängig.
5. So wie im materiellen Bereich kann auch im geistig-seelischen nichts endgültig verschwinden, sondern lediglich zeitweilig ins Unbewußte (Schatten) abtauchen.
6. Form und Inhalt gehören zusammen. Die Form ist der notwendige Kontaktpunkt zum Inhalt.
7. Das Symptom ist die »Zwangsvollstreckung« einer freiwillig übernommenen Paktschuld und insofern konsequent und ehrlich. Die bewußte Einlösung dieser Schuld (oder Sünde) macht heil.

8. Richtlinien zur Symptomdeutung

I. Wenn wir sagen, daß sich im Krankheitsbild bzw. im Symptom ein Schattenbereich zeigt, der uns im Bewußtsein fehlt, ist damit ein bestimmtes Thema gemeint,
   1. das man entweder nicht bewußt lebt oder
   2. nicht auslebt,
   obwohl es einen betrifft und leiden läßt.

Sein Inhalt kann:

1. (tief) unbewußt sein,
2. (halbwegs) bewußt sein, aber er bekommt keinen Lebensraum, weil
   a) man sich etwas nicht eingesteht,
   b) man sich etwas nicht gönnt oder traut,

c) man etwas geheimhält,
d) (geheime) Wünsche unerfüllbar scheinen.

II. Der Schattenbereich, das Fehlende, das auf Integration drängt, läßt sich unter zwei Aspekten betrachten:
1. Krankheit macht ehrlich: Sie zeigt etwas, das man bisher nicht wahrhaben wollte. So würde z. B. Übelkeit offenbaren, daß man keineswegs aufnahmebereit ist, sondern im Gegenteil etwas wieder loswerden will. »Ich will erbrechen.«
2. Krankheit hat einen Sinn und zeigt eine Aufgabe. Da wir Symptome nicht bekämpfen, sondern annehmen wollen, ist dieser Schritt die konsequente Weiterführung des Ehrlichkeitsaspektes: Jetzt geht es darum, dem unbewußten Wunsch, der sich im Körper verwirklicht hat (auf leidvolle Art als Symptom), ganz bewußt Daseinsberechtigung zu geben. Bei der Übelkeit würde das z. B. heißen, ganz bewußt etwas Unpassendes zurückzuweisen, sich an der richtigen Stelle zu wehren. »Ich soll erbrechen.«

So wie der erste Aspekt eher die »unerlöste« Ebene des Symptoms offenbart, zeigt der zweite die erlösende Richtung an bzw. die erlöste Ebene des im Symptom dargestellten Prinzips.

III. Wenn man das Beispiel Übelkeit näher betrachtet, zeigen sich zwei Pole, um die sich alles dreht und die im Symptom »zusammenfallen« (griech. »sýmptoma« = »Zusammenfall«):
1. Annehmen, Schlucken und
2. Sichwehren, Ausspucken, Erbrechen.

In der Übelkeit haben die beiden Pole einen »faulen (unerlösten) Kompromiß« gefunden: Man hat etwas

geschluckt, das man gleichzeitig wieder loswerden will.
In diesem Sinne ist das Symptom ein Kompromiß, eine Art »Pakt«, bei dem zwei zunächst unvereinbare Forderungen gleichzeitig zufriedengestellt werden sollen. Wo es sinnvoll wäre, zu schlucken und anzunehmen, macht man zu. Wo es dagegen sinnvoll wäre, sich zu wehren und zuzumachen, schluckt man (zuviel). Zwar tut man beides, aber so, daß das eine das andere blockiert.
Das Symptom ist damit ein problematischer Versuch, zwei Pole zu vereinen. Nehmen wir diesen Versuch des Körpers ernst, so geht es letztlich darum, beide Pole zu leben: sowohl Schlucken als auch Ausspucken, aber beides zur richtigen Zeit und am richtigen Ort. Wäre beides integriert, könnte man im richtigen Augenblick nein sagen, um dann in einem späteren auch wieder richtig ja sagen zu können.
Zunächst aber zeigt das Symptom, welcher der beiden Pole im Vordergrund ist, gleichsam zuerst gelebt werden will. Bei der Übelkeit ginge es etwa darum, sich zuerst einmal zu wehren.
Das Symptom zeigt damit die erste entscheidende Richtung. Es fordert auf, dieser auf dem Weg der Polarität zu folgen, allerdings um letztlich zur Einheit (beider Pole) zu gelangen.

IV. Nicht jeder (Einzel-)Befund ist ein Symptom. Zum Symptom wird er erst, wenn er Leiden »verursacht«. So ist etwa ein hoher Cholesterinwert noch kein Symptom. Übergewicht z.B. kann ein Symptom sein: Wenn man im Geistig-Seelischen (»innen«) keine Erfüllung findet, holt man sie sich durch Essen (von außen). Hier gilt der Satz: »Außen statt innen«. (Über-)Gewicht kann aber auch Ausdruck einer zufriedenen, genußvollen Körperlichkeit sein: Der Buddhabauch ist dann kein Symptom, sondern repräsentiert Bauchgefühl und Erfüllung nach dem Motto »Wie innen so außen«.

Wenn wir diese Schritte im Bewußtsein behalten, wird es uns gelingen, die Symptome aus ihrer »verteufelten« Bewertung zu erlösen und selbst aus dem Schmollwinkel des Lebens herauszutreten. Aus den »zufälligen Gemeinheiten« des Lebens, zu denen wir die Symptome degradiert hatten, können dann wieder Wegweiser werden, aus dem blindwütigen Schicksal das geschickte Heil.

II. Einführung in die Welt der Verdauung

Das Wort »verdauen« kommt von dem mittelhochdeutschen Verb »verdöuwen«, was soviel wie »zu Tau machen« bedeutet. »Verdauen« heißt somit »etwas verflüssigen, auflösen« und letztlich »erlösen«. Im engeren Sinne bezieht es sich auf den Vorgang der Aufspaltung und Zerlegung der Nahrung (Digestion), wird heute aber auch für den der Aufnahme (Resorption) gebraucht. Im weiteren Sinne gehört der Weg der Nahrung in den Körper (über Mund, Speiseröhre, Magen) und jener aus ihm wieder hinaus (durch Dickdarm und After) ebenfalls zur Verdauung. Die Schritte nach vollzogener Resorption wie die Energiegewinnung aus der Nahrung und den Aufbau neuer körpereigener Materialien (Synthese) könnte man als die innere Verdauung bezeichnen. Sie werden medizinisch dem Stoffwechsel zugeordnet und sollen in diesem Buch nur am Rande Erwähnung finden.

Von der Signatur[7] her bildet der Verdauungstrakt, insgesamt betrachtet, eine Schlange. Ihren Kopf formt der Rachenraum mit dem zahnbewehrten Maul. Dann folgt als Leib das Verdauungsrohr, beginnend mit der schlanken Speiseröhre, die im sichelmondförmigen Magen endet.

7) Nach der Signaturenlehre zeigt sich eine Verwandtschaft zwischen verschiedenen Dingen in der Natur durch ein Kennzeichen, eine Signatur. Form und Farbe bestimmter Pflanzen, Tier(teil)e oder Mineralien sollen dieser Lehre zufolge erkennen lassen, welche Krankheiten sie heilen können (z. B. die herzförmigen Blätter der Melisse: Herzkrankheiten).

Hieran schließt sich der Dünndarm an mit dem zwölf Finger breiten Duodenum und dem meterlangen, schlangenförmig gewundenen Hauptteil, bestehend aus Jejunum und Ileum (Leer und Krummdarm). Getrennt durch eine Klappe, folgt der Dickdarm mit seiner großen hufeisenförmigen Schleife, der sich um das ganze Schlingenkonvolut des Dünndarms legt, um dann im Enddarm auszulaufen und am Schließmuskel wirklich mit einer Art Schwanzspitze zu enden. Interessanterweise sieht unser Verdauungstrakt aber nicht nur aus wie eine Schlange, er bewegt sich auch auf ganz ähnliche Art mit seinen als Peristaltik bezeichneten wellenförmigen Transportbewegungen.

Und so, wie die Schlange das Prinzip der Verwandlung symbolisiert, dient auch der Verdauungstrakt dem Prinzip der Verwandlung.

Im Verdauungstrakt begegnen uns besonders drei zentrale Prinzipien: das mütterliche der bergenden Aufnahme, in der alten Urprinzipienlehre dem Mondhaften zugeordnet, das der Aggression, das dem Marsischen entspricht, und das der Verwandlung, das in der Unterwelt beheimatet und dem Plutonischen zugeordnet ist. Im oberen Bereich der Verdauung stehen sich zumeist das Mondhafte und Marsische ergänzend gegenüber.

Von einer symbolischen Betrachtungsebene hat die Reise der Nahrung durch den Leib dieser Schlange Ähnlichkeit mit der klassischen Heldenreise, wie sie uns in vielen Märchen und Mythologien begegnet. Der Held, die Nahrung, muß sich dabei vielfacher Wandlung unterziehen, um sich schließlich selbst zu besiegen. In der Selbstaufgabe aber kann er das Selbst finden, die letzte Umwandlung. Die Wiedergeburt auf eine neue Ebene setzt den Tod auf der vorhergehenden voraus. Auch wenn die Bilder beim Nahrungshelden, der so schnell in seine Teile zerfällt und so we-

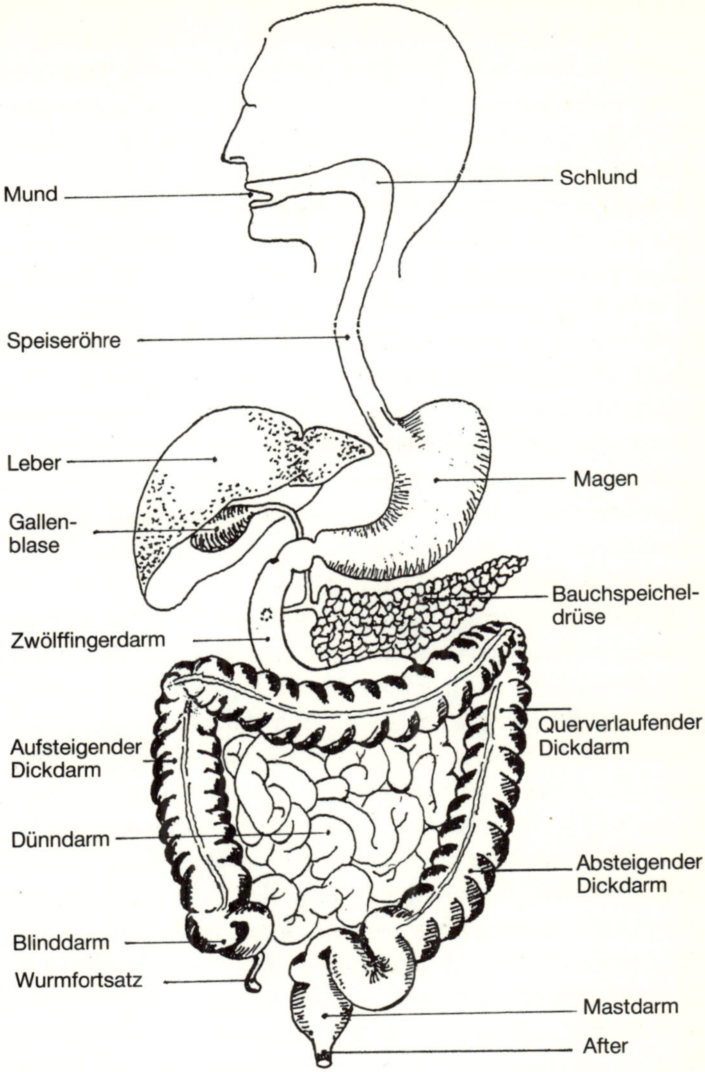

Abb. 1: Schema des Verdauungstraktes

nig männlich-heldenhaften Kampf verkörpert, ungewohnt sein mögen, sind die Prinzipien des Entwicklungsweges doch gut zu erkennen. Hinzu kommt, daß die Nahrung von ihrer Symbolik her eher dem Weiblichen entspricht und der Nahrungsheld auch viele Stationen seiner Reise aus dieser Perspektive durchleiden muß.

Der Beginn seiner Reise ist noch eher unproblematisch, er geht leicht über die Lippen, die in ihrer Sensibilität einen Durchgangsbereich genußvoller Prüfung symbolisieren. Die Geburt des mythologischen Helden in der Welt entspricht dem Eintritt des Nahrungshelden in die Körperwelt. Schon das Überschreiten der Zahnreihen ist ein recht gefährlicher Schritt, beginnt hier doch bereits der Einflußbereich des aggressiven Kriegsgottes Mars. Dieser erste Biß der Schneidezähne schneidet den Helden endgültig von seiner bisherigen geborgenen Umwelt ab. Damit entspricht er etwa Parzivals Losreißen von der besorgten Mutter Herzeloide.

Von jetzt an folgt ein Abenteuer dem anderen. Kaum vorbei an den Schneide- und Reißzähnen des Mars, warten die Mühlen des Saturn in Form der Mahlzähne auf den Helden. In ihnen begegnet er den langsam, aber beharrlich mahlenden Mühlen Gottes. In Parzivals Leben wäre hier an seine Beharrlichkeit zu denken nach der wiederholten Abweisung bei Hofe. Der äußere Panzer wird bearbeitet, Geduld und Ausdauer sind vonnöten auf dieser Stufe des Durchgekautwerdens. Das uralte Prinzip der Zerstückelung des Gottes auf seinem Erlösungsweg fordert hier seinen ersten Tribut. Dem Osiris gleich wird der Held von den Zähnen in Stücke geschnitten und in noch kleinere Teile zermahlen. Danach führt der Weg in den Abgrund, der Abyssus des Rachens tut sich vor ihm auf und verschlingt ihn. Der eigentliche Abstieg in die Tiefe hat begonnen.

Nach einem langen Fall und der Überwindung verschiedener Engstellen wartet die bergende Höhle des Magens. Wie eine Zeit des Zurückerinnerns an die Geborgenheit der mütterlichen Welt mag dem Helden diese Station erscheinen. Bei Parzival wäre an jene Situation zu denken, in der er sich ein Königreich mitsamt der Prinzessin verdient hat und daran denkt, es zu seinem Zuhause zu machen. Doch wie schon in der Mundhöhle lauert auch hier Gefahr. Ganz abgesehen von dem Verschlungenwerden in all diesen mondigen Höhlen, entpuppen sie sich jeweils auch als ziemliche Höllen. Im Magen stürzen die scharfen reinigenden Fluten der Salzsäure und anderer aggressiver Säfte über dem Helden zusammen. Er wird eingeweicht und damit weicher. Die Verdauung im engeren Sinn, das Zu-Tau-Machen, die eigentliche Verflüssigung, beginnt, und etwas taut auf im Helden. Je fließender und flüssiger er wird, desto näher kommt er dem Seelischen.

Unter sanftem Wiegen und Durchmassieren gehen Reinigung und Vorbereitung auf die nächsten Schritte weiter, während der Held sich der Geborgenheit dieser mütterlichen Welt hingeben kann. Doch wie immer auf echten Heldenreisen ist dieses Gefühl nur von kurzer Dauer. Es ist dem Helden nicht gewährt zu verweilen.

Mit dem Eintritt in den Zwölffingerdarm gerät er in die Phase der allmählichen Aufgabe seiner Individualität, seines Egos sozusagen. Durch auslaugende Fluten zerlegt bis in kleine Einzelstücke, wird er im nächsten Abschnitt des Dünndarms gänzlich zerrissen. Sein *wesen*tlicher Teil wird aus der Strombahn des Darmes gesaugt (resorbiert) und durch die Schleusen des Jejunums ins Blut gelenkt. Dieser Durchgang durch die Schleusen entspricht jenem Abschnitt im Leben des Helden, in dem die Reise in die äußere Welt übergeht in die innere Reise. Wo etwa Parzival er-

kennt, daß die Antwort auf die Gralsfrage nur in seinem Innern zu finden ist. Ähnlich wie die Nahrung über diese Schwelle gesaugt wird, muß sich auch der Held an diesem Übergang durchschleusen lassen.
Die Begegnung mit dem Hüter der Schwelle ist ebenfalls ein zeitloses mythologisches Motiv. Es zeigt dem Helden, daß nur die inneren Werte wirklichen Wert haben, daß er alles Äußerliche hinter sich lassen muß und damit auch all seine Besonderheiten, sein so gut gepflegtes Ego, das ihn unterscheidbar macht. Nur das Ununterscheidbare, zeitlos Gültige darf passieren. Beide, der mythologische Held und die Nahrung, werden letztlich geführt auf ihrem Weg, ersterer durch das Schicksal im Labyrinth seines Lebensweges, letztere durch das Labyrinth des Verdauungskanals.
Schließlich landen beide im riesigen alchimistischen Labor der Leber, wo die Wiedergeburt des neuen Lebens stattfindet. Aus einem Teil der Nahrung werden neue Lebensstrukturen, ein anderer wandelt sich in reine Energie, mit deren Hilfe die Lebensvorgänge wie Muskelarbeit, Wärmeproduktion usw. aufrechterhalten werden. Hier wird auch deutlich, daß alle anderen Helden sich ebenfalls auf diesem Weg befinden und daß sie sich in ihrer Essenz nicht unterscheiden. Alle bestehen aus den gleichen Grundbausteinen. Und jeder Held muß in seiner Besonderheit, seinem Ego, sterben, um auferstehen zu können zum ewigen Leben.
Der Abfall auf diesem Weg der Läuterung, die Hülsen des Ego, die sich wie Zwiebelschalen um das Selbst gelegt hatten und sich im Angesicht des Hüters der Schwelle als Ballast erwiesen, sind im Darm verblieben und gehen den Weg der Materie. Das Nichtverdaubare, das einem zwar gehört, aber nicht zum eigentlichen Wesen gehörende, Symbol der Materie und des äußerlichen Reichtums, ist als unbrauchbar für den eigenen Weg, als tot erkannt worden und muß

weggegeben werden. Erst dann kann es wieder zu lebendigem Reichtum werden.

Durch eine enge Pforte erfolgt der Übertritt in die Unterwelt des Dickdarms. In diesem krypten- und nischenreichen Labyrinth besteht überall die Gefahr, hängenzubleiben oder auf Abwege zu geraten, wie etwa in die Sackgasse des Blinddarms mit dem besonders konfliktträchtigen und schwer bewaffneten Wurmfortsatz.

Reduziert bis zum Innersten, wird den Resten des Nahrungshelden in der Unterwelt des Hades noch viel »Seelenhaftes« in Form des Wassers entzogen. Hier hat das Höhlenlabyrinth nun wahrhaft höllische Züge angenommen. In einer Welt voller Dämpfe und Gase, inmitten von Gärungs- und Fäulnisprozessen, werden aber gerade hier noch lebenswichtige Erkenntnisse in Gestalt der Vitamine gewonnen. Wenn auch diese Lebensstoffe abgegeben sind, kann die letzte Metamorphose stattfinden. Allerdings muß das Tote dazu ausgeschieden werden, um dann draußen in einer anderen Welt zur materiellen Basis neuen Lebens zu werden. Der Lotos wächst aus dem Dung, wie die Inder sagen.

Nach dem Pars-pro-toto-Prinzip[8] lassen sich auch einzelne Teile der menschlichen Heldenreise auf den Verdauungsprozeß projizieren. Aus der Sicht der Nahrung könnte man so etwa das Gegessenwerden als Akt der Empfängnis, die Entleerung des Kots aber als Geburt betrachten. Diese kann wie jede andere Geburt eine leichte sein, kann mitunter aber auch erheblicher Preßwehen bedürfen. Wenn Kind oder Kot gar nicht herauswollen oder -sollen, kommen sogar kleinere oder größere Dammrisse vor. Auch die Gefühle nach der Stuhlentleerung entsprechen im verkleinerten Maßstab nicht selten denen nach der Geburt.

8) Dieses besagt, daß sich in jedem Teil das Ganze spiegelt.

Analog könnte man auch die ganze Heldenreise in die Unterwelt des Körpers, den Dickdarm, projizieren und hätte dann den mythologisch häufig behandelten Abstieg ins Totenreich vor sich, jene Nachtmeerfahrt der Seele, die Orpheus und Theseus, Perseus und Herakles in beispielhafter Weise vorausgegangen sind.
Für unsere Betrachtung noch wichtiger sind die Grundregeln, die sich auf der bisherigen Reise offenbarten: der Weg von der Besonderheit zur Einheit und die Polarität der Verdauung.

1. Von der Be*sonder*heit zur Einheit

Wie auf dem menschlichen Entwicklungsweg dreht sich auch bei dem Weg der Nahrung zu Beginn alles um das Individuelle, Besondere, um schließlich im Überpersönlichen, Archetypischen zu enden. Form, Farbe, Geschmack und Aroma stehen anfangs im Vordergrund. Mit jedem Verdauungsschritt verlieren aber diese speziellen Eigenschaften an Bedeutung, und schließlich endet alles im gänzlich Unindividuellen. Aus den speziellsten Lebensmitteln werden dieselben Aminosäuren, dieselben Zuckermoleküle und Fettsäuren erlöst. Je tiefer die Verdauung geht und je feiner die Ebene wird, desto mehr verliert sich das Besondere, bzw. um so allgemeiner wird es. Der Weg führt vom Individuellen, Besonderen zum Unindividuellen, Unteilbaren und gibt so diesem Wort seine übergeordnete Bedeutung zurück. Individuation zielt letztlich nicht auf Besonderheit, sondern auf die Ununterschiedenheit der Einheit.
Auch dieses Phänomen ist von anderen Ebenen bekannt. Jeder Mensch ist, von außen betrachtet, absolut einzigartig, was seine Gesichtsform, Hautlinienmuster usw. anbelangt.

Je weiter man aber in die Tiefe gelangt, desto weniger typisch bzw. desto archetypischer werden die Muster. Die Lebern unterscheiden sich schon weniger, die Leberzellen kaum mehr.
Ähnlich verhält es sich im psychischen Bereich. Im äußeren Verhalten gibt es die auffälligsten Unterschiede zwischen allen Menschen. Je tiefer man aber dringt, desto ähnlicher werden sich die Themen. Man stellt dann fest, daß praktisch alle Menschen ihre Probleme mit den Urprinzipien haben, daß es sich hier um wirklich prinzipielle Schwierigkeiten handelt. Geht man noch weiter, kommt man auf die archetypischen Muster, wie sie sich in Märchen und Mythologien spiegeln. Der Sündenfall oder der Gralsmythos gelten für alle Menschen gleichermaßen.

2. Die Polarität der Verdauung

Die Nahrung geht auf ihrem Weg durch den Körper durch ein Wechselbad der Prinzipien. Ähnlich wie im archetypischen Muster des Tierkreises ein männliches auf ein weibliches Urprinzip folgt, muß auch die Nahrung von einem Pol in den anderen.
Das männliche Prinzip, das der Eins entspricht, zielt dabei in seiner Funktion auf das Weibliche, das der Zwei zugeordnet ist, wirkt also zerlegend, analytisch. Das Weibliche zielt in seiner Funktion umgekehrt, von der Zweiheit oder Vielheit kommend, auf die Einheit und wirkt folglich aufnehmend, vereinigend und synthetisierend.
Wir können den Verdauungstrakt unter der großen Polarität von Yin und Yang, weiblich und männlich, Nehmen und Geben betrachten und darin das Urmuster des alchimistischen Weges wiederentdecken: »Solve et coagula. Löse

und binde.« Zuerst wird die Nahrung vom aggressiven Marselement mittels Zähnen und Verdauungssäften in ihre Bestandteile zerlegt, dann wird sie von allen unbrauchbaren Bestandteilen befreit, um schließlich zu neuem, eigenem Lebensstoff zusammengesetzt zu werden.
Bezogen auf die Grundpolarität des Körpers, gehört der Verdauungstrakt zum weiblichen Bereich. Er ist ja im wesentlichen ein aufnehmendes Schlauch-und-Höhlen-System, in dem die marsischen Kräfte lediglich funktionale »Gastrollen« übernehmen. Auch bezüglich des Eingeweidenervensystems ist die Dominanz des weiblichen parasympathischen Teiles (Vagus) im Bereich der Verdauung deutlich. Der Vagus fördert hier alle Aktivitäten wie peristaltische Bewegung, Sekretion und Assimilation. Der männliche Sympathikus, der Organe wie das Herz animiert, wirkt im Bereich der Verdauung hemmend. Der Sympathikus fördert alle typisch männlichen Maßnahmen wie Kampf, Durchsetzung und überhaupt Außenaktivitäten. Der weibliche Vagus tendiert mehr zur Stimulierung innerer Funktionen bei äußerer Passivität. Er unterstützt alle Regenerationsmaßnahmen von Ausruhen über Nahrungsaufnahme bis zur Vermehrung durch die Geschlechtlichkeit. Die Funktion der Organe ergibt sich aus dem Zusammenspiel dieser beiden polaren Grundkräfte.
Aus diesem Grundwissen mag sich schon ein gewisser Verdacht bezüglich unserer Verdauungssituation in dieser Gesellschaft ergeben. Deren Bevorzugung des männlichen Pols bringt es mit sich, daß die weiblichen Kräfte eher in den Hintergrund gedrängt werden. Dieses Phänomen am Gesellschaftskörper spiegelt sich in den Körpern der einzelnen Menschen. Auch hier gibt es eine Tendenz des Sympathikus, den Vagus zu dominieren. Beim gesellschaftlichen Phänomen des steigenden Blutdrucks handelt es sich um

ein unverhältnismäßiges Zunehmen der Sympathikusaktivität bei gleichzeitiger Reduzierung der Vagusaktivität. Ähnlich ist die Situation beim ebenso verbreiteten Problem der Verstopfung. Gesunde Verdauung bräuchte Zeit und Ruhe und eine vagusgeprägte, auf Regeneration gestimmte Grundsituation. Diese kommt in unserer hektischen Zeit viel zuwenig zum Zuge. Die Körper moderner Menschen sind vielmehr auf die vom sympathischen Nervensystem kontrollierte Kampf- und Leistungshaltung eingestellt. Als Folge kommt Regeneration und damit Verdauung zu kurz. So ist der typische moderne Mensch nicht nur unter Hochdruck, sondern auch verstopft.

III. Symbolik und Funktion der Verdauungsstationen

Die Polarität, von der im vorangegangenen Kapitel die Rede war, findet sich in Aufbau und Funktion aller wesentlichen Verdauungsorgane: Die weiblich-mütterliche Mundhöhle mit ihren weichen, feuchten und warmen Schleimhäuten enthält auch die männlich-aggressiven Zähne und setzt den zersetzenden Speichel frei. Von ihrer Signatur her gehört sie zum Mondhaften. Schon ihr Eingang wird durch die Lippen bewacht, die zwei mehr oder weniger schmalen Mondsicheln gleichen. Je betonter die Mondkräfte hier sichtbar werden, d. h., je voller die Sicheln sind, desto sinnlicher wird wohl der Mensch sein, dem dieser Eingang gehört. Aber nicht nur der Mund steht dem Mond nahe, auch die Mundhöhle ist in ihrer Funktion aufnehmend und raumgebend. In ihr wird die Nahrung durch rhythmische Kieferbewegungen durchmischt und zu Brei gekaut. Das weibliche Element Wasser, das einem bei dieser Gelegenheit im Munde zusammenläuft, spielt dabei eine wesentliche Rolle, aber auch wieder die Mars unterstehenden Zähne. So wird das orale Prinzip (vom lat. »os, oris« = »Mund«) von Mond und Mars im Wechsel beherrscht. Das passive Aufnehmen durch den Mund spiegelt Mond, das aktive Abbeißen Mars, das Einspeicheln des Nahrungsbreis Mond, das kauende Zerkleinern wieder Mars.

Sogar die Zähne, an sich ganz dem Marsischen zugetan, tragen tief in sich wieder den Gegenpol in Form der Pulpahöhle. Ein typischer Schneide- oder Eckzahn tendiert mit seiner phallischen Form ganz zum Marsischen, bei den Backenzähnen kommt allerdings noch das Saturnprinzip[9] hinzu. Das harte Material der Zähne, Dentin, das dem Knochen entspricht, und der Schmelz als härteste Substanz des Körpers gehören ebenfalls zu diesem Prinzip. In der Mitte all der Härte und Kraft liegt aber auch bei den Mahlzähnen der weiche Gegenpol: Die Pulpahöhle mit dem verletzlichen Nerv und den Versorgungsgefäßen untersteht bereits wieder dem Mondigen. Die Zähne verkörpern jenen sprichwörtlichen Typ des weichen Kernes in der harten Schale.

Die Speiseröhre, der Ösophagus (griech. »oisophágos« zu »oísein« = »tragen« und »phágema« = »Speise«), dient im wesentlichen als Verbindungskanal vom Schlund zum Magen und hat als Wegstrecke und Transporteur männlich-merkurialen Charakter. Zusammen mit dem Schlund steht sie aber auch für das (weibliche) Schlucken und Einverleiben.

Im Magen begegnet uns wieder der Mond in seiner typischen Sichelform. Der Höhlencharakter und die Schleimbildung verstärken diesen Eindruck weiter. Das marsische Prinzip kommt in Form der Salzsäure und scharfen Verdauungssäfte zum Tragen. Beim Magen geht es wie schon beim Mund um Aufnahmebereitschaft, nun allerdings auf einer tieferen Ebene. Dem beruhigenden Gefühl des vollen Mundes entspricht das des gut gefüllten Magens. Ein sattes Gefühl der (Er-)Füllung ist der Traum des Magens. Die Pro-

[9] Der vertraute Umgang mit Urprinzipien ist von Vorteil bei dieser Art von Krankheitsbetrachtung (wie auch jeder anderen Arbeit mit Symbolen), allerdings keine zwingende Voraussetzung. Für den Einstieg in diesen Bereich empfiehlt sich N. Klein u. R. Dahlke: *Das senkrechte Weltbild. Symbolisches Denken in astrologischen Urprinzipien*, München 1988.

Symbolik und Funktion der Verdauungsstationen

Verdauungsorgan	Funktion	Symbolik (Prinzip)
MUND	Essen	Oralität
Speichel	Vermischung	Appetit, Lust, Nähe
Zähne	Beißen	Aggressionsfähigkeit, Vitalität
	Kauen	Problembewältigung, »sich durchbeißen«
Zahnfleisch	Halt und Ernährung der Zähne	Urvertrauen: »religio« und Vitalität
Zunge	Vermittlung (Sprache und Nahrungstransport)	
SCHLUND und SPEISERÖHRE	Schlucken, Nahrungstransport	Sich einverleiben
MAGEN	Nahrungsaufnahme	Seelische Aufnahmebereitschaft
	Magensaft	Hunger (nach Erfüllung), Sehnsucht
DÜNNDARM	Verdauen im eigentlichen Sinn	Verarbeiten der Eindrücke (Welt)
Duodenum	Aufspaltung der Nahrung	Analyse
Jejunum	Resorption der Nahrungsbestandteile	Ausgewähltes aufnehmen (assimilieren, integrieren)
Ileum	Verdauungsreserve	Ausgleichen, »Auffangen« von Eindrucksüberlastung
LEBER	Synthese	»Konstruktiv sein«, seelische Synthese
	Galle(produktion)	Zersetzende Energie

Verdauungsorgan	Funktion	Symbolik (Prinzip)
PANKREAS	Insulinbildung	Energie verfügbar machen
	Verdauungsenzyme (Bauchspeichel)	Analyse
DICKDARM	Kottransport und -ausscheidung	Loslassen der Materie, Umgang mit Materie und Geld
	Wasserrückresorption Kot als Dünger, Vitaminbildung	Gefühlskonzentration »Stirb und werde«, Verwandlung
ANUS	Ausscheidung	»Abschied«, Druck ablassen

duktion des sauren Magensaftes korreliert dagegen mit Hungergefühl. Dem schützenden Schleim auf der Mondseite steht auf der Marsseite die ätzende Säure gegenüber. Magenprobleme entwickeln sich im Spannungsfeld zwischen Schleim und Säure.

Der Dünndarm symbolisiert die Fähigkeit, »Welt zu verarbeiten«. Der Zwölffingerdarm steht dabei für die eigentliche Digestion (vom lat. »digerere« = »verteilen, verdauen«), die Analyse und Aufspaltung der Nahrung und damit für den männlich-merkurialen Pol. Die dem weiblichen Pol zugeordnete Aufnahme (Resorption) findet in den tieferen Dünndarmabschnitten des Jejunums und Ileums statt. Die von der Leber angelieferte Galle hat aggressiv-zerlegenden Charakter, der sich in ihren Gallensäuren spiegelt und zur Verdauung der Fette dient. Der vom Pankreas hereinfließende Bauchspeichel vertritt dagegen eine Doppelfunk-

tion. Zum einen liefert er die für die Analyse aller drei Nahrungsbestandteile notwendigen Enzyme und verkörpert hierin aggressive Bestrebungen. Zum anderen ist er aber auch so reich an weiblich-basischen Stoffen und Wasser, daß er insgesamt das vom Magen sauer gefärbte Darmmilieu zum Umschlagen in die basische Richtung bringt.
Dem Jejunum (Leerdarm) fällt die Aufgabe der Auswahl und Aufnahme zu. Die analytische Auswahl ist dabei wieder merkurialen Charakters, während die Assimilation in den weiblich-aufnehmenden Bereich fällt. Was nicht resorbiert werden kann, wird weitergeleitet, weshalb dieser Darmabschnitt eben meistens leer ist. Das Ileum, wegen seiner labyrinthartigen Schlingenbildungen auch Krummdarm genannt, erfüllt eine Reserve- und Auffangfunktion für jene Aufgaben, die das Jejunum nicht bewältigt hat. Im übertragenen Sinne hat es damit die Fähigkeit, Fehler auszubügeln und »zu verzeihen«.
Die Leber, deren wesentliche Aufgabe in der Synthese körpereigener Stoffe besteht, produziert in ihrem anderen Pol die Galle mit ihren Säuren. Die Bauchspeicheldrüse, deren innersekretorische Aufgabe im Umgang mit dem Zucker liegt, hat in ihrem zur Verdauung gehörenden exkretorischen Bereich für die scharfen Geschosse zu sorgen, mit denen die Nahrung in kleinste Teile zerlegt wird. So kommen sich in diesem Organ Venus als Göttin der süßen Zuckerwelt und Mars als Herrscher über die größte Munitionsfabrik sehr nahe.
Der Dickdarm ist durch eine eigene Pforte, die Bauhinsche Klappe, von der oberen Darmwelt abgetrennt. Offenbar beginnt mit ihm ein gänzlich neuer Bereich. Vordergründig dient er lediglich der Sammlung und Ausscheidung des unbrauchbaren Ballasts. Zusammen mit den Darmbakterien ergibt dieser den Kot. Auf einer hintergründigen Ebene ge-

schieht hier aber noch eine tiefgehende Wandlung: Die Darmbakterien als Lebewesen dieser Unterwelt des Körpers schaffen aus dem scheinbar Toten Vitamine (vom lat. »vita« = »Leben«) und wandeln noch den unbrauchbaren Ballast in wertvollen Dünger. Leben und Tod, Sterben und Wiedergeborenwerden liegen hier nahe beieinander. Dieses Stirb-und-werde-Prinzip der tiefstgehenden Wandlung untersteht Pluto/Hades, dem Herrn der Schattenwelt. In der Kindheit ist sein Reich Schauplatz der ersten Machtkämpfe, wenn es darum geht, ob das Kind seinen ersten Besitz verschenkt oder lieber behält. Im Zurückhalten des Stuhls spürt es seine Macht. Und auch später sagt dieser Bereich noch einiges über die Egokräfte. Die Nischen und Krypten des Dickdarms bilden zudem die Höhlen, in denen sich die dunklen Geheimnisse des Unbewußten verbergen. Zugleich können sie Taschen sein zur Aufbewahrung materieller »Reichtümer und Schätze« (Kotsteine!). Denn auch deren Herr ist Pluto, der Reiche.

Der Enddarm schließlich hat mit der Ausscheidung zu tun und ist insofern der natürliche Gegenpol des Mundes. Was aggressiv-marsisch mit den Zähnen einverleibt und mit Genuß (Venus) geschluckt wurde, kann endlich plutonisch hinausgequetscht werden. Dem Abschneiden der Zähne oben entspricht unten das Abzwicken des Schließmuskels. Diese vielen Stationen lassen sich unter fünf Hauptpunkten zusammenfassen:

1. *Mund:* Der äußere Panzer wird geknackt.
2. *Magen, Duodenum:* Die Seele taut auf.
3. *Dünndarm:* Die Aufnahme in die innerste Welt.
4. *Dickdarm:* Das Geheimnis des Abfalls.
5. *Enddarm, After:* Abschied.

IV. Widerstandsebenen bei Nahrungsaufnahme und -ausscheidung

1. Ekel

Die früheste Abwehr läuft über Augen und Nase. Sind Anblick und Geruch abstoßend, ekelt uns schon bei dem Gedanken, entsprechende Nahrung zu uns zu nehmen. Obwohl uns unser Ekelgefühl als etwas Objektives erscheint, ist dem bei näherer Betrachtung nicht so. Innerhalb einer Kultur allerdings haben die Ekelgefühle ziemlich übereinstimmende Ziele. In unterschiedlichen Kulturen gibt es dagegen völlig verschiedene Ekelgefühle. Filipinos etwa essen mit Leidenschaft Hunde, und eine besondere Delikatesse bilden über Jahre vergrabene Hühnereier im mumifizierten Zustand. Beim brasilianischen Eintopfnationalgericht dreht sich dem Europäer der Magen um. Jedenfalls verdrehen sich die Augen, wenn man z. B. Schweineschwänze in ihrer Gänze wiederauftauchen sieht.

Aber auch in unserer Kultur sind die Unterschiede immer noch beträchtlich. Wenn Fischkenner am selben Tisch genüßlich die Augen einer Forelle auslutschen oder an Froschschenkeln nagen, vergeht einigen Tischgenossen bereits der Appetit. Selbst bei relativ geläufigen Gerichten wie Schnecken scheiden sich die Geschmäcker recht vehement. Wenn der Wildkenner darauf besteht, daß das Fleisch etwas Hautgout haben müsse, löst der Gedanke bei anderen vielfach Ekel aus, handelt es sich dabei doch um so lange abge-

hangenes Fleisch, daß die Zersetzungsprozesse schon begonnen haben.
Ähnlich wie wir uns mit Schaudern von den »ekelhaften Sitten« anderer Kulturen abwenden, um unsere Sinnesorgane vor derlei zu bewahren, geht es Menschen anderer Kulturkreise mit uns. Ein Japaner findet unser normales Fleisch geradezu anrüchig, ist es doch in seinen Augen alles andere als frisch.
Trotz dieser Unterschiede ist dem Ekel auch etwas gemeinsam. Letztlich ist er eine überwiegend gesunde Reaktion, die unseren Sinnesorganen erlaubt, uns vor Gefahren für Leib und Leben zu schützen. Weitgehend im Laufe der Stammesgeschichte erlernt, bewahrt uns das Ekelgefühl vor Krankheitssymptomen. Unsere frühen Vorfahren haben es sich noch nicht leisten können, ganz auf den Genuß von Aasfleisch zu verzichten, und wahrscheinlich hatten sie, den Hyänen ähnlich, auch die körperliche Ausrüstung, um mit den entsprechenden Erregern fertig zu werden. Im Laufe der Zeiten konnten es sich die Menschen leisten, auf solche Nahrung zu verzichten. Der Ekelreflex bewahrte sie vor Rückfällen, die nach der Umstellung der Verdauung durchaus hätten gefährlich werden können. Die Eltern lehren bis heute ihre Kinder frühzeitig, was »pfui«, »baba« oder »igittigitt« ist.
Der Ekel vor eigenen Exkrementen muß in den ersten Kinderjahren erlernt werden. Er schützt uns vor verschiedensten Erregern, die über den Kot übertragen werden. Wie wichtig er ist, sieht man an den häufigen Wurminfektionen kleiner Kinder, die im wesentlichen durch das Spielen mit den Fingern an Po und Mund vermittelt werden. Neben solch funktionaler Betrachtungsweise bleibt natürlich auch die Bedeutungsebene wichtig. Erwachsene zeigen es lediglich auf andere Art, wenn bei ihnen der Wurm drin ist.

Schließlich gibt es noch den spontan entstehenden Ekel vor eigentlich guten, für den betreffenden Menschen aber unbekömmlichen Speisen, wie etwa fettem Fleisch. Hier scheint der »innere Arzt« die Ekelgefühle zu steuern und die Aufnahme von Nahrung zu verhindern, die unserem Körper nicht bekommt.
Bei allen funktional stimmigen Gründen für die Ekelgefühle bleibt doch auch der symbolische Bedeutungsgehalt der ekligen Phänomene auffällig. Wir ekeln uns im wesentlichen vor dem Unteren, Niedrigen. Sobald etwas sich auf den Weg des Zerfalls gemacht, den Abstieg zurück zur (toten) *Mater*ie begonnen hat, ist es uns zuwider. Ebenso widersteht uns auch alles, was die Rückkehr zur Mutter Erde bzw. zum formlosen Chaos verkörpert, also schleimig, glitschig oder allzu erdbezogen ist. Selbst wenn etwas nur im übertragenen Sinne an Rückweg oder Rückfall erinnert, wird es mit Tabu und Ekel belegt. Der Inzest wäre solch ein Beispiel: Ödipus heiratet die Mutter (Erde) und macht sich damit einer Regression schuldig. Letztlich liegt hier natürlich auch die Wurzel für unseren Widerwillen vor dem Alter.
Kurz gesagt, was immer uns an die Vergänglichkeit des Irdischen erinnert und unsere Erdgebundenheit zeigt, ist uns leicht ekelig. Wir sehnen uns nicht nach dem Unteren, sondern nach dem Höheren. Alle Tiere, die mit dem Bauch auf der Erde krabbeln, fallen unter dieses Tabu, z. B. Schlangen und Frösche, Schnecken und überhaupt alle Reptilien. Je weiter (höher) sie sich von der Erde lösen, desto toleranter werden wir. Wenn sie allerdings Fleischfresser wie wir sind, kommt noch ein weiteres Tabu ins Spiel, das sie vor dem Verzehr bewahrt, beim Hund etwa auch die Tatsache, daß er sich zum Freund des Menschen aufgeschwungen hat und Freunde im allgemeinen nicht verspeist werden. Beim

Schwein, das in anderen Kulturen mit einem absoluten Tabu belegt ist, machen wir dagegen wieder eine Ausnahme, die jeden Moslem mit Schaudern erfüllt.
Der Kot als untere Ausscheidung nach der Passage durch die Unterwelt des Körpers ist uns, was Aussehen und Geruch angeht, besonders eklig. Schließlich ist er auf dem Weg zurück zu Mutter Erde schon recht weit fortgeschritten. Bei dem Gedanken, daß unser Körper diesen Rückweg selbst irgendwann antreten muß, graust uns vielleicht am meisten. Alle verdorbenen Dinge erinnern uns an diesen unausweichlichen Verfall und stoßen uns entsprechend ab. Selbst Nahrung, die gerade erst die Lippen überschritten hat, widersteht uns, signalisiert sie doch schon deutlich, daß sie auf den Weg der Zersetzung geraten ist. Uns ekelt bereits bei dem Gedanken an die vorgekaute Nahrung, die das Eingeborenenbaby von seiner Mutter bekommt. Frisch Erbrochenes ist uns ebenso ein Greuel, obwohl wir es vielleicht drei Minuten vorher in anderer Form auf einem kunstvoll angerichteten Buffet mit Genuß betrachtet haben.
Die Tatsache, daß viele dieser »unteren Dinge« uns auch verdauungsmäßig nicht bekommen, zeigt auf einer kollektiven Ebene, wie sehr wir mit dem Verfall und dem Rückweg zu Mutter Erde im Widerstand sind. Wir wollen weder diesbezügliche Gedanken noch Symbole in uns aufnehmen, weder über die Augen noch über die Lippen. Auf der einen Seite ist das durchaus sinnvoll, denn es geht ja nicht darum, im Leben zu regredieren, sondern sich vorwärtszubewegen. Im Wiederkäuen von Altem liegt kein Nutzen für die Entwicklung, sondern eher Gefahr. Auf der anderen Seite zeigt die Abwehr etwa gegen das Alter, daß unsere Gesellschaft über kein stimmiges Bild des Entwicklungsweges verfügt und begonnen hat, den natürlichen Rhythmus zu bekämpfen. Rhythmus aber ist Leben. Wir sind im Wider-

stand mit dem Leben schlechthin, wenn wir einen seiner beiden Pole prinzipiell ablehnen. Unser Ekel macht es deutlich.

Nicht bei allem ist es gleich einfach, den unbekömmlichen Charakter sogleich zu erkennen. Wenn die Diagnostik mittels Augen und Nase versagt, hat der Körper weitere Möglichkeiten, seine ehrliche Abneigung zu zeigen. Allerdings ist nur die erste Stufe, die Ablehnung über die Augen, einigermaßen bewußt. Sobald die Dinge über die Lippen sind, nimmt die Bewußtheit der Abwehr allmählich ab.

2. Ausspucken

Das Ausspucken von Nahrung geschieht meist relativ bewußt, das Erbrechen schon weniger. Haben die Augen etwas Ekelhaftes übersehen, kann unsere sensible Zunge mit all ihren Geschmacksknospen, unterstützt durch den Gaumen, noch rechtzeitig einschreiten. Angewidert wandert die falsche Nahrung in hohem Bogen wieder hinaus.

Allerdings gilt diese Art von Widerstandsdokumentation bereits als äußerst unfein. Mit derlei Unverträglichem hat man sich besser gar nicht einzulassen. Wer ausspuckt, gilt als »out« in der gesellschaftlichen Einschätzung. Kinder müssen oft unter Strafen lernen, diese bei ihnen äußerst beliebte Mißfallenskundgebung aufzugeben. Wenn ein Kind ständig (Essen aus)spuckt, liegt die Deutung dieser Geste ziemlich nahe, auch wenn die Eltern es nur als eine Marotte, ein ungezogenes Spiel ansehen mögen. Schließlich gibt es auch Erwachsene, deren Lieblingsspiel Ablehnung und Zweifel heißt. Hier wird es nur schwieriger, die Zeichen zu lesen. Eine Figur, die diese Grundhaltung sehr anschaulich macht, ist der Übeltäter im Western, der seine angewidert

ablehnende Haltung durch »ekelhaftes« Ausspucken von Kautabak dokumentiert.
Die übertragene Be-Deutung solcher Gestik ist offensichtlich: Wenn man jemanden ekelhaft findet, kann man es dadurch ausdrücken, daß man ihm vor die Füße spuckt. Vor jemandem auszuspucken ist somit eine der gröbsten Beleidigungen. Sie wird nur noch durch direktes Anspucken, schlimmstenfalls ins Gesicht, überboten.

3. Würgen

Diese nächste Widerstandsstufe liegt schon im Halsbereich. Ist die Abneigung gegen die gerade zum Schlucken anstehende Nahrung oder die in ihr verborgene Symbolik noch ein Stück unbewußter, kann das Würgen darauf hinweisen. Wir wollten etwas schon schlucken, da verweigert der ehrliche Körper den Schluckakt und reagiert statt dessen mit heftigem Würgen, das den bisherigen Fortschritt des Brockens wieder rückgängig macht. Er bleibt uns im Halse stecken, wie der Volksmund weiß. Was könnte deutlicher anzeigen, daß man etwas nicht schlucken will? Bezeichnenderweise kann es einen auch bei dem Gedanken an bestimmte Dinge oder Menschen würgen.
Wie wichtig dem Körper der Widerstand gegen den betreffenden Brocken ist, zeigt das Risiko, das er beim Würgeakt auf sich nimmt. Schließlich handelt es sich um ein Verschließen des Halses vor dem Herandrängenden. Im Erwürgen wird diese Bedrohung besonders deutlich. Der Körper demonstriert gleichsam, daß er lieber ersticken wird, als das Anstehende zu integrieren.

4. Die Ebenen des Erbrechens

a) Die Speiseröhrenebene

Ist auch der Schlund als Ort des Schlingens bereits passiert, liegt der Widerstand konkret und im Übertragenen noch tiefer. Obwohl der Abgrund nun bereits überschritten ist und sich die Nahrung schon auf dem Weg in die Tiefe befindet, kann sich der Körper auch jetzt noch eines Besseren besinnen.

In unserer Speiseröhre, einem muskulär-membranösen Schlauch, begegnen wir zum erstenmal jenem für den ganzen Verdauungstrakt typischen Bewegungsphänomen, der Peristaltik. Schlangenförmige Bewegungen laufen über den Muskelschlauch und befördern den Nahrungsbrei weiter. Beim Erbrechen kehrt sich die Richtung dieser Bewegungen um, und anstatt die Nahrung weiterzuschieben, wird sie zurückgepreßt; manchmal, beim Erbrechen in hohem Bogen, geradezu zurückkatapultiert.

Diese Nahrungsumkehr kann bereits in der Speiseröhre erfolgen, etwa wenn der Magen nicht aufnahmebereit ist wie bei der Achalasie, einer spastischen Verengung des Mageneingangs. Die Situation ist hier noch ein Stück weiter in Richtung Unbewußtheit gerutscht. Alles ist bereits geschluckt und auf dem besten Wege, als sich der Körper plötzlich anders entscheidet. Die Abneigung bezüglich des geschluckten Brockens ist nun gar nicht mehr bewußt. Das Krankheitsbild zwingt die Lösung geradezu auf. Es kann nur ganz langsam in kleinen Happen aufgenommen und integriert werden. Alles andere wird an der Magenpforte unerbittlich abgewiesen und zurückgeschickt.

b) Die Magenebene

Auf der nächsten Widerstandsstufe dreht sich einem bereits der Magen um. In diesem Fall hat die Verdauung begonnen und wird abrupt unterbrochen. Das Erbrochene ist zumeist sauer und riecht entsprechend. Das Grausen, das es beim Betroffenen und seiner Umgebung auslöst, ist tiefer als beim lediglich Ausgespuckten. Der Magen, den man sich als längliche Blase vorstellen kann, wird gleichsam umgestülpt. Jedenfalls fühlt es sich für den Betroffenen genauso an.

Das medizinische Verständnis des Ereignisses enthüllt, daß es sich um eine gut koordinierte Aktion handelt. Die Speiseröhre wird zu Beginn stark erweitert, der Magen und sein Eingang erschlaffen. Unter heftigen und abrupten Kontraktionen des Zwerchfells und der Bauchmuskeln (Bauchpresse!) wird der Mageninhalt dann zurückgeschleudert. Zusätzlich angeschoben von verkehrten peristaltischen Wellen in der Speiseröhre, kommt er einem wieder hoch. Der Druck hinter dieser sogenannten Antiperistaltik ist immerhin so groß, daß die Nahrung im Mund kaum zu bremsen ist und mit entsprechendem Schwung ganz von sich gegeben wird. Der natürliche Lauf der Dinge wird hier also verkehrt, das Geschluckte dem Verdauungsprozeß im vorletzten Moment wieder entrissen.

Im Gegensatz zur Achalasie handelt es sich hier zumeist nicht um eine chronische Situation, sondern um ein akutes Aufbegehren. Insofern wird es bei der Deutung besonders wichtig, die Art und vor allem Symbolik der erbrochenen Nahrung mit einzubeziehen. Auch die Situation, in der es geschieht, kann natürlich *zum Kotzen* sein und dokumentieren, daß man unter solchen Bedingungen sofort und demonstrativ aufhört, derlei in der Form zu verdauen. Die

Aufgabe läge darin, sich diesen Widerstand einzugestehen und zu akzeptieren, daß man auch nicht alles unter allen Bedingungen verdauen sollte.

c) Die Dünndarmebene

Solch eine Möglichkeit zur Kehrtwendung, mit der man deutlich macht, daß man nicht länger zu dem stehen kann, was man gerade noch geschluckt hat, gibt es auch noch im Dünndarm. Es ist die letzte Chance, nach oben wieder loszuwerden, was man sich oben eingebrockt hat. Das Erbrochene ist jetzt schon zum Teil verdaut und nicht selten mit Galle versetzt, was ihm ein »eklig grünliches« Aussehen verleiht. Hier spuckt jemand auf alle Fälle Galle, wahrscheinlich ist aber auch Gift dabei. Immerhin muß dem Betreffenden das Ganze so giftig erschienen sein, daß er sich selbst an diesem weit fortgeschrittenen Punkt der Verdauung noch lieber davon trennen will, als es zum Bestandteil seines Lebens zu machen.
Stimmigerweise fühlt man sich dann nach dem Erbrechen auch außerordentlich erleichtert und befreit. Gelingt es, den Vorgang des Erbrechens von der Negativwertung eines gefährlichen Krankheitssymptoms zu lösen, bleiben hauptsächlich Vorteile übrig. Was einem auf den Magen und die Seele gedrückt hat, ist man wieder los. Man hat sich einiges erspart und fühlt sich auf jeden Fall leichter als vorher. Erbrechen ist tatsächlich die Heilung der Übelkeit. Wenn man ehrlich ist, konnte einem gar nichts Besseres passieren.
Insofern erstaunt es nicht, daß die alte Naturheilkunde Erbrechen als therapeutisches Mittel einsetzte. Ist jemand bedrückt, hat er das natürliche Bedürfnis, das Drückende los-

zuwerden. Erbrechen ist ein natürliches Mittel zu diesem Zweck. Der Körper lehrt es einen in anschaulicher Weise. Hat er einen Fehler gemacht und Falsches einverleibt, das ihn drückt, *drückt* er dieses Mißbehagen im Erbrechen *aus*.

Die Symbolik des Sichübergebens macht das Loslassen eindrucksvoll deutlich. Aufgabe wäre hier offensichtlich, loszulassen, wieder herzugeben, sich von etwas Bedrückendem zu befreien. Auf der erlösten Ebene entspricht Sichübergeben der letzten Form des Loslassens und Anvertrauens.

d) Die Dickdarmebene

Der Dünndarm ist an sich der »Point of no return«, ab diesem Punkt ist die Kehrtwendung ausgeschlossen. In extrem seltenen Fällen kann es aber sogar zum Koterbrechen kommen. Wie die Umgangssprache in ihrer respektlosen Art weiß, »kommt einem in diesem Fall die Scheiße zum Halse herauf«. Das bereits völlig Durchgearbeitete, Unverdaubare, steigt auf diesem Wege gänzlich unerwartet und zum nicht geringen Schrecken des Betroffenen wieder auf. Kein Wunder, daß ihm solch eine Situation zum Halse heraushängt, handelt es sich doch um eine extrem unerlöste Variante der Auferstehung.

Der Abfall sollte abfallen von einem, und statt dessen macht er übelriechend und -schmeckend deutlich, daß man noch gar nicht fertig ist mit ihm. Das im Kot symbolisierte Unbewußte wird zwar abgegeben, aber auf gänzlich falschen Wegen. Der Umgang mit Materie scheint ganz verkehrt zu sein. In der Unterwelt wird ein größeres Problem, zumeist eine Blockade, vorliegen, wenn Schatten auf diese Weise aufsteigt.

Aus dem Alten, Verausgabten, dem Kot, sollte neues Leben auferstehen; zum einen, wenn im Dickdarm noch Leben (Vitamine) daraus gewonnen werden, zum anderen, wenn es nach vollendeter Reise durch den Körper sich dem Kreislauf der Natur wieder eingliedert und zum Nährboden wird. Diese Metamorphose findet offenbar nicht mehr statt, der Aufstieg des Schattens auf diese problematische Weise macht es drastisch deutlich.
Die erlöste Ebene ist in dieser Situation sprachlich leicht zu fassen, in der Praxis dieser harten Situation aber um so schwieriger anzunehmen. Es geht ganz offensichtlich sehr drängend darum, den Schatten im Bewußtsein aufsteigen zu lassen und *wahr*zunehmen.

5. Durchfall

Ab dem Dünndarm ist die wesentlich gängigere Widerstandsart der Durchfall. Man läßt sozusagen durchfallen, was man nicht aufnehmen mag.
Beim Dünndarmdurchfall werden wesentliche Nahrungsbestandteile nicht resorbiert. Auf diese Weise enthält man dem Körper nicht nur die Nahrung vor, sondern raubt ihm auch wesentliche Salze und vor allem Flüssigkeit. Das Salz des Lebens und die Seelenflüssigkeit des Wassers werden geopfert, nur um nicht aufzunehmen, was man zu mögen vorgegeben hatte.

6. Verstopfung

Im Dickdarm zu Hause, ist sie die tiefgründigste Widerstandsform bei der Verdauung. Sie beruht auf verschiedenen Mechanismen. Häufig handelt es sich um einen »Bummelstreik des Transportsystems«. Die peristaltischen Wellen werden so schwach, daß sie nicht mehr genug Nachdruck zur Entleerung schaffen können.
Andererseits können auch spastische Dauerkontraktionen in tiefen Dickdarmabschnitten zum Hindernis werden. Durch den auftretenden Stau wird zuviel Wasser aus dem Stuhl resorbiert, er wird hart und ist kaum noch transportabel.
Die Metamorphose, d. h. die Umwandlung des Alten (Kotes) in Neues (Leben), wird von dem Betreffenden auf solche Weise unbewußt boykottiert.

Auf dem Boden dieser Hierarchie der Widerstände lassen sich nun die einzelnen Symptome leichter einordnen, ergibt sich doch bereits aus der Ebene, auf der der physische Block liegt, die Tiefe der seelischen Blockade.

V. Die Mundhöhle

Wie alle Höhlen hat die Mundhöhle etwas Aufnehmendes und Bergendes. Mund und Mond sind sich nicht nur vom Klang her nahe. Die Lippen markieren den Übergang von einer Welt in eine andere. Die rauhe kalte Außenwelt, gegen die sich der Körper mit einem trockenen Hornpanzer schützt, geht über in die feuchte, warme Innenwelt, für deren Schutz eine auf Austausch spezialisierte Schleimhaut genügt.

Die Lippen am Eingang zur Innenwelt können sich der Welt verschließen und öffnen, über sie können harte Worte kommen, und sie vermitteln liebevolle Nähe beim Kuß. In der Lehre von der Physiognomie symbolisiert der Mund, was wir aus unseren Gefühls- und Geistesanlagen gemacht haben. Die Oberlippe verrät dabei mehr die geistig-seelische Veranlagung, die Unterlippe zeigt die Sinnlichkeit. Bewegt werden die Lippen sowohl durch den Unterkiefer als auch durch eigene Muskelkraft. Die Ausformung des Unterkiefers liefert Hinweise auf die Durchsetzungsfähigkeit, während das Kinn, seine prägnante Spitze, für Willen und Zielstrebigkeit steht.

Von den Organen im Innern der Höhle springen zuerst die Zähne ins Auge, deren Symbolik im Rahmen des Aggressionsthemas so weitläufig ist, daß ihnen zu einem späteren Zeitpunkt eine eigene Arbeit gewidmet werden soll.

1. Die Zunge

Die Zunge spielt zunächst eine entscheidende Rolle bei der Sprachbildung. Vielfach wird für Sprache und Zunge sogar dasselbe Wort verwendet (etwa im lateinischen: »lingua« oder wenn man »in fremden Zungen spricht«).
Die meisten Redewendungen im Zusammenhang mit der Zunge beziehen sich auf diese doppelte Bedeutung. Es wird mit scharfer, spitzer oder böser Zunge gesprochen, und ein zungenfertiger Mensch gilt als sprachgewandt. Insofern hat die Zunge vor allem einen merkurialen Bezug. Das Züngeln der Schlange und ihre gespaltene Zunge erinnern an ihre Rolle bei der Vermittlung der Erkenntnis des Guten und des Bösen. Das Zünglein an der Waage gibt den Ausschlag und fällt damit die Entscheidung. Im merkurialen Sinne als Signalorgan ist die Zunge sogar noch tätig, wenn sie etwa mißliebigen Zeitgenossen herausgestreckt wird, wobei hier bereits der Kriegsgott Mars seine Hände mit im Spiel hat.
Aber auch beim Verdauungsprozeß spielt sie eine merkuriale Rolle im Sinne von Vermittlung und Unterscheidung. Sie schiebt nämlich die Speise immer wieder zwischen die Zähne und arbeitet solcherart dem marsischen Prinzip als Handlanger zu. Dabei ist sie höchst sensibel und kann auch noch Fremdkörper, die irrtümlich in den Mund geraten sind, als solche erkennen und eliminieren. Wie groß ihre Sensibilität und ihr Auflösungsvermögen sind, läßt sich ermessen, wenn einmal ein kleiner Defekt an einem Zahn entstanden ist. Die Zunge vergrößert ihn gewaltig.
Am Einverleiben nimmt die Zunge ebenfalls teil, wenn wir an Ausdrücke wie Lutschen, Lecken, Schlecken und Schlappen denken. All das sind besonders genußbetonte Methoden der Nahrungsaufnahme, und tatsächlich vermittelt uns

die feine Zunge über ihre Geschmacksknospen den Geschmackssinn. Wenn sie dick belegt ist, können auch die Geschmacksempfindungen behindert sein.
Schließlich ist die Zunge am Akt des Schluckens und Schlingens beteiligt, stopft und schiebt sie doch die gekaute Nahrung über den Abgrund des Schlundes.
Da sie bereits die typische Schleimhaut des Verdauungskanals aufweist, kann sie auch als Spiegel des Darmes fungieren, was bei der Zungendiagnostik ausgenutzt wird. Selbst die Schulmedizin kennt und verwendet die Zungendiagnostik, wenn auch nur in beschränktem Rahmen. Bis heute lassen sich die Hausärzte gleich zu Beginn der Untersuchung die Zunge herausstrecken. Wohl kaum, um sich den Aggressionen des Patienten auszuliefern, sondern um einen Überblick über sein Verdauungs- und Abwehrsystem zu erhalten.
Die Zunge ist für ihre Aufgaben — Erkennen, Schmecken, Unterscheiden, Lutschen, Verteilen und Schlingen — optimal ausgerüstet: Als freiester, nur an einer Stelle befestigter Muskel ist sie von unvergleichlicher Beweglichkeit und mit sensibelster Schleimhaut ausgestattet.
Die Funktion ist also überwiegend merkurial geprägt, abgesehen von den Geschmacksknospen, die unter den Einfluß der Venus gehören, was ja auch beim Zungenkuß zum Ausdruck kommt. In der Signatur klingt sowohl das weiche Mondige an, das der Zunge etwas Qualliges verleiht, als auch Marsisches, etwa wenn sie herausgestreckt, phallische Form annimmt und Aggression anzeigt. Als reiner Muskel und mit ihrer roten Farbe unterstreicht sie diese Richtung noch.

a) Zungensymptome

In der Hitze des Zungenbrennens liegt Zündstoff. Es brennt einem da ein unbewußter Konflikt auf der Zunge. Die physiologische Basis des Brennens ist meistens in einer Infektion zu suchen, diese aber bildet eine aggressive Auseinandersetzung auf Gewebeebene ab. Auch wenn es sich um eine thermische Überreizung handeln sollte, liegt die Kriegssymbolik noch nahe. Konflikte *entzünden* sich, Häuser und sogar Länder gehen in Flammen[10] auf usw.

Oft ist es gerade die Zungenspitze, die in Flammen zu stehen scheint. Mit ihr kosten wir die Dinge, die wir uns einverleiben wollen. Bezogen auf die Verdauung, ist sie immer ganz vorne dran und symbolisiert so eine gewisse Vorwitzigkeit, Neugierde und Ungeduld. All das schwingt auch in dem Ausdruck »Etwas brennt mir auf der Zunge« mit. So könnte es sein, daß man sich die Zungenspitze an etwas zu »Heißem« verbrannt hat. Vielleicht war das Gekostete tatsächlich ein zu *heißes Eisen*, und man hat es sich nicht eingestanden. Oder es war noch zu heiß, und Ungeduld war »schuld«. Der Ausdruck »Dabei hat er sich die Zunge verbrannt« signalisiert, daß der Betreffende eine vorschnelle (Fehl-)Äußerung getan hat. »Da hast du dich gebrannt« bedeutet, sich getäuscht zu haben.

Zungenbrennen nach einem Fastenseminar kann so z.B. darauf hinweisen, daß man zu schnell vorgeprescht ist zu Dingen, die in der frühen Aufbauphase noch zu heiß bzw. tabu sein sollten. Vor lauter Lust hat man sich das aber nicht eingestanden, und dann ist es wieder der Körper, der für Ehrlichkeit sorgt. Man kann auf vielen Ebenen zu vor-

10) Das engl. »inflammation« (= »Entflammung« im engeren und »Entzündung« im weiteren Sinn) macht den Zusammenhang besonders deutlich.

eilig vom Falschen, weil zu Heißen naschen und sich folglich auch auf all diesen Ebenen die Zunge oder den Mund verbrennen. Letzteres besagt, daß man etwas Falsches gesagt, etwas an der falschen Stelle gesagt oder beides miteinander verbunden hat.
Zu lernen wäre an diesem Symptom vorrangig, sich den brennenden Konflikt, um den es gerade geht, einzugestehen und ihn zu äußern. Des weiteren liegt im Symptom der Hinweis, bestimmte Angelegenheiten schneller und bewußter zu problematisieren und mutiger in Konflikte hineinzugehen. Eine gewisse Naivität und Gutgläubigkeit wird im Symptom schmerzhaft deutlich.
Andererseits spricht man auch vom Brand, den man hat, und meint damit den Durst. Auch dieses Brennen spürt man auf Zunge und Gaumen, es hat aber weniger feurige als trockene Qualität. Der ungeheure Durst, der sich in solchem Brand ausdrückt, kann auf das dringende Bedürfnis hinweisen, den jeweiligen (Erlebnis-)Durst zu löschen.

b) Schlechter Geschmack

Bei schlechtem Geschmack auf der Zunge oder im Mund erübrigt sich beinahe die Deutung, so klar tritt das Phänomen zutage: Der Betreffende hat etwas in den Mund genommen und geschluckt, das ihm nicht geschmeckt hat, ohne sich das einzugestehen. Auch die Richtung der Mißempfindung kann Aufschluß geben: War es *eine bittere Pille*, die da *geschluckt* werden mußte, mag der Geschmack entsprechend ausfallen. Ist es ihm unbewußt eher sauer angekommen, wird ihm die Zunge den entsprechenden Nachgeschmack liefern. Immer in der Hoffnung, daß ihm vielleicht doch noch ein Licht aufgeht und das Saure oder

Bittere wieder hochkommt (ins Bewußtsein). Hier scheint sprachlich schon der nächste Akt des Dramas auf, falls das Vorspiel auf der Zunge keine Beachtung findet.
Bezüglich der geschmacklichen Mißempfindungen kann man sich weitgehend auf die Sprache verlassen, die ja z. B. auch sagt: »Das hat mir gar nicht geschmeckt.« Dabei kann das Essen bei der Chefbesprechung ausgezeichnet gewesen sein. Bescheinigen wir einem Menschen guten Geschmack, meinen wir das auch sehr viel grundsätzlicher. Wer ständig einen schlechten oder faden Geschmack auf der Zunge hat, sollte sich fragen, ob er nicht ständig »guten Geschmack« vortäuscht. Vielleicht kommt er damit sogar bei seiner Umwelt an. Wenn dieser Geschmack aber nicht zum eigenen Lebensgefühl paßt, ist es ja gar nicht der eigene. Sich ständig nach einem fremden Geschmack zu richten schmeckt niemandem wirklich. Der Körper macht es wieder deutlich, diesmal über seine ehrliche (Schleim-)Haut.
Auch die Lernaufgabe schmeckt in diesem Fall zunächst fad, es geht offenbar darum, mit einem »schlechten« Geschmack zu leben, nämlich dem eigenen. Vielleicht erkennt man dabei, daß der gar nicht so schlecht ist, oder aber er entwickelt sich, weil man sich selbst entwickelt und zu seiner Angst, schlecht dazustehen, steht.

2. Die Speicheldrüsen

Die Speicheldrüsen sind äußerlich von mondiger Form, der produzierte Speichel hat jedoch doppelte Qualitäten. Sein wäßriger (seröser) Anteil ist marsisch-aggressiv, enthält er doch das Enzym Amylase. Mit dessen Hilfe beginnt bereits im Mund die Zerlegung der Kohlenhydrate. Der (muköse) Schleimanteil hat dagegen Schutzfunktion, garantiert die

Gleitfähigkeit des Speisebreis und macht auch das Sprechen erst möglich. Wäre der Mund eine Maschine, wäre der Speichel das Öl im Getriebe.
Speichel ist also eine sehr wichtige Flüssigkeit. Bleibt die Frage, warum sie so einen schlechten Ruf hat. »Speichellecker« ist ein Schimpfwort, und jemanden anzuspeien gilt als schwere Herabsetzung. Warum ist es eine so furchtbare Beleidigung, wenn man jemandem seinen Speichel ins Gesicht spuckt? Einerseits würde man sich hüten, aus demselben Glas mit einem Fremden zu trinken — aus Angst vor dessen Speichel —, andererseits küßt man sich leidenschaftlich und vermischt so mit Genuß die beiden Säfte. An diesem Beispiel mag das Thema deutlich werden. Speichel hat einerseits eine Beziehung zu Venus' Reich von Lust und Liebe. Uns läuft das Wasser im Munde zusammen, sobald wir lustvoll an etwas denken. Speichel ist auch etwas sehr Eigenes, Intimes. Wenn wir etwas, was uns so nahe ist, mit jemandem austauschen, ist das ein Zeichen von Lust und größtem Vertrauen. Schließlich enthält der Speichel sehr Wesentliches von uns, z. B. auch eine ganze Reihe von Krankheitserregern. Letzteres mag einen Teil der Angst vor dem Angespucktwerden erklären, allerdings ist diese Abwehr unendlich viel älter als etwa die Angst vor Aids und überhaupt die Erkenntnis von den Krankheitserregern. Sie stammt schon aus einer Zeit, in der die Menschen noch gar nichts von Hygiene wußten. Was sie aber intuitiv wohl immer ahnten, ist die Symbolik des Speichels. Er ist eine intime Lustflüssigkeit, die man dann gern miteinander teilt, wenn man sich liebt und eins werden will. Wie das Blut sollte man es aber nicht mit jedem austauschen, höchstens mit den »Blutsbrüdern« und Lebenspartnern, anderenfalls gerät man in Gefahr. Denn Speichel ist auch eine Ausscheidung, ein Exkrement sozusagen, und als solches zu Recht mit

Ekelgefühlen gekoppelt. Spucken ist ja auch eine Vorstufe des Erbrechens und wird vom Volksmund synonym verwendet. Wen man anspuckt, findet man *zum Kotzen.*
Das Herausstrecken der Zunge ist wohl in der Symbolik ähnlich, könnte man es doch als Andeutung des Spuckens werten. Der wesentliche Aspekt ist aber sicherlich die stillschweigend unterlegte Aufforderung: »Leck mich ...« Dies ist zwar eine »Bitte« um Zuwendung und Intimität, sie wird aber hier in den Dreck gezogen. Der andere soll auf hämische und manchmal schadenfrohe Weise runtergemacht werden. Für jemanden, der einen gerade gar nicht mag, ist die Aufforderung natürlich nur eine Zumutung, besonders wenn man den üblichen Zusatz mit einbezieht. Man verlangt damit, der Betreffende solle einen an einer der intimsten und jedenfalls der als am schmutzigsten eingestuften Stelle des Körpers mit seinem Speichel berühren. Könnte man jemanden dazu zwingen, wäre es die absolute Erniedrigung für ihn und ein nicht zu übertreffender Ekel. Bei den Templern soll es üblich gewesen sein, den Ordensherrn als Zeichen der Demut tatsächlich auf ebenjenen Allerwertesten zu küssen. Die Untergebenen mußten damit zeigen, wieviel ihnen ihr Chef wert war. Mit der Aufforderung zeigt man bis heute einem Gegner, wie weit unter sich man ihn einstuft und für wie wenig wert man ihn hält.

3. Trockener Mund

Ist der Mund so trocken, daß die Zunge am Gaumen klebt, zeigt das vordergründig Durst an. Andererseits tritt der trockene Mund aber auch in Situationen auf, in denen man schlicht Angst hat. Am Anfang einer wichtigen Rede mag dem Redner die Zunge am Gaumen kleben und sich nur schwer lösen. Wenn er beim Reden die Angst überwindet, kommt sofort auch der Speichel zurück. Es fehlt zunächst sozusagen das Öl im Getriebe. Kommt es zurück, geht alles *wie geschmiert*, und die Worte fließen reibungslos über die Lippen.

Tatsächlich müssen in dieser Situation die Ausführungsöffnungen der Speicheldrüsen fest verschlossen sein. Aufgrund der Angst (vor dem Vortrag?) und der damit einhergehenden Fluchttendenzen ist die Innervationslage einseitig sympathisch, und jegliche Säfteproduktion im Verdauungstrakt hört auf. Ein Individuum in der Bedrohung, das kurz vor der Flucht steht, braucht ja auch kein Blut in den Speicheldrüsen, sondern in den Muskeln der Beine.

Für den Verdauungstrakt herrscht also eine Situation von Verschlossenheit und Trockenheit. Diese ist der Gegenpol zu Lust, bei der alles aufgeht, vom Herzen bis zu den Drüsenausleitungen, so daß einem das Wasser im Munde und die anderen Säfte an ihren Orten zusammenlaufen. Folglich ist ein trockener Mund Ausdruck uneingestandener Unlust bzw. Angst. Das erklärt das altbekannte Phänomen, daß derselbe Redner bei verschiedenen Gelegenheiten ganz unterschiedlich gut redet. Es hängt eben ganz davon ab, ob er Lust hat und sich angenommen fühlt oder ob sich ihm vor Angst die Zunge nicht löst und er, wenn er ehrlich wäre, lieber das Weite suchen würde.

Der immer ehrliche Körper zeigt auch bei diesem harmlosen Beispiel den Schatten, zu dem man nicht stehen will. Dastehen will man wie der große Held und Volksredner, und in Wirklichkeit, tief innen drin, ist da ein kleiner Angsthase, der am liebsten so schnell wie möglich einen Haken schlagen und davonrennen würde.

Nach diesem Ausflug lohnt es sich, nochmals zur banalen Be-Deutung des trockenen Mundes zurückzukommen, nämlich Durst. Im Durst wird ja auch der Wunsch nach Regeneration deutlich, sich Flüssigkeit, am besten Wasser, zu gönnen. Durst hat man, wenn man zu lange in anstrengenden Situationen verbracht hat, die eine sympathische Innervationslage erforderten. Folglich sehnt man sich nach dem weiblich-parasympathischen[11] Gegenpol. Im Wasser ist das Weiblich-Seelische symbolisiert, und letztlich wünscht man sich, so trocken und ausgebrannt vom Feuer des männlichen Poles, nichts sehnlicher als »Seliges«, und nichts ist symbolisch so seelisch wie Wasser.

4. Mundgeruch

Die Ausdünstungen aus dem Mund können die verschiedensten Qualitäten haben und aus den verschiedensten Bereichen stammen. Am häufigsten kommt der unangenehme Geruch von »schlechten Zähnen«, die, statt vor Kraft und Aggression zu strotzen, still vor sich hin faulen. Karies ist nur ein anderes Wort für bakteriell in Gang gesetzte Fäulnisprozesse. Aber auch Zersetzungsprodukte der Mundschleimhaut, wie sie manchmal in dicken Belägen auf der Zunge sichtbar werden, kommen als Geruchsquellen in Frage. Sogar noch tiefer liegende Verwesungsprozesse können im Munde *ruchbar* werden. Den Hals könnte man als Kaminschlot für alle möglichen tiefer gelegenen Brandherde bezeichnen, der Mund wäre dann das Schlotende. Nachdem selbst noch Kot erbrochen werden kann, ist es um so leichter vorstellbar, daß die entsprechenden Dämpfe und Abgase diesen Weg nehmen. So wird in seltenen Fällen

11) Parasympathikus und Vagus sind zwei Worte für dasselbe; nämlich jenen Teil des vegetativen oder Eingeweidenervensystems, der dem Sympathikus gegenübersteht.

der Hals tatsächlich zum Höllenschlund umfunktioniert, dem die übelstriechenden Dämpfe entsteigen. Die Hölle stinkt bis zum Halse hinauf: In jedem Fall handelt es sich um Zersetzungs- und Verwesungsprozesse, die bestenfalls in die Unterwelt gehören, sicher aber nicht auf höhere Ebenen.

Man stinkt den anderen, nur selten auch sich selbst. Gewöhnung allein kann diese eigenartige Unempfindlichkeit gegenüber massiven eigenen Ausdünstungen kaum ausreichend erklären. Es handelt sich um ein Symptom, das geradezu einsam machen kann, weil man sich nicht mehr in die Nähe anderer Menschen traut, die einen riechen könnten und dann vielleicht nicht mehr riechen können. Der Verdacht liegt nahe, daß die Betroffenen unbewußt das Symptom in Kauf nehmen, weil es ihnen so effektiv alle Menschen vom Leibe hält und sie vor allem vor intimen Kontakten geradezu sicher schützt. Diesen unbewußten Wunsch nach Distanz gilt es bewußtzumachen. Dann erst kann es gelingen, eine der eigenen Situation entsprechende bewußte Distanz aufzubauen und mit weniger problematischen Mitteln aufrechtzuerhalten.

VI. Rachen, Schlund und Speiseröhre

Am Eingang in den Rachen liegt der Waldeyersche Rachenring, ein Gürtel von Abwehrstützpunkten, zu denen auch die Mandeln gehören. Diese mit scharfen Waffen gespickten Forts bewachen den Eingang in die Innenwelt, jenen Höhlenschlund, an dem alle bewußte Kontrolle endet. Ist diese Grenze einmal überschritten, nimmt das Schicksal seinen Lauf. Die eigentliche Heldenreise der Speise, die letztlich bis in die Tiefen der Unterwelt führt, hat begonnen. Die Bedrohungen sind gewaltig, die Engstellen bedrückend, und ehe die große Wandlung vonstatten gehen kann, steht die Zerlegung in sämtliche Einzelteile an.

Bevor es aber so weit kommt, muß die Speise an den schwerbewaffneten Lymphstationen vorbei. Deren größte, die Gaumenmandeln, tragen in sich wieder die schon vertraute Polarität. Von ihrer Form her mondig-runde Gebilde, großen Bohnen nicht unähnlich, geht ihre Funktion mit der Produktion von Abwehrzellen (Lymphozyten) ganz in den marsischen Gegenpol. Ihre Verwandten, die Rachenmandeln, heißen auch Polypen, ein Ausdruck, der umgangssprachlich für Polizisten gebraucht wird, was uns zur Funktion der Lymphorgane bringt. Tatsächlich sind sie die Schutzpolizei des Körpers und leisten Abwehrdienste gegen unliebsame Eindringlinge. Sind sie besonders gefordert, rüsten sie zusätzlich auf und schwellen an. Manchmal geht das so weit, daß sie den Durchgang fast ganz verschließen.

Hat man die geistig-seelische Abneigung gegen jedes weitere

Hereinlassen aus dem Bewußtsein gedrängt, landet das Thema wie üblich im Schatten. Der Körper zeigt den entzündeten Konflikt um die Eingangspforte. Die Mandelentzündung lenkt die Aufmerksamkeit bei jedem Schluckversuch auf den Kampf um den Engpaß. Schlucken bzw. Hereinlassen tut so weh, daß es schließlich ganz verweigert wird. Die Abwehr, das Immunsystem, arbeitet auf Hochtouren und versucht, den Durchgang in die eigene Innenwelt an dieser strategisch günstigen Stelle zu sperren. Selbst das Hereinnehmen von Flüssigkeit schmerzt und wird eingestellt.
Nimmt man in die Deutung noch die Tatsache mit herein, daß parallel meist noch andere Eintrittspforten dichtgemacht werden, ergibt sich ein *deut*liches Bild. Man hat häufig zusätzlich die Nase voll, die Augen sind gerötet, man würde sie am liebsten zumachen, sogar die Ohren fühlen sich eigenartig dumpf an, die Zunge ist belegt, und nichts schmeckt mehr, die Stimme wird schwach und heiser. Man will nichts mehr hören und sehen, nichts mehr sagen und vor allem nichts mehr schlucken müssen. Das einzige, was noch herauskommt aus der Festung, die alle Kommunikation mit der Außenwelt eingestellt hat, sind Aggressionen: bellende Hustenstöße vielleicht, heftiges Niesen oder das Schnauben der verschnupften Nase. Alle Sinnes- und sonstigen Pforten sind geschlossen – hier hat jemand genug und möchte in Ruhe gelassen werden, sonst »hustet er einem was«.
Nachdem der Betreffende sich die Situation bewußtgemacht hat, kann er aus diesem Krankheitsbild die Aufgabe lesen, sich besser abzugrenzen gegen das, was ihm zuviel wird und was er nicht mehr verdauen kann. Darüber hinaus wird auch die Notwendigkeit deutlich, Aggressionen bewußter auszudrücken, um sich seiner Haut zu wehren, wo man überfordert ist.

1. Schlucken und Sichverschlucken

Was jedem mal passiert und so harmlos klingt, daß es kaum der Erwähnung an dieser Stelle wert scheint, kann zu einem belastenden Symptom werden, wenn es ständig vorkommt: sich verschlucken oder etwas in den falschen Hals bekommen, zwei Ausdrücke, die auf zwei Ebenen dasselbe meinen. Wer etwas in den falschen Hals bekommt, hat etwas mißverstanden, hat sich getäuscht, ist einer Verwechslung aufgesessen. Genau das passiert auch beim Verschlucken, wo die Speise irrtümlicherweise in die Luftröhre gelangt. Zumeist weil man beim Essen zuviel und zu schnell geredet hat, wie die Eltern dann kommentierend wissen. Allerdings können auch Eltern Dinge in den falschen Kanal bekommen, und auch sie werden darauf hustend und prustend reagieren. Unter solchen Aggressionsäußerungen versucht die Lunge *krampf*haft, die ihr gar nicht zustehende Lieferung wieder loszuwerden. Ihr Besitzer hustet den Zeugen seines Miß*geschicks* etwas.

Wer sich andauernd verschluckt, sollte sich eingestehen, daß er dazu neigt, die Dinge in die falsche Kehle zu bekommen. Seine Art, die Welt zu erleben und zu verarbeiten, ist von Mißverständnissen und Verwechslungen geprägt, ohne daß er sich das bisher eingestanden oder gar zugestanden hätte. Wäre es bewußt, müßte der Körper es ihm nicht dauernd vorführen.

Tatsächlich verwechselt er nicht nur die Kanäle, sondern sogar die Ebenen. Das Materielle, das in den Körper und letztlich sogar in dessen Unterwelt gehört, versucht er direkt in den Bereich des Luftelementes zu schicken. Es handelt sich sozusagen um einen besonders naiven Versuch, den Stoff zu vergeistigen. Das klägliche Scheitern, das an kindliche Mißgeschicke erinnert, ärgert ihn dann auch entsprechend, wie

sich im bellenden Husten zeigt. Kinder dürfen die Ebenen noch eher durcheinanderbringen, Erwachsene sollten gelernt haben, welcher Stoff in den Bauch und welcher in den Kopf bzw. zum luftigen Geistbereich gehört.
Im Symptom wird somit die Sehnsucht deutlich, die Materie mit Geist zu durchdringen, vermehrten Kontakt zum Luftelement zu bekommen.

2. Aerophagie oder Luftschlucken

Dieses Symptom, das wörtlich übersetzt sogar Luftfressen bedeutet, verkörpert genau die Umkehrung des Sichverschluckens. Hier wird das Geistige, das Luftelement, geschluckt statt kapiert[12]. In Ausdrücken wie »ein Buch verschlingen« oder »ein Buch fressen« wird die erlöstere Variante deutlich. Zu konkret verstanden, wird solche Symbolik durchaus unbekömmlich, und so ist auch das Luftschlucken auf der ganz konkreten Ebene recht unangenehm.
Die Luft kann nicht im Magen bleiben, wo sie höchstens ein *aufgeblasenes* Gefühl vermittelt. Über kurz oder lang muß sie wieder hinaus, und es bleiben ihr nur zwei Auswege. Beide sind nicht unproblematisch und zeigen die Aggression, die das Mißverständnis auslöst. Entweder es stößt einem auf, oder man stänkert hintenherum.
Im Bild des leeren Schluckens ist angedeutet, daß es sich hier um *arme Schlucker* handelt, die wenig bis nichts bekommen. Was sie schlucken, ist vor allem immateriell und nützt ihrem Leben wenig bis nichts, beispielsweise Befehle

12) Vom lat. *capere* = ergreifen, begreifen; vgl. auch lat. *caput, capitis* = Kopf, Haupt.

und Anweisungen. Sie schlucken diese »Dinge« runter in den Verdauungstrakt, anstatt sich mit ihrem Kopf dagegen zu be*haupt*en. Statt Sprechblasen voller starker Worte steigen ihnen anschließend nur leere Luftblasen zu Kopf oder detonieren nach hinten. Nur so trauen sie sich zu zeigen, was ihnen hochkommt, was ihnen aufstößt bzw. wie sehr es ihnen stinkt. Der arme Schlucker hat nichts zu sagen und wenig zu bieten, nichts als leere Luft — ein wenig parfümiert. Der Chef macht ihm Dampf, und er schluckt. Folglich steht er entsprechend unter (Dampf-)Druck. Diesen auf erlöste Weise abzulassen wäre seine Lernaufgabe, *sich Luft zu machen* sein unbewußter Traum. Der erlöste Weg ist sicher nicht hintenherum, sondern vorn und geradeheraus und nicht nur Luft, sondern Luftelement, sprich Geist.

Indessen tut er ja aber nur so, als würde er schlucken und verdauen. Eigentlich hat er genug geschluckt und will nicht mehr. So täuscht er es vor, schluckt leer und hat dann natürlich gar nichts zum Verdauen. Dabei zeigt der hohe (Luft-)Druck, unter dem er steht, den hohen Anspruch, sich *aus*zu*drücken*. Das Luftelement verrät in diesem Zusammenhang, wie intellektuell dieser Anspruch ist. Daß das Problem — funktional gesehen — durch zuviel Reden beim Essen entsteht, erhärtet diese Beziehung. Wie wenig ausreichend andererseits funktionale Gründe allein sind, wird deutlich, wenn man sich vergegenwärtigt, wie viele Leute beim Essen reden und wie wenige Luftschlucker und Dampfplauderer es gibt.

Die Lernaufgabe zeigt sich in den Bildern. Der Luftschlucker soll in sich hineinfressen: Luftelement in Form von Gedanken und Phantasien. Er soll Bücher verschlingen und Ideen fressen. Und wenn er verdaut hat, soll er das Luftige wieder aufsteigen und hinaus lassen — in Form von aggressiven und innovativen Gedanken, provokativ und *anstößig*, vielleicht sogar in *hinterhältigen* »Gehirnpfürzen«, sicher nicht durch physisches Aufstoßen, sondern eher durch intellektuelle Anstöße, Sprechblasen statt Luftblasen.

3. Aufstoßen

Auch das Aufstoßen oder Rülpsen ist an sich ein normaler physiologischer Vorgang. Lediglich durch die Körperfeindlichkeit dieser Zeit ist es in Verruf geraten. Noch zu Luthers Zeiten konnte dieser ohne Scham fragen: »Warum rülpset und furzet ihr nicht, hat es euch nicht geschmacket?« Bei Säuglingen ist das Bäuerchen bis heute erwünscht und wird von den Eltern sehnlichst erwartet, da es vorher nicht gut möglich ist, Baby abzulegen. Es braucht, um entspannt schlafen zu können, den Druckausgleich des Aufstoßens. Besonders in der Kindheit wird der tiefere Bezug dieses Körpersignals deutlich. »Beim Essen redet man nicht« und »Kinder haben bei Tisch den Mund zu halten«, während Papa seine Reden und damit Druck abläßt. Da stößt einem so manches auf, und weil auch das zu deutlich wäre, muß es ebenfalls unterdrückt werden. Bei folgsamen Kindern geht der Schuß konsequenterweise nach hinten los.
Der innere Zusammenhang mit der Aerophagie liegt auf der Hand, wenn Rülpsen zum lästigen Symptom wird. Irgendwo muß die Luft ja herkommen. Und nur wenn es sich um erhebliche Luftmassen handelt, kommt es zu jenem harten Aufstoßen, das manchmal schmerzhaft sein kann. Dem Betroffenen sollte dabei aufstoßen, daß er sich ausdrücken will und daß er sich bisher nicht angemessen artikulieren kann. Ihm fehlt offenbar die geistige Gelenkigkeit, die Fä-

higkeit zu *form*ulieren. Zu hart und ungeformt rückt er mit sich heraus. Das Ganze ist weitgehend eine Formfrage.
Interessanterweise gibt es sogar eine Rülpssprache für besondere Notfälle. Im Anschluß an Kehlkopfoperationen lernen einige Patienten, sich auf diese Weise immer noch verständlich auszudrücken. Nachdem es massive Probleme mit ihrer normalen Ausdrucksweise gegeben und das Schicksal sie ihnen genommen hat, weichen sie auf diese besser geerdete Ebene aus und werden notgedrungen zu Bauchrednern. Die Aufforderung, aus dem Bauch zu sprechen und zu handeln, wird hier besonders deutlich. Sie meint eine aus der eigenen Tiefe und Körperlichkeit kommende Ausdrucksweise. Dieser Anstoß liegt auch in jedem Aufstoßen.
Dessen verschiedene Qualitäten liegen in den unterschiedlichen Geschmäckern. Der verbreitetste ist das saure Aufstoßen, das den aggressiven Charakter dieses Signals noch eigens betont. Hier will unterdrückte ätzende Säure verspritzt werden. Wenn es einem heiß aufstößt, möchte sich entsprechend Schärfe Luft verschaffen. Kommt einem nur das ganz normale Aroma des gerade verspeisten Bratens ständig wieder hoch, könnte das ein Hinweis sein, daß einem die ganz normale momentane Situation (un)gehörig zum Halse heraushängt.

4. Der Schluckauf

Selbst der Schluckauf kann alle Witzigkeit verlieren und zum unangenehmen Symptom werden, wenn er einen ständig und beständig überfällt. Wenn die ganze Freundesschar schon gespannt darauf wartet, wann einen der nächste »Schnackler« ereilt, man sich selbst aber krampfhaft be-

müht, ihn zu unterdrücken, wird die ganze Problematik deutlich. Hier regt sich etwas Inneres, über das man keine direkte Macht hat und das sich und damit auch den Betroffenen auf überzeugende Weise in den Mittelpunkt rückt. Obwohl man jeden drohenden »Schlucks« nur zu gern unterdrücken würde, hat es doch etwas Erleichterndes, wenn er vorbei ist. Vor allem aber fühlt man sich befreit, wenn das Ganze überstanden ist und man zu seinem *ununterbrochenen* Leben zurückkehren kann, ist der Schluckauf doch eine recht unerbittliche Unterbrechung des normalen Lebensflusses. Nach längeren Schluckaufattacken ist man geradezu erschöpft wie nach einer größeren Anstrengung.
Physiologisch handelt es sich um eine abrupte krampfartige Zusammenziehung des Zwerchfells. Nun gilt das Zwerchfell oder Diaphragma (vom griech. »diáphragma« = »Zwischen-, Scheidewand, Zwerchfell«) seit alters als Sitz der Seele und Heim des Atems. Ohne Zweifel ist es der entscheidende Atemmuskel. Der Atem aber ist seinerseits aufs engste mit der Seele verbunden. Das Wort »psyché« heißt im Griechischen nicht nur »Seele«, sondern auch »Hauch«. Das altindische »atmán« steht für »Atem« und »Seele«, weshalb der Mahatma sowohl die große Seele als auch den großen Atem verkörpert. Für die Inder besteht da offenbar kein Unterschied. Das lateinische »anima« für »Seele« leitet sich wiederum vom griechischen »ánemos« ab, was ebenfalls »Wind« bedeutet.
Mit jedem Schluckauf bringt sich also der Sitz der Seelenkräfte in Erinnerung. Es handelt sich dabei um krampfartige Entladungen der Seele. Betrachtet man andere Situationen, in denen das Zwerchfell eine Rolle spielt, wäre vor allem an Lachen und Weinen bzw. Schluchzen zu denken. Auch hierbei kommt es zu unbeeinflußbaren krampfhaften Zwerchfellkontraktionen, es schüttelt einen sozusagen vor

Lachen oder Weinen. Im Schluckauf verbinden sich gleichsam beide Seelenregungen, sowohl das Lachen liegt nahe als auch das Schluchzen. Der Schluck*auf* bringt sie getarnt herauf. Folglich kann sich im Schluckauf (engl. »hickup«) ein nichteingestandenes Schluchzen verbergen, aber auch ein unterdrücktes Lachen oder »Glucksen«, wie der Volksmund lautmalend sagt. Er weiß auch, daß bei Schluckauf jemand an einen denkt und man nur herausfinden müsse, wer es sei, um den Spuk zu stoppen. Das aber ist eine volkstümlich bildhafte Umschreibung der abgeleiteten Symbolik. Man steht für jemand anderen im Mittelpunkt und ist sich dessen nicht bewußt. Das kann zum Lachen oder zum Weinen sein. Sobald man Bewußtheit in die Situation fließen läßt und herausfindet, wer einen da in den Mittelpunkt stellt, kann man bei diesem Gedanken wieder bewußt lachen oder aber schluchzen, und der »Schlucks« wird überflüssig.

Der Medizin gelten als Ursachen Zwerchfellreizung und Druck von unten aus der Magen-Darm-Region. Beides paßt problemlos zu unserer Deutung. Wenn die Seele gereizt wird, regt sie sich ebenso, wie wenn Druck auf ihr lastet. Sobald etwas auf die Seele drückt und es losgelassen wird, fühlt man sich so erleichtert wie nach überstandenem Schluckauf.

5. Speichelfluß

Der vermehrte Speichelfluß, dem Volksmund als Sabbern vertraut, wird ebenfalls nur selten zum Symptom. Im Kindes- und Greisenalter gilt er als normal. Das Wasser läuft einem im Munde zusammen und verkündet ungestillte Lust. Den kleinen Kindern gesteht man ihre ungestillte Lust auf

das Leben an sich noch gern zu, im Greisenalter ist sie zumindest verdächtig. Daß die Kleinen noch zu kurz gekommen sind, ist klar, bei den Alten ist es insofern ein bedenkliches Zeichen, als es langsam zu spät wird, den Lebenshunger zu stillen. Besonders wenn eine gewisse Gier hinzukommt und aus dem kindlich harmlosen Sabbern aggressiv forderndes Geifern wird, wendet man sich eher angewidert ab, als dem Betreffenden zu geben, was er nicht bekommen hat und so *lüst*ern einfordert.
Natürlich hat auch dieses wenig ästhetische Symptom seine erlöste Ebene. Die Lust auf das Leben ist im Alter wie in der Kindheit in Ordnung. Eigentlich ist es sogar schön, wenn einem noch immer das Wasser im Munde zusammenläuft beim Gedanken an das Leben und all die Möglichkeiten, die es einem noch bieten könnte. Die Aufgabe besteht lediglich wieder darin, von der konkreten körperlichen Ebene wegzukommen auf die übertragene.

6. Globus-Symptom (Kloßgefühl) und Grätenangst

Beim Globus-Symptom oder Kloßgefühl im Hals gibt es wie bei den vorherigen Symptomen keinerlei anatomische Grundlage, wobei der Krankheitswert dieses Symptoms besonders durch die psychosomatische Medizin allgemein anerkannt ist.
Der Globus ist ja die Weltkugel, und so liegt der Verdacht nahe, daß hier die Welt zwar in den Mund genommen, aber nicht wirklich geschluckt wird. Krasser ausgedrückt: *Der Mund wird* ziemlich *voll genommen*, aber die notwendigen Konsequenzen (das Schlucken) bleiben aus, es besteht gar keine innere Offenheit für die eigenen *großmäuligen* bzw. *vollmundigen* Ansprüche. Zwar schlucken die Betroffenen

ständig, aber sie *kriegen* den Globus nicht *hinunter*. Andererseits werden sie ihn auch nicht richtig wieder los, obwohl sie sich dauernd räuspern und auch viel spucken. Ihr Bezug zum Welten*kloß* ist der eines faulen Kompromisses: Sie wollen ihn weder schlucken noch spucken.

Die Psychoanalyse geht sicherlich mit Recht davon aus, daß hier Impuls und Abwehr einen Kuhhandel eingehen. Beide kommen gleichzeitig zum Zuge und blockieren sich in der Mitte. Die Welt steckt einem im Halse. Einerseits kann man *den Hals nicht voll genug kriegen* und lebt seine Lust und Gier auf Welt, andererseits ist man voller Angst und lebt diese in der Enge ebenfalls im Hals.

Die Freudsche Psychoanalyse macht hier die ihr stets naheliegende Einschränkung auf das Sexuelle und sieht in dem Fremdkörper das männliche Glied, das zur Fellatio hereinzunehmen sich die Frau einerseits weigert, es gleichzeitig aber auch lustvoll begehrt. Für die Frau ist das Männliche (Glied) natürlich wirklich das Fremdeste bzw. Entgegengesetzteste. Der Ausdruck »einen Frosch im Hals« haben unterstützt ebenfalls diese Ansicht, ist der glitschig-schleimige Frosch doch seit alters ein Fruchtbarkeitssymbol und eng mit dem Sexuellen verknüpft. Die Tatsache, daß Frauen dreimal so häufig von dem Symptom betroffen sind, mag diese Deutung ebenfalls untermauern. Im vorigen Jahrhundert war es das neurotische Krankheitssymptom schlechthin, was zu dessen prüdem Zeitgeist zwanglos passen würde. Aus dieser Zeit stammt auch der Name »Globus hystericus«, was soviel bedeutet wie »hysterische Welt« und zugleich sicherlich eine der besten Überschriften für das 19. Jahrhundert ist.

Aber auch wenn Sexualität und damit Polarität das zentrale Thema unserer Welt ist, ist es doch nicht das einzige. Man kann *den Kanal* auch von anderem *voll* haben, und dann mag einem *der Hals* vor Zorn *schwellen* statt vor Lust. Der dauernde Hustenreiz würde das bestätigen.

Die Aufgabe heißt in jedem Fall, sich die Blockade am Übergang von Kopf zu Körper bewußtzumachen. Das Gefühl, *bedient zu sein* bzw. *den Kanal voll* zu haben, muß mit Inhalt gefüllt werden. Wovon hat man genug? Es gilt, sich der Angst vor dem Weltessen ebenso zu konfrontieren wie andererseits der Lust nach immer mehr Welt. Räuspern ist ja eigentlich eine sinnvolle Vorbereitung auf Sprechen, man macht sich den Weg frei. Hier geht es darum, sich nicht nur zu räuspern, sondern auch etwas zu sagen, den Protest auszudrücken. Letztlich ist es Aufgabe, sich den faulen Kompromiß bewußtzumachen und aus dem »Jein« zur Welt wieder das »Ja« und das »Nein« zu befreien. Danach erst wird die im Symptom ebenfalls ange*deut*ete Mitte möglich. Zuerst heißt es: »Ach, daß du kalt oder warm wärest! Weil du aber lau bist und weder warm noch kalt, werde ich dich ausspeien aus meinem Munde« (Offenbarung 3, 15–16). Danach erst führt der Weg heim ins Paradies, wo alle Gegensätze in eins zusammenfallen. Aus dem (faulen) Kompromiß wird durch Bewußtheit die (erlöste) Harmonie.[13] Oder: Nur wer nein sagen kann, kann auch ja sagen. Und nur wer die Extreme kennt, kann die Mitte zwischen ihnen finden.

Die eigentliche Gefahr dieses Symptoms liegt in dem Versuch, es auf körperlicher Ebene zu »lösen«. Die geplagten Patient(inn)en reisen nämlich häufig von Chirurg zu Chirurg und finden, so der Psychosomatiker Thure von Uexküll, schließlich immer einen, der ihnen den gar nicht vorhandenen Kropf operiert...

13) In der griechischen Mythologie ist Harmonia die Tochter der Liebes- und Friedensgöttin Aphrodite (Venus) mit dem Kriegsgott Ares (Mars).

Inhaltlich in unmittelbarer Nähe zum Kloßgefühl rangiert die Angst, eine Gräte könnte im Halse steckengeblieben sein. In ihr wird die Abwehr gegenüber dem spitzen, gefährlichen Aggressionsprinzip deutlich, wobei die Gräten hier besonders den geheimen, aus dem verborgenen wirkenden Aspekt der Aggression symbolisieren. Es somatisiert sich oft schreckliche Angst vor versteckten Aggressionen. Die Umgangssprache verwendet in diesem Zusammenhang den Ausdruck: »Etwas bleibt vor Schreck im Halse stecken.«

7. Achalasie (verengter Mageneingang)

Die Achalasie[14] bzw. Kardiastenose[15] hat symbolisch viel Ähnlichkeit mit dem Globus-Symptom, allerdings liegt hier die Widerstandsebene tiefer, und es finden sich zum Teil auch körperliche Befunde. Kardia bezeichnet interessanterweise den Mageneingang, der räumlich sehr nahe beim Herzen liegt. Eine spastische Verengung in diesem Bereich deutet auf eine tiefliegende Angst vor jeder Art von Aufnahme. Über lange Strecken verläuft die Integration der Welt ganz normal. Erst am Mageneingang heißt es dann Farbe bekennen, und der Betroffene muß sich eingestehen, daß er in *tiefstem Herzen* nicht bereit ist, in der begonnenen Weise weiter aufzunehmen. Sein Magen verschließt sich dem Zugemuteten. Das Symptom drückt die Zumutung unübertroffen aus: Alles fliegt — oft explosionsartig — in ho-

14) Der Begriff »Achalasie« beschreibt das Nichterschlaffen (vom griech. »chálasis« = »Erschlaffen«) der glatten Muskulatur von Hohlräumen, hier das Fehlen der Öffnungsfunktion des unteren Ösophagus-(Speiseröhren-)Endes.

15) Vom griech. »kardía« = »Herz«, hier »Mageneingang«, und »sténosis« = »Verengung«. Das Symptom wird auch »Kardiospasmus« genannt.

hem Bogen wieder hinaus. Der Patient kann nur kleinste Mengen äußerst langsam verdauen, d. h., er braucht, verglichen mit anderen, extrem lange, bis er sich die geschluckten Dinge zu eigen macht.

Da die Nahrungsumkehr bzw. ihr Steckenbleiben so tief liegt, kann man davon ausgehen, daß die Abwehr hier noch ein Stück weiter in Richtung Unbewußtheit gerutscht ist als beim Kloßgefühl. Alles war bereits geschluckt und auf dem besten Wege, als sich der Körper plötzlich anders entscheidet. Die Sprache läßt auch in diesem Fall erst recht keinen Zweifel an der übertragenen Bedeutung. Man findet etwas *zum Kotzen, es kotzt einen an, kommt einem wieder hoch*, wenn man nur daran denkt. Das Erbrochene ist in dieser Situation noch gar nicht angesäuert, da es ja nicht bis in den Magen gelangen konnte, und unterscheidet sich nicht wesentlich vom Ausgespuckten. Was einem hier wieder hochkommt, ist praktisch unverdaut; d. h., man verdaut die genossenen Dinge nicht, ja man beginnt nicht einmal richtig damit. Auf der anderen Seite tut man aber vollmundig so, als würde man die Welt hereinlassen und könnte sie verdauen.
An der Symbolik, etwas erst zu schlucken und es sich dann nicht zu gönnen, hängt die Psychoanalyse wiederum die sexuelle Deutung auf. Für diese Möglichkeit spricht natürlich auch die enge Beziehung zwischen Essen und Sex. In beiden Fällen handelt es sich um ein Einverleiben an Körperöffnungen, die sich nicht nur weitgehend anatomisch entsprechen (die Lippen oben und unten usw.), sondern zum Teil auch identisch sind (nicht nur bei der oralen Liebe geht dieselbe durch den Mund in den Magen). Die Sprache drückt den Zusammenhang recht offen aus, wenn sie von sexuellem Hunger weiß, davon ausgeht, daß man nicht nur

Süßigkeiten, sondern auch »süße Mädchen« *vernaschen* kann, daß Partner sich *zum Fressen gern* haben usw.
Unter diesem Gesichtspunkt ist es also nicht verwunderlich, wenn Psychoanalytiker berichten, daß sich die Symptomatik der Kardiastenose nicht selten nach Seitensprüngen entwickelt, zu denen die Betreffenden anschließend nicht stehen können bzw. sich mit Schuldgefühlen bestrafen. Noch stimmiger als der Fehltritt ist allerdings die Parallele zu Frigidität und vor allem Vaginismus (Scheidenkrampf). Auch bei der Kardiastenose sind Frauen nämlich mehr als dreimal so häufig betroffen. Nachdem der erste Schritt bereits getan ist, kommt die mangelnde letzte Aufnahmebereitschaft hier besonders drastisch zum Ausdruck. Man bzw. frau tut's, aber genießt es dann nicht. Die Tür, die die längste Zeit einladend offenstand, wird im letzten Augenblick dem Geliebten (Essen) vor der Nase zugeschlagen; frau gönnt sich die Erfüllung (des Magens) zu guter Letzt doch nicht. Beim Vaginismus ist das Abbild des Steckenbleibens vollkommen, nichts geht mehr, weder rein noch raus. Hier bildet sich das Problem noch am direkt betroffenen Ort ab. Diese »hysterischen Krankheitsdemonstrationen« sind aber relativ selten geworden, die Symptome haben sich besser getarnt. Bei der Kardiastenose sieht der Psychosomatiker Walter Bräutigam dasselbe Problem einer »Verschiebung von unten nach oben« unterworfen. Da es ja immerhin auch einige wenige Männer mit diesem Symptom gibt, könnte man entsprechend die Impotenz abgebildet sehen. Dabei ist der Ablauf ja ähnlich: Erst geht alles bestens, und im entscheidenden Moment *steht er* plötzlich nicht *zur Sache.*
Letztlich zeigt sich hier auch eine raffinierte Verhütungsmethode. Man kann auf diese Art nicht schwanger (im Volksmund: »dick«) werden, die Dinge schlagen nicht an.

Allerdings läßt sich so auch weder der eine noch der andere Appetit stillen. In diesem Fall könnte es sich also um eine besonders raffinierte Bulimieform[16] handeln. Der Körper besorgt das Erbrechen sozusagen automatisch. Hier wird mit dem Dickwerden das ganze Thema Weiblichkeit und damit zugleich Schwangerschaft abgewehrt.

Unter den Symptomen wären neben dem Erbrechen noch brennende Schmerzen unter dem Brustbein zu erwähnen, die an diesem Ort auf die zentrale Wichtigkeit des Themas hindeuten. Es *brennt* einem *auf dem Herzen* und schmerzt genau an der Stelle, auf die man hinzeigen würde, wenn man ich sagt. Die Schmerzen rühren von der zum Teil erheblich ausgeweiteten Speiseröhre her, die nun eher zu einem Speisesack geworden ist. Die Medizin spricht vom Megaösophagus. An ihm wird die große Lust auf Erfüllung, der riesige Hunger deutlich, dem auf der anderen Seite eine ebenso gewaltige Angst die Waage hält. Dieser Wunsch nach Erfüllung und oft grenzenloser Verwöhnung wird nicht selten abgewehrt durch die Verwöhnung anderer. So lebt man das Prinzip, ohne daß Schuldgefühle auftauchen können. Dem eigenen Bauch gegenüber wird nicht selten eine ideologisch überhöhte Verzichthaltung auferlegt. Letztlich gönnt man sich das Leben nicht, verzichtet aber auch nicht wirklich. Das Krankheitsbild verkörpert den Eiertanz zwischen Gier und Askese. »Die Augen sind größer als der Magen«, und der tief innen sitzende Speichersack kann nur beim Pelikan als befriedigende Lösung gelten.

Die Lernaufgabe besteht darin, ehrlich zu werden bezüglich der eigenen Verweigerungshaltung und sich einzugestehen, daß man mit der Verarbeitung der Welt und des Le-

16) Medizinisch freundliche Umschreibung der Freß-Kotz-Sucht.

bens überhaupt nicht beginnt. Das Krankheitsbild zwingt die Lösung geradezu auf. Es kann nur ganz langsam in kleinen Happen aufgenommen und integriert werden. Der Weg der kleinen Schritte bekommt einem dann auch. Insofern ist dieses Symptom geradezu ein Lernprogramm für bewußtes Essen und Genießen. Nur was sorgfältig und bewußt gekaut ist, kann letztlich aufgenommen werden. Alles andere wird an der Magenpforte unerbittlich abgewiesen und zurückgeschickt.

Mit noch mehr Nachdruck als beim Kloßgefühl wird von diesem Symptom verlangt, nachdem die Blockade durchschaut ist, sie auch zu lösen: durch kleine Schritte, aber klare Entscheidungen. Situationen der Öffnung und des Genusses sind klar und deutlich von solchen des Verzichts und der schützenden Abwehr zu trennen.

8. Hiatushernie (Zwerchfellbruch)

Bei der Hiatushernie handelt es sich um einen Bruch des Zwerchfells, durch den Teile des Magens nach oben in den Brustraum rutschen. Medizinisch kommen zwei Grundlagen in Frage: eine Schwäche der Zwerchfellmuskelplatte und eine Druckerhöhung im Bauchraum. Die Symptomatik ist durch Sodbrennen und Erbrechen geprägt, da der Verschluß des Magens nach oben nicht mehr funktioniert.

Das Zwerchfell trennt und verbindet die obere männliche Körperhälfte und die untere weibliche. Als Seelensitz ver*mittel*t es zwischen Animus[17] und Anima. Im oberen Bereich herrschen die männlichen Elemente Luft in der Lun-

17) Nach C. G. Jung das Seelenbild des Mannes im Unbewußten der Frau. Bei der Anima verhält es sich entsprechend umgekehrt.

ge und Feuer im Herzen vor, im unteren die weiblichen Elemente Wasser in den Verdauungssäften und Erde in der Materie der Nahrung. Eine Verschiebung der Schwerpunkte wird schnell problematisch. Zuviel Luft im unteren Bereich führt zu Blähungen, die leicht wiederum zu Herzen gehen können. Beim sogenannten Roemheld-Syndrom drücken geblähte Darmschlingen von unten gegen das Herz und führen zu unangenehmen Engeempfindungen. Umgekehrt werden auch Wasser und Erdelement im Brustraum problematisch: das Wasser als Erguß, das Erdelement in Form der Nahrung bei der Hiatushernie. Der Körper versucht sie in diesem Fall über Erbrechen so schnell wie möglich wieder loszuwerden.

Bei der Hiatushernie kommt es zum Bruch zwischen den beiden polaren Bereichen. Der archetypisch weibliche Bauchraum gerät unter Druck (die Anima wird unterdrückt).

Ist nun das Zwerchfell, als Synthese der beiden Bereiche, schwach, drückt das Untere hinauf in den Bereich des Oberen. Anders ausgedrückt: Gerät das Weibliche zu sehr unter Druck und ist die Seele nicht sehr robust, geht es auf Kosten des Männlichen, das nun seinerseits unter Druck gesetzt und in seinem Lebensraum eingeengt wird. Es handelt sich also um einen Übergriff des unterdrückten weiblichen Poles auf dem Boden eines Bruchs zwischen dem oberen Männlichen und dem unteren Weiblichen.

Die Symptome machen deutlich, daß der Betroffene unbewußt sauer ist, die Säure steigt ihm bereits zu Kopf, und er erbricht und spuckt sie. Er muß Säure loswerden, da er offenbar einen Überschuß davon hat. Das Symptom zwingt ihn also, aggressiv-männlich zu sein. Weiterhin zwingt es ihn, nach dem Essen aufrecht zu bleiben und sich keinesfalls hinzulegen, da ihm sonst alles wieder hochkommt.

Auch in dieser Position ist das männliche Element (der Kopf oben) betont gegenüber dem Weiblichen (in der Horizontale hingegeben).
Ganz vordergründig geht es also offenbar darum, das Männliche zu stärken. Andererseits soll aber das Weibliche, wie im Symptom ausgedrückt, auch aufsteigen und bewußter werden. Die beiden Prinzipien müssen sich offensichtlich durchdringen und austauschen, insbesondere soll das männliche Obere vom weiblichen Unteren beeinflußt werden. Jeder Bruch zwischen zwei getrennten Bereichen kommt einer Vereinigung gleich. Die Verbindung zwischen Anima und Animus ist hier offenkundig in den Schatten gesunken und wird nun vom Körper gelebt.

VII. Der Bauch

Der Bauch ist der natürliche Gegenspieler des Kopfes, auch wenn er weitgehend unter dessen Macht geraten ist. Mit der Aufrichtung des Menschen ist der Kopf an die höchste und erste Stelle gerückt. Selbst wenn der Besitzer ihn hängen läßt, wahrt er doch die oberste Position. Das war zu den Zeiten, als unsere Vorfahren auf allen vieren unterwegs waren, noch nicht so.

Durch die sich entsprechende Entwicklung von Stammes- und Individualgeschichte kann man an den krabbelnden Menschenkindern noch sehr gut erkennen, wie wichtig der Bauch wohl vor den Kopfzeiten war. Beim Kleinkind dreht sich noch alles um ihn und sein Gefühl. Die Denkspiele des Kopfes sind dagegen, sofern überhaupt schon vorhanden, von untergeordneter Bedeutung. Auch das Herz steht in seiner Bedeutung für den Säugling noch hinter dem Bauch zurück.

An diese frühe Phase mit der Herrschaft des Bauches wird der Mensch aber nur ungern erinnert. Ausdrücke wie »Bauchlandung« oder »Paß auf, daß du dabei nicht auf den Bauch fällst« zeigen an, daß diese Position keinerlei Wertschätzung mehr genießt. Wer vor einem anderen auf dem Bauch liegt, ist in der schwächsten und gedemütigtesten Haltung überhaupt. Wer *aus dem hohlen Bauch* handelt, tut es nach unserer Vorstellung ohne Grundlage und Verstand, und wir erwarten ein entsprechend schlechtes Ergebnis.

Für Menschen anderer Kulturen, wie etwa Indianer, wohnen dagegen Intuition und Gefühl im Bauch, und so handeln sie mit Vorliebe aus ihrem Bauchgefühl heraus. Auch wir kennen noch den Ausdruck »Bauchintelligenz«, wobei wir mangels Erfahrung kaum noch wissen, um was für ein wesentliches Gefühl es sich hier handelt.

So wie man den Kopf als geistiges und das Herz als emotionales Zentrum des Menschen betrachten kann, ist der Bauch mit dem Magen Sitz der »kindlichen« Gefühle. Dementsprechend macht die Mundart gern entsprechende Probleme an ihm fest. Hat man beispielsweise Angst vor etwas, kann einem das durchaus Bauchschmerzen bereiten. Nichtbewältigte Gefühle schlagen mit Vorliebe auf den Magen. Das kleine Kind zeigt mit seinen Bauchschmerzen noch jede generelle Störung seines Lebensgefühls an, wobei das »ursächliche« Problem durchaus in einem ganz anderen Körperbereich liegen kann. Solange die Kinderwelt noch primär eine Bauchwelt ist, werden alle Mißempfindungen Bauchschmerzen machen, da das Gefühl in der Weltmitte gestört ist. Selbst Erwachsenen kann der Gedanke an bestimmte geladene Themen noch Bauchschmerzen bereiten, wobei sie sich vielfach schon über die Bauchwelt erhoben haben. Intellektuelle Probleme würden einem dann z. B. viel eher Kopfschmerzen bzw. -zerbrechen bereiten, emotionale vor allem zu Herzen gehen.

So wie der Kopf unser intellektuelles Zentrum ist, findet sich der körperliche Schwerpunkt im Bauch. Der Osten spricht vom Hara als Mittelpunkt der physischen Kraft, der Philosoph und Psychologe Karlfried Graf Dürckheim sogar von der »Weltmitte des Menschen«. Wieviel Kraft sich hier tatsächlich versammelt, demonstrieren die unglaublichen Leistungen östlicher Kampfkünstler. Paradoxerweise ist der Bauch aber auch unsere schwächste Stelle. Mit der Aufrichtung auf die Hinterbeine haben wir ihn nämlich physischen Angriffen ziemlich schutzlos preisgegeben. Während die empfindlichen Organe des Kopfes durch die

Schädelkalotte wie das Innere einer Nuß geschützt, Herz und Lungen von einem knöchernen (Brust-)Korb umfangen sind, die Beckenorgane in der Beckenschale geborgen liegen, entbehren die empfindlichen Eingeweide jeden knöchernen Schutzes und sind nur von relativ weichen Muskeln abgeschirmt. Diese Weichheit ist auch wiederum Hinweis auf die »weiche« (urprinzipiell weibliche) Thematik, die hier liegt: der schwangere Bauch in seiner Schutzbedürftigkeit, aber auch die Bauch*höhle* als urweiblicher Ort der Aufnahme. Wenn man jemanden vor den Kopf stößt, ist das sicherlich ein Affront, man beleidigt ihn, aber gefährdet ihn nicht ernstlich. Ein Tritt in den Bauch ist dagegen eine sehr viel gravierendere Angelegenheit.
Durch seine Schutzlosigkeit und Verletzlichkeit ist der Bauch prädestiniert, die Bedrohung des Menschen in dieser polaren Welt anzuzeigen und Existenzängste auszudrücken. In diese Rolle spielt natürlich auch seine Funktion als Nahrungsempfänger herein. Hunger als Ausdruck ernster Versorgungsschwierigkeiten zeigt sich hier und umgekehrt die wohlige Behaglichkeit eines warmen, wohlgefüllten Bauches. Das kleine Kind reibt sich zufrieden den Bauch, wenn die Existenz durch eine befriedigende Mahlzeit gesichert ist. Aber auch Erwachsene lassen sich noch gerne *den Bauch pinseln*, also schmeicheln. Der Zusammenhang zwischen Existenzangst und Bauch zeigt sich auch noch deutlich an seiner prominentesten Stelle, dem Bauchnabel. Er ist der *Nabel der Welt* des kleinen Kindes und zugleich der Ort der ersten schweren Existenzbedrohung. Immerhin wird die Nabelschnur in einem körperlich und seelisch als äußerst bedrohlich und schmerzhaft empfundenen Akt durchschnitten. Damit ist unweigerlich die erste schwere Existenzkrise heraufbeschworen. Noch bevor nämlich eine neue Versorgungsart erprobt ist, wird die alte ver-

läßliche Nachschublinie gewaltsam unterbrochen. Die urmenschliche Angst zu verhungern wird so in jedem einzelnen Leben gleich zu Beginn aktualisiert. Zugleich ist der Bauchnabel die erste Narbe, die von den Existenzkämpfen des Lebens zeugt, eine Narbe, die man sich beim besten Willen nicht ersparen kann. Wird doch versucht, die Abnabelung wenigstens auf geistig-seelischer Ebene zu unterlaufen, ergeben sich später schwerwiegende Probleme, die uns bei Magen- und Zwölffingerdarmgeschwür wieder begegnen werden.

Wie sehr der Bauch auch Anzeiger materieller Reserven ist, verrät ein einziger Blick auf eine Menschenansammlung. Offensichtlich trägt besonders in unserer Überflußgesellschaft ein Großteil der Leute erhebliche Reserven für schlechtere Zeiten bei sich. Der Bauch ist der bevorzugte Ort ihrer Vorsorge. Offenbar trauen die Betreffenden im tiefsten Herzen ihren Speisekammern zu Hause nicht und auch nicht den Banken.

In Gesellschaften des Ostens, etwa der indischen, steht der Schmerbauch noch heute für materiellen Reichtum. Die Gewichtsstatistiken hierzulande zeigen eher, daß viele Menschen ihre Wünsche nach (Ge-)Wichtigkeit nur auf Ersatzebenen befriedigen können, zumal die körperliche Fülle bei uns eher abgewertet ist. Dieses Schicksal teilt der Bauch mit dem übrigen Körper. Wir schätzen in unseren modernen Industriegesellschaften einen brillanten, d. h. gut gefüllten Kopf, halten aber alles unter der Gürtellinie für unfein oder unfair. Wenn es uns schlechtgeht, muntern wir uns auf: »Nur nicht unterkriegen lassen, Kopf hoch!« Die Geräusche des Kopfes sind uns zumeist willkommen, wohingegen alle Äußerungen des Bauches als unschicklich und unterdrückenswert gelten. Die Industriekultur verehrt einseitig den Kopf zu Lasten des Bauches, ihr Ideal ist der intelligente Mensch, der den Körper nur als Lastträger für den Kopf braucht. Besonders deutlich wird diese Wertung im Vergleich zu östlichen Kulturen. Den Buddhisten ist es eine durchaus angemessene Vorstellung, daß der Buddha gegen Ende seines Lebens auf bequemen eigenen Polstern ruhte und in der Fülle seines Leibes die innere Erfüllung spiegelte. Körper, Seele und Geist »leben hier zusammen«. Die Vorstellung eines beleibten Jesus ist uns dagegen geradezu zuwider. Bei Christus steht vielmehr die Opferung des (überflüssigen) Leibes zugunsten des Spirituellen im Vordergrund.

Dem armen Bauch bleibt bei soviel Zurücksetzung und Ungerechtigkeit nur die Aufgabe, die Probleme unserer Existenz auszudrücken, und auch dafür bekommt er wenig Anerkennung. Andererseits weiß etwa die Volkssprache, daß er den Menschen oft wesentlicher charakterisiert als der Kopf. Ein »fauler Bauch« heißt da ein ebensolcher Mensch in dem Wissen, daß zumindest bei den Faulen der Bauch vor dem Kopf rangiert. Auch der Ausdruck »Ein voller Bauch studiert nicht gern« betont die gegensätzlichen Interessen von oben und unten, wobei hier auch noch die Konkurrenz um den Lebenssaft angedeutet ist. Das bei Verdauungsprozessen im Bauch benötigte Blut fehlt dem Gehirn bei seiner Denkarbeit. Der Kopfmensch ist folglich ein eher asketischer, durchgeistigter Mensch, der aus der Vernunft lebt, der Bauchmensch ein mehr körper- und genußorientierter Typ, der sich auf seine Ahnungen und Gefühle verläßt.

VIII. Der Magen

Als Jack noch klein war,
wollte er ewig bei seiner Mami sein
und hatte Angst, sie würde fortgehen

Als er später etwas größer war,
wollte er weit weg von seiner Mami sein
und hatte Angst,
daß sie ihn ewig bei sich haben wollte.

Als er heranwuchs, verliebte er sich in Jill
und wollte ewig bei ihr sein
und hatte Angst, sie würde fortgehen.

Als er etwas älter war,
wollte er nicht ewig bei Jill sein
und hatte Angst,
daß sie ewig bei ihm sein wollte und
daß sie Angst hatte,
daß er nicht ewig bei ihr sein wollte.

Jack macht Jill angst, er könne sie verlassen,
weil er Angst hat, sie könne ihn verlassen

Aus Ronald Laing, *Knoten*

Der Magen hat die Form einer Mondsichel. Im Verdauungsrohr imponiert er als Erweiterung des Schlauches. Die herrschenden Prinzipien entsprechen denen im Mund. Das Mondige überwiegt bei weitem, liefert es doch die Vorlage

für äußere Form und innere Höhlengestalt. Auch in der Funktion steht es im Vordergrund bei der rhythmischen Durchmischung des Nahrungsbreis, für die die peristaltischen Bewegungen der muskulären Wände sorgen. Auf diese Weise wird der gesamte Speisebrei mit Magensaft, d. h. mit Salzsäure und die Eiweißspaltung vorbereitenden Enzymen, angereichert. Mit der Sekretion dieser scharfen Säfte kommt die marsische Komponente zum Zuge. Allerdings wird sie ausgeglichen durch die Sekretion von Magenschleim, der die eigene Wand vor den aggressiv-marsischen Säften zu bewahren hat und wieder ganz dem Mondhaften zuzurechnen ist. Im Gleichgewicht zwischen schützendem Schleim und aggressiven Säften kann der Magen seinen Aufgaben gerecht werden. Der Magenkranke hat mit einer dieser Komponenten und folglich mit dem Gleichgewicht zwischen beiden seine Schwierigkeiten.
Während das deutsche Wort »Magen« lediglich über seine lautmalende Nähe zu »mögen« und »ich mag« einen Hinweis geben kann, verrät die lateinische Bezeichnung Ventriculus mehr. Sie kommt von »venter«, was soviel wie »Mutterleib, Leibesfrucht, Leib, Bauch, Magen und Gefräßigkeit« bedeutet. Ventriculus ist die Verkleinerung von alldem. Die Tatsache, daß hier für Magen und Bauch dasselbe Wort gebraucht wird, ist typisch für die frühere Auffassung, die diesbezüglich keinen Unterschied kannte. Noch heute benutzt die Volks- und Kindersprache den Ausdruck Bauchweh für Magenschmerzen. Darüber hinaus wird er aber auch für gefühlsmäßige Probleme benutzt. Drückende Gefühlsprobleme bereiten einem Druck im Magen, das sogenannte Magendrücken. Hat man z. B. Angst vor etwas, kann einem auch das durchaus Bauchschmerzen bereiten. Andere nicht bewältigte Gefühle schlagen mit Vorliebe auf den Magen. Intellektuelle Probleme etwa würden einem

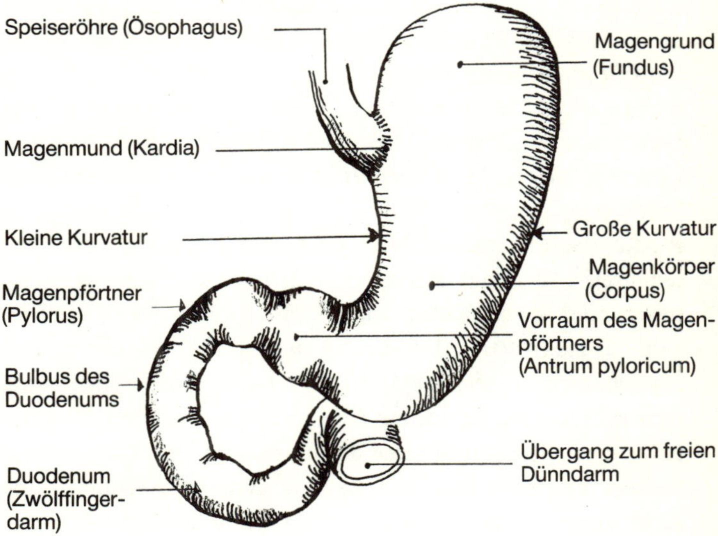

Abb. 2: Magen und Zwölffingerdarm

viel eher Kopfschmerzen bzw. Kopfzerbrechen bereiten, emotionale vor allem zu Herzen gehen. So wie man den Kopf als geistiges und das Herz als emotionales Zentrum des Menschen betrachten kann, ist der Magen als Zentrum des Bauches Sitz der Gefühle.
Die hier zum Ausdruck kommende zentrale Bedeutung des Magens für den ganzen Bauchraum läßt sich auch durch seine räumliche, sprachliche und bedeutungsmäßige Nähe zum Herzen belegen.
So nennt man die beiden Herzkammern beispielsweise Ventrikel, was soviel wie »kleine Mägen« bedeutet.
Der Mageneingang heißt Kardia, im Griechischen auch das Herz.
Anatomisch liegen beide so nahe, daß Schmerzen im Kardiabereich oft nicht leicht von solchen des Herzens zu unterscheiden sind. Zudem wissen wir, daß die *Liebe*, das Gefühl des Herzens, *durch den Magen geht*, daß wir Dinge *von Herzen mögen*, oder sie von Herzen leid oder einfach *satt haben*. Wenn wir jemanden *zum Fressen gern* haben, kann er sowohl in unserem Herzen als im Magen landen.
So wie das Herz in einem symbolisch umfassenden Sinn Zentrum des Brustraumes ist, kommt dem Magen diese Rolle für den Bauchraum zu.
Erinnern wir uns an die Heldenreise der Nahrung, die mit dem Überschreiten der Lippen begann, so findet der Held hier einen Ort der Geborgenheit vor, an dem er in einer weichen, schleimigen Höhlenatmosphäre von sanften peristaltischen Wellen gewiegt wird. Währenddessen muß er sich einer gründlichen Reinigung, ja Desinfektion durch scharfe Salzsäure unterziehen. Wenn Gefährliches an ihm haften sollte, etwa fremde, an diesem Ort unbefugte Lebewesen (Bakterien), werden diese dabei zu Tode geätzt. Zugleich wird eine weitere Zergliederung in seine Einzelteile

vorbereitet. Es handelt sich also einerseits um einen Ort der Vorbereitung und Geborgenheit, eine Ruhestätte, andererseits greifen auch scharfe, zersetzende Energien ein, die wieder marsischen Charakter haben. Diese beiden Kraftfelder stehen im Magen in Wettstreit miteinander, und im Idealfall halten sie einander das Gleichgewicht. Die Probleme Magenkranker müssen sich letztlich in diesem Spannungsfeld finden lassen.
Das Gros der Magenprobleme läßt sich in einer Eskalationskette zusammenfassen, deren Stufen es anschließend zu betrachten gilt. In die entsprechenden Krankheitsbilder spielen aber auch häufig die zum Teil sehr ähnlichen Symptome des beginnenden oder schon manifesten Zwölffingerdarmgeschwürs hinein. Wegen der nahen Verwandtschaft werden sie zum Teil parallel behandelt, auch wenn sich zum Schluß dann doch noch eine recht deutliche Differenzierung beider Krankheitsbilder ergibt.

1. Magenschleimhautreizung

Am Anfang der Eskalationskette steht die Magenschleimhautreizung, auch Magenreizung genannt. Schon bei dieser milden Vorstufe wirken dieselben Prinzipien wie bei den wesentlich gravierenderen Folgezuständen. Das Verhältnis zwischen den schützenden, bewahrenden Kräften und den aggressiven ist zugunsten der aggressiven verschoben, meist durch ein Nachlassen der schützenden Faktoren. Die zu geringe Schleimschicht macht die Magenschleimhaut jetzt empfindlich für die Schärfe des Magensaftes mit seiner Säure und seinen Sekreten. Die Schleimhaut fühlt sich gereizt und wund an.
Der Magen bildet auf seiner Schleimhaut ab, wie wund die

Seele des Betroffenen ist, ohne daß der es sich eingesteht. Meist sind ihm seine Geborgenheitsprobleme, die er mit dem »Duodenaltyp« — von dem noch die Rede sein wird — teilt, nicht bewußt. Während es sich beim »Magentyp« vor allem um zuviel unechte Geborgenheit handelt, stehen beim Duodenaltyp mehr die unerfüllten Geborgenheitswünsche im Vordergrund. Dieses Defizit an echter Geborgenheit und Weichheit macht der Magen im Schleimmangel *deut*lich. Außerdem bildet er ab, wie sich die (gar nicht übertriebene) Aggression gegen den eigenen Körper richtet. Die deutlich werdende Gereiztheit und seinen Ärger richtet der Magenpatient nicht bewußt nach draußen, sondern frißt sie in sich hinein.

Gesünder wäre es, den Ärger an der richtigen Stelle zu *äußern*. Dazu paßt, daß Magenkranke oft recht griesgrämig wirken, was nicht selten sogar an den typischen hängenden Mundwinkeln und der Überbetonung der Nasolabialfalte (zwischen Nase und Mundwinkel) ablesbar wird. Das Wort »gries-grämig« spiegelt gleichsam den Gram und den Sand im Getriebe. Es läuft nicht gut für den Betroffenen, und der zeigt es nur im Gesichtsausdruck. Die Schulmedizin spricht von den Magenfalten im typischen Magengesicht. Solche Mißstimmungen sind den Betroffenen aber meist gar nicht bewußt und werden nicht im Sinne einer berechtigten Gefühlsäußerung entladen.

Bei all dem in sich hineingefressenen Leid ist der Patient natürlich häufig be*leid*igt. Aber auch hierin bleibt seine unbewußte Grundhaltung deutlich: Die anderen haben ihm gegenüber versagt und sollen sich nun gefälligst um ihn bemühen und Wiedergutmachung leisten. Wie ein kleines Kind hat der Patient noch nicht gelernt, die Verantwortung für sich selbst zu übernehmen, seine (aggressiven) Gefühle und Wünsche in einer reifen Form zu äußern und ihnen

Geltung zu verschaffen. Er kämpft anstatt mit seiner Umgebung unbewußt mit sich selbst, während er nach draußen wie ein trotzendes, beleidigtes Kind wirkt.

Die sich im Krankheitsbild des empfindlichen Magens darstellende Aufgabe ist bereits typisch für die ganze Kette bis hin zum Magengeschwür. Nachdem der Aspekt der Geborgenheit (symbolisiert im Schleim) vom Körper geschwächt wird, ist der Patient seelisch aufgefordert, seine übertriebenen Geborgenheitsbestrebungen zu reduzieren, die entsprechenden Verwöhnungswünsche zurückzunehmen.

Er wird also einerseits aufgefordert, mit weniger Verwöhnung auszukommen. Andererseits soll er auch seine Aggression bewußter einsetzen, d. h. nicht seine Magenschleimhaut aggressiv behandeln, sondern auf seelischer Ebene mutiger mit sich selbst sein. Da er im Bereich des Magens »entzündet«, d. h. in seiner Gefühls- und Geborgenheitssphäre »konfliktträchtig« ist, läge es nahe, dort den Kampf gegen diese Geborgenheitssituation aufzunehmen, wo sie bereits zum Gefängnis geworden oder wo die Gefühlsbindung zur fesselnden Abhängigkeit verkommen ist. Das wiederum wird dazu führen, daß er auch seiner Umwelt härter und aggressiver begegnen wird.

Ein weiterer physiologischer Aspekt enthüllt dasselbe Muster. Die mangelnde Schleimproduktion und die dadurch bedingte Vernachlässigung des Selbstschutzes beruht auf einer Durchblutungsstörung der Magenschleimhaut. Es fließt nicht mehr soviel Lebensenergie in den Bereich Geborgenheit, Schutz und Bewahrung. Was der Körper so ehrlich vormacht, ist auf der seelischen Ebene dem Betroffenen Auftrag, nämlich, statt Energie in regressive Geborgenheitswünsche zu investieren, diese lieber in den (Lebens-)Kampf und das Erwachsenwerden zu lenken.

Die Symptome unterstützen die bildreiche Sprache der Befunde. Essen tut dem gereizten Magen und damit seinem uneingestanden aggressiven Besitzer weh. Der Speisebrei reizt die schon angegriffene Schleimhaut zusätzlich. Das Symptom will den Patienten auf den richtigen Weg bringen: In diesem Fall soll er nicht soviel essen, sich nicht so sehr mit Nahrung verwöhnen und statt dessen lieber den ernährenden Versorgungspol etwas zurückstellen. Im akuten Fall des überreizten Magens empfiehlt sich sogar eine mehr oder weniger ausgedehnte Fastenperiode, was auch der ebenfalls auftretende Appetitmangel deutlich macht. Da der Patient nicht mehr soviel futtern soll, wird ihm die Lust auf seine Wünsche nach Fütterung verdorben. Vom Symptom gezwungen, muß er ein wenig unabhängiger von der Nahrungsversorgung werden. Im Unabhängigwerden vom Versorgungsanspruch liegt auf der seelischen Ebene seine große Aufgabe. Weniges fällt ihm allerdings so schwer wie der Verzicht auf Essen und jenes für ihn essentiellen Gefühl von runder Sattheit. Diese Vorliebe wird allerdings beim »Duodenaltyp« noch deutlicher.

Wenn wir davon ausgehen, daß der Speisebrei die *angegriffene* Magenschleimhaut reizt, haben wir die Situation sogar noch verharmlost, denn zumeist ist es gar kein Brei, der in solch einem Magen eintrifft. Die Unfähigkeit, Aggressionen frei zu äußern, schlägt sich nämlich meistens bereits im Mund in schlechtem Kauen nieder. Der Patient verhält sich hier eher wie ein Kleinkind vor der Zahnung. Wo er die Zähne im Übertragenen nicht zeigen kann, wird er sie im Konkreten auch kaum gebrauchen. Harte (ungekaute) Brocken sind aber für jeden und besonders den empfindlichen Magen eine arge Belastung und Reizung. Hier wird auch verständlich, daß die Verordnung von durchpassierter Schonkost für den Patienten insgeheim die Erfüllung eines alten Kindheitstraumes ist. Der Magentyp hält an diesem Traum noch immer, d. h. über die Zeit hinaus, fest, der Duodenaltyp hält erst recht daran fest, denn ihm ist dieser Traum ein gänzlich unerfüllter. Die Aufforderung, den Brei durch besseres (= aggressiveres) Kauen selbst zu produzieren, wird beiden weniger munden, sehnen sie sich doch nach Ver- und Be*sorg*ung von außen.

Der Zustand des Gesättigt- und Versorgtseins geht ihnen über alles. Am Anfang des Lebens, im Säuglingsalter, drehte sich mit Recht alles um dieses Gefühl. Wenn ein Erwachsener immer noch und in so auffälliger Weise an diesen Wunschvorstellungen hängt, sprechen wir von einem Symptom. Psychoanalytiker erkennen hierin eine orale Fixierung.

Wie dringend der Magenkranke von diesen Schlaraffenlandphantasien abrücken muß, zeigt ihm auch das Symptom des Völlegefühls, das nach der geringsten Nahrungsaufnahme auftaucht. Der Körper sagt ihm damit, es sei bereits genug, er sei schon voll und satt genug. Für den Patienten, der an Zuwendung und Versorgung kaum genug bekommen kann, ein besonders herber Hinweis.

Das Symptom des Erbrechens geht in seiner Ehrlichkeit sogar noch einen Schritt weiter. Hier dreht sich einem sprichwörtlich der Magen um, was aufzeigt, wie tief der Widerstand gegen das Aufgenommene sitzt. Statt Welt hereinzuholen und zu verdauen (= sich aggressiv mit ihr auseinanderzusetzen), stößt er sie von sich. Die Vorstufe des Erbrechens, (saures) Aufstoßen, zeigt ebenfalls das Element des Wegstoßens. Symbolisch heißt das, der Bereich der Geborgenheit und Aufnahmebereitschaft sträubt sich gegen noch mehr Zuwendung und Fütterung und weist sie im hohen Bogen zurück. Dem Betroffenen ist zum Speien, wenn nicht gar zum Kotzen, und ganz konkret spuckt er aus, was

ihm zuviel ist. Im Akt des Er*brechens* zeigt sich auch die aggressive Komponente. Wenn man sich selbst oder jemand anderen anspuckt oder gar ankotzt, ist damit eine gehörige Portion Aggression verbunden. Auch wenn man es selbst noch gar nicht wahrhaben will, werden einen die anderen doch leicht für einen *Kotz*brocken halten. *Zum Kotzen* fühlt sich der Patient übrigens nur vor dem Erbrechen. Danach ist er erleichtert, hat er doch endlich einen Teil seiner aggressiven Abwehr ausgelebt. Auch schon das saure Aufstoßen wirkt entlastend, da es ebenfalls Sauer-Aggressives nach oben und draußen befördert. Damit wird die eigentliche seelische Aufgabe des Patienten, nämlich das, was er in sich hineingefressen hat, wieder aggressiv von sich zu geben, wenigstens auf körperlicher Ebene erfüllt.
Die hohe Empfindlichkeit der gesamten Magengrube (der Bereich unter den beiden Rippenbögen) zeigt an, wie heikel und sensibel diese ganze Region geworden ist. Es ist übrigens genau jener, den wir uns genüßlich reiben, wenn uns etwas hervorragend geschmeckt hat. Das Symptom zeigt einmal mehr, daß die Zeit des unbeschwerten Genießens offenbar vorerst vorbei ist. Der Betroffene müßte zuerst einige harte Schritte auf eine neue, reifere Ebene machen. Der manchmal rund geschwollene bzw. geblähte Oberbauch weist schmerzhaft nach, daß diese Art der gepflegten runden Fülle zu einer krankhaften »Völle(rei)« geworden ist und überwunden werden will.

2. Magenschleimhautentzündung (Gastritis)

Bei der Gastritis wird dasselbe Drama aufgeführt, nur ist es hier schon einen Akt weiter fortgeschritten, und die Symptome sind entsprechend verschärft. Die aggressive Energie wird in der über die Reizung hinausgehenden Entzündung noch deutlicher. Es herrscht Krieg in einer Region, in der Geborgenheit und Harmonie regieren sollten. Das sanfte Wiegen der peristaltischen Wellen ist krampfartigen, schmerzhaften Kontraktionen gewichen. Der an sich weiche Magen ist nun hart und geschwollen, was bis auf die Bauchdecken spürbar ist.

Erbrochenes Blut verdeutlicht in diesem Zusammenhang, daß der Kampf bis aufs Blut geführt und der Magen dabei bis aufs Blut gereizt wird. Man läßt sozusagen den Magen »bluten« und für eine Schuld zahlen, die eigentlich auf anderer Ebene liegt. Er bedarf dringender Entlastung, will man nicht riskieren, daß die Lebensenergie weiter wegfließt.

Die einfachste Entlastung wäre natürlich die Rückverlegung des Konflikts auf jene Ebene, von der er ursprünglich ausgegangen war. Allerdings muß man, wenn die Dinge schon so weit gediehen sind, damit rechnen, daß auf seelisch-geistiger Ebene ebenfalls *die Fetzen fliegen.*

Auch in diesem Symptom tritt der Aufforderungscharakter deutlich zutage. Man soll seine »rote«, vitale Energie bewußt in den betroffenen Konfliktbereich lenken, allerdings lieber auf der seelischen Ebene. Das aber könnte wiederum heißen, seine heiße vital-aggressive Energie gegen die eigene Kindlichkeit mit ihren Verwöhnungs- und Versorgungswünschen ins Feld zu führen im Sinne des Erwachsenwerdens.

3. Magengeschwür (Ulcus)

Die nächste Eskalationsstufe ist das Magengeschwür. Hierbei handelt es sich nicht, wie vielfach angenommen, um ein blumenkohlartiges Gewächs, sondern um ein richtiggehendes Loch in der Magenwand. Auf dem Boden der darniederliegenden Schutzfunktionen der Schleimhaut haben die scharfen Verdauungssäfte (Salzsäure und das Enzym Pepsin) die eigene Schleimhaut angedaut. Es ist somit ein krasses Bild der Selbstzerfleischung. Die Schleimhaut ist verschwunden, und das rohe Fleisch liegt zutage. Entsprechend *mörderische* Schmerzen machen die Brisanz des Konfliktes deutlich. Statt geschluckter Nahrung verdaut der Magen hier nichtgeäußerte Gefühle. Da diese immateriell sind, arbeitet er sozusagen ins Leere. Seine normalen Verdauungssäfte richten sich in Ermangelung anderer physischer Angriffsziele gegen das eigene Fleisch.
In dieser Situation leidet der Patient unter heftigstem Schmerz, sobald Nahrung oder gar Säure mit der offenen Wunde in Berührung kommt. Dann wird im wahrsten Sinne des Wortes Salz(säure) in offene Wunden geschüttet. Das wird aber nach praktisch jeder Mahlzeit geschehen, da allein vier Fünftel aller Geschwüre mitten in der kleinen Kurvatur, der Magenstraße, liegen, über die der Speisebrei vorrangig transportiert wird. Statt der empfindlichen Magengrube hat sich jetzt eine erhebliche Abwehrspannung entwickelt. Der Patient schützt seinen an sich weichen Bauch mit einem brettharten Panzer aus permanent angespannten Bauchmuskeln.
Die Deutung ist klar: Der Patient wehrt ab und macht seine weichste Stelle hart. Hier läge auf seelischer Ebene auch seine Aufgabe: das abzuwehren, was er bisher als armer Schlucker widerstandslos in sich hineingefressen hatte,

d. h., härter und mutiger zu werden in seinem gesamten Auftreten und Festigkeit dort zu zeigen, wo er bisher zu weich war. Aus dem widerstandslosen Waschlappen einen Erwachsenen zu machen, der, wo es notwendig ist, auch hart und konsequent sein kann und in der Lage ist, seine Schwachstellen selbst zu decken, ist die vorrangige Aufgabe. Kurz gesagt, es geht um Durchsetzung statt Zersetzung.

Im fortgeschrittenen Fall des akuten Geschwürs wird die zu bewältigende Aufgabe noch offensichtlicher. Das kindlich-gemütliche Nest uranfänglicher Geborgenheit, das der Magen symbolisiert, paßt nicht mehr. Die Kehrseite der Geborgenheit, Unfreiheit und Beengung, ist übermächtig geworden. Das ursprünglich so wichtige Nest ist zum zwar goldenen, aber eben doch zum Käfig geworden. Dessen Wände gilt es nun zu sprengen. Und zwar zu diesem späten Zeitpunkt mit kämpferischer Gewalt. Geschieht es nicht auf geistig-seelischer Ebene, muß der Körper das immer gefährlicher werdende Drama weiter in Szene setzen. Voraussetzung für den Kampf gegen das eigene kindliche Gefängnis ist natürlich, daß sich der Patient zuerst einmal eingesteht, daß er zum Nesthocker geworden ist und an kindlichen Geborgenheits- und Versorgungsansprüchen über die Zeit (anachronistisch) festhält.

4. Magendurchbruch

Kommt es zu keiner Klärung der seelischen Situation, kann die nächste Eskalationsstufe Magendurchbruch heißen und ist bereits lebensgefährlich. Jetzt ist ein neuer Ausgang in den Käfig der Geborgenheit bzw. seinen Stellvertreter, den Magen, gekämpft worden. Während der freie Zugang in die weite Welt des Bauchraumes aber ein lebensgefährlicher ist, wäre der freie Zugang in die weite Welt für den Magenpatienten lebensrettend.

Beim Durchbruch sind zwei grundsätzliche Wege zu unterscheiden. Bei der Penetration bricht der Magen in ein anderes Organ, meistens die Bauchspeicheldrüse, durch. Vergleichbar dem gewaltsamen Einfall in ein fremdes Nachbarland, wird hier offensichtlich expansive übergreifende Aggression gelebt. In diese Richtung weist auch die hier abgebildete Aufgabe: Setz dich aggressiv gegen andere durch. Wage es, deinen offensiven Gefühlen Ventile und Wege zu schaffen, und verlaß deinen kindlichen Käfig mit Gewalt. Übernimm Verantwortung. Nimm Einfluß auf die Welt draußen. Riskiere auch Übergriffe. Selbst wenn das nicht die erlöste Ebene ist, besser, als die Übergriffe vom Körper leben zu lassen, ist es auf alle Fälle.

Im akut lebensbedrohlichen Zustand des Durchbruchs gehört natürlich den Chirurgen das Feld, die ihre lebenserhaltende Arbeit nur unter Morpheus' schützenden Fittichen verrichten. Nach dem Erwachen aus dessen Traumreich aber werden obige Überlegungen um so wichtiger. Die Chirurgen nämlich haben »nur« das Loch geflickt, die eigentliche Arbeit bleibt dem Patienten.

Bei der Perforation entsteht freier Zugang zur Bauchhöhle, in der dann röntgenologisch eine deutliche Luftsichel auszumachen ist. Auch in dieser makabren Situation läßt die Mondsichel noch grüßen. Die Aufgabe ist naheliegend: Schaff dir Luft und freien Zugang zur großen Welt außerhalb deines kleinen beengenden Nestes.

Die Symptome sind in beiden Fällen ähnlich dramatisch. Die Abwehrspannung breitet sich über den gesamten Bauch aus. Vor allem bei der Perforation entsteht eine akute Bauchfellentzündung mit allen Anzeichen eines großen

Krieges im ganzen Bauchraum. Es ist ein Kampf auf Leben und Tod, der hier ausgefochten wird. Mediziner sprechen vom akuten Abdomen: Die Peristaltik kommt vollkommen zum Erliegen. Beim Abhören herrscht Totenstille im Bauchraum. Diese könnte man mit dem Totstellreflex vieler Tiere in aussichtslosen Situationen vergleichen. Alle normalen Prozesse müssen zurückstehen hinter der einen vorrangigen Aufgabe: überleben. Die vorhandene Energie muß neben physiologischen Überlebensprozessen vor allem der Reparatur[18] zur Verfügung gestellt werden. Diese versucht der Körper dadurch zu bewerkstelligen, daß sich das große Netz über die aufgebrochene Magenwand legt und sie solcherart wieder schließt. Wie ein vorsichtiger Akrobat arbeitet der Körper also auch mit Netz, verhindert dadurch, ganz abzustürzen, und wahrt so seine Überlebenschancen.

Die wohl beängstigendste Eskalation ist die Entartung in Form eines bösartigen Geschwürs. Schon in diesem Wort kommt die Aggressivität, die hier wuchert, zum Ausdruck. Krebs hat generell viel mit Regression zu tun, weshalb der Magen auch ein bevorzugter Ort der Entartung ist (bei Männern nach der Lunge der häufigste). Da über die Hälfte aller bösartigen Geschwüre den Verdauungstrakt befallen, wird auf dieses Thema in einem eigenen Kapitel eingegangen. Der Magenkrebs wird dahinter zurückgestellt, bis die notwendigen allgemeinen Verständnisvoraussetzungen geschaffen sind.

18) Vom lat. »reparare« = »wieder parat, wieder bereit machen«; möglicherweise steckt in diesem Wortstamm aber auch »paries« = »die Wand (wiederherstellen)«.

5. Der Auszug aus dem Schlaraffenland

Als ausgesprochener Nesthocker merkt der Magenpatient gar nicht, wie das wirkliche Leben der Erwachsenenwelt an ihm vorbeigeht. Da er nie flügge war und die Freiheit der nächsten Entwicklungsstufe nicht erlebt hat, hält er sich krampfhaft an seinem Nest, der einzigen Sicherheit, die er kennt, fest. Häufig kommt hinzu, daß sein Nest scheinbar so angenehm warm und gut behütet war, daß man es natürlich nicht so leicht verläßt wie ein kaltes, *abstoßendes*. Besonders verwöhnte und verzärtelte Kinder haben es naturgemäß schwerer, sich aus solcher (Schein-)Geborgenheit zu lösen und den Härten der Welt die Stirn zu bieten. Sie haben nicht gelernt, Versagungen zu ertragen und sich etwas zu erkämpfen, weil ihre Wünsche nachgiebig erfüllt wurden. Wem alles von den Augen abgelesen wird, der lernt auch nicht, zu seinen Gefühlen zu stehen. In einer rein mütterlichen Atmosphäre, wie der Magenpatient sie angenehm findet und als Kind oft hatte, ist männliche Aggression kaum anders zu lernen als in offener Auflehnung. Eigentlich muß der »Held« dazu ausziehen in die Welt, um dort das Fürchten zu lernen.

Damit die Magenpatienten nicht endlos *sitzen-* bzw. *liegenbleiben* im Nest – respektive beim Gelage und letztlich auf dem Lebensweg –, kommen ihnen die entsprechenden Symptome zu Hilfe und zeigen schmerzhaft an, daß einiges nicht mehr stimmt und die Welt gar kein Schlaraffenland ist. In ihrem tiefsten Sinn deuten die Symptome sogar an, daß die Betroffenen eigentlich gar nicht mehr in diesem speziellen Schlaraffenland leben wollen. Um das Ruder (im Leben) herumzureißen, müssen sie sich herauskämpfen aus der Regression, müssen lernen, daß die Erfüllung ihrer Bedürfnissen nichts Selbstverständliches mehr ist, sondern erarbeitet und zum Teil auch erstritten werden will.

Für diesen kindlichen Freiheitskampf gibt es eine Reihe mythologischer Vorbilder. Parzival war etwa solch ein verwöhntes und verzärteltes Kind. Von seiner Mutter Herzeloide in Mädchenkleider gesteckt, um ihn vom gefährlichen Ritterleben fernzuhalten, muß er selbst alle Schritte unternehmen, um diesen goldenen Käfig zu verlassen. Die Legende läßt keinen Zweifel, wie schwer es ihm von der herzensguten, versorgenden und beschützenden Mutter gemacht wird. Er aber befreit sich und nimmt alle Gefahren des Erwachsenwerdens auf sich. So wird er schließlich zum Ritter der Tafelrunde und findet schlußendlich sogar den Gral und damit die letzte Befreiung. Ein anderes Beispiel wäre der historische Buddha Gautama, der das geborgene Leben an einem reichen Fürstenhof verlassen muß, um in der Härte der Welt seinen eigenen Weg zu Reife und Vollendung zu finden.

Der Magenpatient ist dagegen in der kindlichen Grundhaltung hängengeblieben und hat sie im Laufe seines Lebens gleichsam zu seinem Lebensrecht erklärt. Psychoanalytiker sprechen in diesem Zusammenhang von oral-aggressiver Fixierung. Verwöhnt- und Versorgtwerdenwollen ist zu einem selbstverständlichen Anspruch geworden, ohne daß man eine Gegenleistung erbringen will (beim »Duodenaltyp« ist es dagegen der geheime Wunsch). Hier wird die kindliche Fixierung besonders deutlich, hat diese Situation doch lediglich in der frühesten Kindheit ihre Berechtigung. Der alles verschlingende Riesenanspruch dieser Zeit wird in der Erwachsenenwelt zu einer Zumutung gegenüber der Umwelt. Ein solcher Erwachsener, der den alten Kindertraum vom Schlaraffenland nicht verlassen hat, möchte weiterhin rund und gesund der Mittelpunkt von allem sein. Er

will selbstverständlich versorgt werden, und alles soll sich um ihn drehen. Wird er in diesen Wünschen enttäuscht, reagiert er sauer und beleidigt.
Diese Reaktion bringt uns zum zweiten Bein der Magenproblematik. Gesteht sich der Betreffende dieses Sauersein nämlich nicht ein, landet es im Körper und zeigt sich z. B. in saurem Aufstoßen. Bei diesem auch als Sodbrennen bezeichneten Phänomen brennt die Salzsäure dem Patienten sozusagen die Speiseröhre hinauf. Das Symptom ist allerdings nicht nur bei Magengeschwüren vorhanden, sondern kann in milderer Form eine »Magenkarriere« von Anfang an begleiten.[19] Sein Sauersein wird dem Patienten auf diese Weise vom Körper schmerzhaft bewußtgemacht als ein im wahrsten Sinne des Wortes brennendes Problem. Im sauren Auf*stoßen* wird die aggressiv heraufdrängende marsische Energie, die brennend nach Leben verlangt, symbolisiert.
Die Befunde verminderte Schleimbildung und überzogene Säureproduktion wirken in unterschiedlichem Maße zusammen und können die Geschwürbildung gegenseitig fördern. Die erhöhte Säureproduktion steht beim Duodenalgeschwür ganz im Vordergrund, beim Magengeschwür die verminderte Schleimproduktion.
Nicht jeder Magenpatient ist allerdings als seelischer Nesthocker leicht identifizierbar. Hat er genügend Versagenssituationen erlebt, mag es ihm im Nest seiner Kindlichkeit noch rechtzeitig ungemütlich werden. Dann wird er es widerwillig verlassen, aber nicht selten, um es lediglich auf einer anderen Ebene neu zu etablieren. Statt vermehrt Säure zu produzieren und physisch zu »versauern«, könnte er diese Energie in Form von aggressivem Ehrgeiz ausleben. Die-

19) Vor allem in späteren Phasen gibt es allerdings auch Magengeschwüre, die ohne viel Säure ablaufen, und sogar solche mit besonders niedrigen Werten.

ser Weg wird allerdings noch häufiger von den säurebetonten Anwärtern auf ein Duodenalgeschwür eingeschlagen. Auf diese Weise hoffen sie unbewußt eine Situation zu schaffen, in der sich künftige Frustrationen ihrer unumschränkten Wünsche von vornherein vermeiden lassen. Aus der Kompensation tiefer Enttäuschungen erwächst so ein hohes aggressives Potential, mit dessen Hilfe der Duodenaltyp sogar bis zu Cheffunktionen aufsteigen kann. Im allgemeinen werden sich zwar die Abhängigkeitsgelüste auch im Berufsbild spiegeln, einige gehen aber auch so weit in die Kompensation, daß sie nun gerade aus dem intuitiven Gespür für ihre Abhängigkeitssehnsüchte auf den Gegenpol setzen. Als Chef und Alleinherrscher macht sich solch ein Patient völlig unabhängig und hofft, vor Enttäuschungen sicher zu sein. Leider trügt die Hoffnung bitterlich und macht ihn entsprechend sauer und anfällig für Magen-, vor allem aber Duodenalgeschwüre.

Selbst wenn er es so weit bringt, daß sich alles um ihn dreht, hierbei hat der »Magentyp« wieder Vorteile, kann er nicht herrschen, denn dazu müßte er ein Herr und also erwachsen sein. Sein Chefanspruch erwächst aber aus einer kindlichen Grundhaltung, die eher über indirekten Druck Macht ausübt. Trotz eindrucksvoller Position kann dasselbe Spiel der Kindheit weitergehen. Allerdings hat der Versuch, nun auf dieser Ebene die Welt als Schlaraffenland zu sehen, kurzfristige Chancen. Die entsprechenden Untergebenen haben die Ansprüche des Chefs nun zu befriedigen, ihre aufopfernde Ergebenheit aber wird dem Vergleich mit der Mutter nicht standhalten. Von der erwarteten Liebe und bedingungslosen Treue ganz zu schweigen. Das immer noch bestehende oral-aggressive Muster wird dazu führen, die Angestellten oder den Partner vollkommen zu vereinnahmen. Freizeitbedürfnisse seiner »Bediensteten« aller

Couleur müssen ihm von daher grundsätzlich verdächtig sein. Partner sollen weder eigene Hobbys noch überhaupt eine Privatsphäre haben. Als Partner kommen eigentlich nur Muttersatzfiguren in Frage, die bereit sind, sich für das Wohl des großen Kindes aufzuopfern. Dankbarkeit können sie bei der Grundsituation nicht erwarten. Folglich wird es auch auf dieser Ebene relativ schnell Probleme mit der Schlaraffenlandmannschaft geben. Der Magentyp wird sie nicht direkt angehen und es vermeiden, frontale Aggressionen zu äußern. Dem beißenden Kind nicht unähnlich mag er sich eher auf beißende Kritik oder ätzenden Hohn verlegen. Aus der Schwäche des nicht ausreichend versorgten Kindes kann so eine gefürchtete Waffe werden.
In der Praxis wird die aus den Enttäuschungen erwachsene kompensatorische Kraft allerdings nur selten reichen, um es bis auf den Chefsessel zu schaffen. Öfter landet der Magen- und noch häufiger der Duodenaltyp »zwischen den Stühlen«. Mehr als Topmanager und Alleinherrscher neigen Mittelständler zu Duodenal- und Magenulcus. Sie rangieren in der Mitte zwischen ganz oben und unten. Anstatt daß alle es ihnen recht machen, sind sie ihrerseits oft genötigt, es allen recht zu machen. In solchen Situationen würden sie eigentlich gern ihrem aggressiven Druck mit scharfer Zunge, spitzen Bemerkungen und beißenden Kommentaren Luft machen. Meist fehlen ihnen aber dazu Mut und Selbstvertrauen. Außerdem würden sie damit natürlich ihren geheimen Wunsch nach Geborgenheit und Anerkennung gefährden. So wird das Problem in den Körper sinken und sich als Säure zeigen. Die Situation, wo der Betreffende sich zwischen allen Fronten zerfleischen läßt, wird in der sich selbst zerfleischenden Wand seines Zwölffingerdarms oder Magens verkörpert.
Eine typische Gruppe, für die das Gesagte insbesondere gilt

und die überdurchschnittlich zu Duodenalulcus neigt, wäre die der Werkmeister. Über die Masse der Arbeiterschaft gestellt, gehören sie doch noch nicht zu den Abteilungsleitern. Sie sind nicht einmal wirklich Meister, sondern gelten nur in ihrem Betrieb als solche. Statt Geborgenheit und gesicherter Versorgung erleben sie eine schwer durchschaubare Situation extremen Ausgeliefertseins, was sie entsprechend frustriert. Aufgrund der Abhängigkeit können sie es aber kaum wagen, ihrem Sauersein anders Ausdruck zu verleihen als ganz innen drinnen, wo es niemand merkt.

Die durch die Symptomatik vermittelte Aufgabe liegt bei erhöhter Säureproduktion auf der Hand. Es geht darum, über das »Sauersein« an der richtigen Stelle mehr Aggression herauszulassen und damit marsische Kräfte zu mobilisieren, um die überlebten Verwöhnungswünsche zu überwinden. Der Magenpatient muß offenbar zunächst sein eigenes Nest zerstören. Die Aufgabe ist deshalb nicht ganz so schlimm für ihn, wie es den Anschein hat, weil er dieses Nest schon lange nicht mehr braucht und es obendrein längst zum Gefängnis geworden ist. Es zu zerstören ist seine Chance, doch noch erwachsen zu werden und ein neues Nest zu bauen, das nach Erwachsenenspielregeln organisiert ist. Auf den Körper bezogen, muß er lernen, daß sich nicht mehr alles um den eigenen Bauch drehen und insbesondere die Liebe nicht mehr ausschließlich durch den Magen gehen kann. Er muß sich klarmachen, daß das früher einmal selbstverständlich so war, daß es jetzt aber an der Zeit wäre, die Liebe durch Herz und Geschlechtsorgane zu empfangen und vor allem auch zu geben. Bezüglich des Magens muß er begreifen, daß dieser nicht mehr das zentrale Organ des Lebens und insbesondere denkbar ungeeignet ist, Aggressionen zu verarbeiten und auszudrücken. Sobald es gelingt, die aggressiven Gefühle und fordernden Gebor-

genheitsansprüche zu verbalisieren und am geeigneten Ort zu äußern, läßt der Druck auf den Magen nach.
Die Tatsache, daß etwa dreimal soviel Männer an Magengeschwüren erkranken als Frauen, erstaunt insofern wenig, als es für Männer immer schwieriger ist, sich mit dem Mondprinzip auszusöhnen, als für Frauen, die hier symbolisch ihrem ureigensten Thema begegnen. Es mag sein, daß Männer in dieser Gesellschaft weniger leicht eine Situation von selbstverständlicher Geborgenheit erreichen können, während dies für Frauen in der Ehe bisher leichter (gewesen) ist. Dafür spricht auch die Tatsache, daß die Erkrankungshäufigkeit bei ihnen im höheren Alter zunimmt. Vielfach fällt hier die Geborgenheit durch die Ehe wieder weg, oder aber die Frau geht auf die Suche nach ihrem männlichen Seelenanteil, ihrem Animus. Auch das wäre eine Gefährdung der Geborgenheitssituation. Bei Männern dagegen nimmt die Ulcushäufigkeit jenseits des fünfzigsten Lebensjahres wieder ab. In diesem Alter läßt offensichtlich der Druck der marsischen Kräfte nach. Nun geht es weniger darum, seinen Mann zu stehen, als sich in die Ruhe des Rentner- oder Pensionistendaseins zurückzuziehen. Diese Regression und Ruhe aber ist eine Lebenssituation, die dem Magentyp gleichsam auf den Leib geschneidert ist.

6. Therapien

Von der Medizin werden zuerst einmal Verbote bezüglich aller Erwachsenen vorbehaltenen Genußmittel und Speisen verhängt, etwa gegen Rauchen, Alkohol, Kaffee und alle scharfen, herzhaften oder pikanten Gerichte. Selbst die Süßigkeiten der Kindheit sind tabu. Rauchen vermindert die Durchblutung auch des Magens und verschlimmert da-

durch die Schleimmangelsituation. Scharfe und überhaupt gewürzte Speisen, Alkohol und Kaffee reizen die Magenschleimhaut und regen damit die Säureproduktion an. Es wird Schonkost verordnet wie überhaupt Schonung und Bettruhe. In allen drei Punkten kommt die Medizin damit symbolisch dem regressiven Verhaltensmuster des Magenpatienten bzw. dem geheimen Regressionsbedürfnis des Duodenalpatienten entgegen. Er wird das verordnete Kleinkinderniveau, das ja das Ziel seiner regressiven Wünsche ist, dankbar mit einer Verbesserung seiner Symptomatik belohnen. Die Breinahrung der Kinderzeit ist ihm eine Befriedigung tiefster uneingestandener Bedürfnisse. Wenn es ganz schlimm steht, wird sie mit noch mehr Erfolg gefüttert. Auf die Würze des Lebens, scharfe Sachen und Reizendes wie Kaffee verzichten zu müssen paßt ebenso wie der Verzicht auf Zigaretten in eine kindliche Welt. Schleimsuppen und Breie vom Reis- bis zum Haferschleim bilden eine Labsal für Seele und Körper gleichermaßen. Dem Magen geben sie ersatzweise, was ihm fehlt: einen weichen, warmen inneren Verband. Der Seele geben sie entsprechende Gefühle.
Auch die medikamentösen Interventionen der Schulmedizin passen voll in dieses Muster. Carbenoxolon (Biogastrone) wirkt schleimaufbauend. Die Antacida (Antisäuremittel), sogenannte Säurepuffer, neutralisieren die übermächtig gewordenen männlichen Marskräfte durch ihre »weiblich«-basische Wirkung. Auf daß es denn wieder gemütlich und friedlich werde in der Magenhöhle und im Leben. Schmerzmittel (Analgetika) unterdrücken ebenso die Marskraft wie krampflösende Mittel (Spasmolytika). In der chemischen (Tranquilizer, Rezeptorenblocker) oder chirurgischen Therapie (Vagotomie = Durchtrennung des Nervus vagus oder einiger seiner Äste) wird die ganze Problematik noch einmal sichtbar. Die Schulmedizin setzt hiermit auf die soge-

nannte psychovegetative Entkoppelung, die Unterbrechung der Verbindung zwischen Seele und Körper bzw. vegetativem Nervensystem. Die Medizin versucht damit auf ihrer materiellen Ebene etwas eigentlich Psychotherapeutisches: Sie macht den Magen als Spiel- und Verdrängungsplatz für die Seele unerreichbar.

In allerletzter Instanz, bevor alles zu spät ist, bedient die Medizin sich einer symbolisch noch ehrlicheren Therapie: Sie schneidet den Magen zu einem oder zwei Dritteln heraus. Hier wird deutlich gemacht, daß der Patient viel zu sehr nach Magenbedürfnissen gelebt hat. Je nach dem Grad der Eskalation werden ihm deshalb ein oder zwei Drittel des Magens entzogen. In der kompletten Unbewußtheit dieses Schrittes liegt aber natürlich letztlich keine Lösung. Hatte sich vorher alles um den Magen gedreht, dreht es sich jetzt um den nicht mehr vorhandenen Magen. Und so bleibt dieser als Prinzip und Gespenst weiter im Mittelpunkt. Das Drama wird sich lediglich eine neue Bühne im Körper suchen müssen.

IX. Der Dünndarm und die Verdauungsdrüsen

1. Der Zwölffingerdarm (Duodenum)

Wie der deutsche Name Zwölffingerdarm schon besagt, ist die Ausdehnung des Duodenums gering. Es schließt sich in einer halbmondförmigen Krümmung in der Gegenrichtung an den Magen an. Von diesem ist es durch den Pförtnermuskel getrennt.

Trotz seines wenig eindrucksvollen Äußeren kommt dem Zwölffingerdarm große Bedeutung zu, münden hier doch die Ausführungsgänge der beiden großen Verdauungsdrüsen Leber und Bauchspeicheldrüse. Die Sekrete beider Drüsen, die auf dem letzten Wegstück gemeinsam fließen und in den absteigenden Teil des Duodenums münden, leisten die wesentliche Aufspaltung der Nahrung in ihre Bestandteile. Der Bauchspeichel des Pankreas ist dabei viel wesentlicher als der Mundspeichel, der bestenfalls eine geringe Vorarbeit leisten kann. Die Leber als größte Anhangdrüse des Verdauungstraktes liefert pro Tag einen Liter Gallenflüssigkeit, die unabdingbar für die Fettverdauung ist und neben den Gallensäuren auch das berüchtigte Cholesterin enthält. Die im Duodenum zusammenfließenden Säfte schaffen dort basisches Milieu.

Die zentrale Funktion des Zwölffingerdarms ist die Analyse der Nahrung, die bis in kleinste Einheiten aufgespalten wird. Erst diese Zerteilung in Einzelmoleküle macht die Aufnahme in späteren Dünndarmabschnitten möglich.

Betrachtet man den ganzen Dünndarm mit seinen vier bis

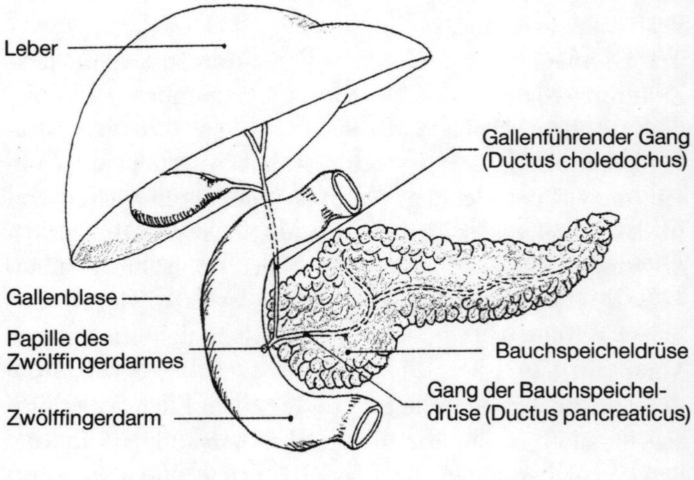

Abb. 3: Zwölffingerdarm mit Gallenwegen und Bauchspeicheldrüse

fünf Metern Länge, die sich in vielfach gewundenen Schlingen aneinanderschmiegen, fällt die große Ähnlichkeit zum Gehirn auf.

Von oben betrachtet, gleichen beide einer Walnuß. Neben dieser äußerlichen Übereinstimmung haben sie auch analoge Aufgaben. Während das Gehirn für Analyse, Auswahl und gegebenenfalls Aufnahme der immateriellen Eindrücke, d. h. der geistigen Nahrung, zuständig ist, hat der Dünndarm Entsprechendes bezüglich der körperlichen Nahrung, der materiellen Eindrücke, zu leisten. Das merkuriale Prinzip, das sich in Zerlegung und Verwertung ausdrückt, hat folglich sowohl im Gehirn als auch im Dünndarm sein Einflußgebiet. Damit haben wir die mondige Welt des Magens (mit ihrem sauer-männlichen Inneren) zugunsten der merkurial-männlichen Welt des Dünndarms (mit seinem basisch-weiblichen Innenleben) vertauscht. Der Magenpförtner bildet die strikte Grenze zwischen den beiden gegensätzlichen Bereichen, die er im Normalfall nur öffnet, wenn Speisebrei aus dem Magen Durchlaß begehrt. Diese gut durchgewiegte saure Mischung wird dann ins Duodenum aufgenommen und auf das eigene basische Niveau gebracht.

Denkt man an die »Heldenreise« vom Anfang zurück, muß der Nahrungsheld hier im wahrsten Sinne des Wortes ein Wechselbad der Gefühle über sich ergehen lassen. Gerade erst war der aggressiv-saure Beschuß im Magen mit seinen Zersetzungsversuchen überstanden. Das männliche Prinzip der Säuren[20] zeigt sich ja tatsächlich in einem aktiven Losschießen von Protonen, die andere Stoffe, z. B. sogar Metalle, angreifen und zersetzen. Hatte der »Nahrungsheld«

20) Sowohl Säuren als auch Basen verkörpern als Flüssigkeiten das weibliche Element. Innerhalb dieser übergeordneten Kategorie stehen die Säuren aber den Basen oder Laugen als männlicher Pol gegenüber.

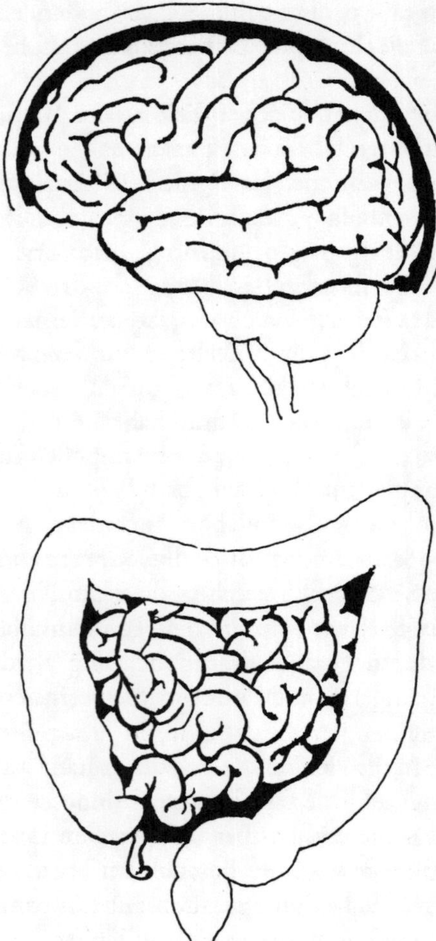

Abb. 4: Vergleich Gehirnwindungen (oben)
und Dünndarmkonvolut (unten)

diesen aktiven Beschuß noch gut überstanden, kann er sich der gegensätzlichen Situation des basisch-weiblichen Angriffs nicht mehr erwehren. Dabei ist die Art der Laugen kein aktiver Angriff im eigentlichen Sinn, sondern mehr eine Falle. Die Basen machen gerade das Gegenteil der Säuren und ziehen Protonen an. Auf diese Weise laugen sie andere Stoffe im wahrsten Sinne des Wortes aus, indem sie ihnen die mit positiver Energie geladenen Protonen wegfangen. Dieser Taktik muß sich der Nahrungsheld ergeben, nicht zuletzt allerdings auch deswegen, weil er durch den sauren Angriff bereits entsprechend vorbereitet war.

a) Das Zwölffingerdarmgeschwür

Auf dem Boden dieser Situation haben wir beim Zwölffingerdarmgeschwür eine andere Grundsituation als beim Magenulcus, wenngleich es auch viele Gemeinsamkeiten gibt und Magen- und Duodenalulcus meist im gleichen Atemzug genannt werden. Das Duodenalulcus entsteht dadurch, daß ätzend-saurer Saft aus dem Magen in verstärktem Maße ins Duodenum übertritt und hier die Wand angreift. Für die Entstehung eines Duodenalgeschwürs ist folglich immer eine erhöhte Magensäure (Hypersekretion) ausschlaggebend, während Magenulcera auch bei normaler, ja sogar reduzierter Säureproduktion auftreten können, wenn die mondigen schleimproduzierenden Kräfte entsprechend schwach sind.
In der Abstraktion bedeutet das: Die übertrieben vorhandene männlich-aggressive Energie (Säure) zerfrißt den Ort der Analyse (die Wand des Duodenums). Das könnte konkret auf der seelischen Ebene heißen: Enormer Ehrgeiz

und Vorwärtsdrang richten sich gegen einen selbst und führen zur Selbstzerfleischung; z. B. indem man in aggressiver Kritiksucht alle Gedanken bis ins letzte Detail zerpflückt und vor lauter Kampf ums Detail die Übersicht verliert. Besonders beißende Eigenkritik ist eine naheliegende Möglichkeit. Menschen, die an allem etwas auszusetzen haben und mit nichts zufrieden sind, verbreiten solch eine zersetzende Atmosphäre um sich.

Die gesündere Variante und damit die Aufgabe, die das Symptom seinem Träger nahebringen will, lautet: die aggressiven Impulse und den Ehrgeiz gegen das männliche Prinzip der reinen Vernunft, Kritik und Analyse, zu richten und es zu überwinden. Die beiden Prinzipien Aggression und Intellekt ließen sich außerdem beispielsweise in scharfzüngigen Reden und provokanter Kritik verbinden. Wenn solche »Lösungen« auch entlastend sein mögen, können sie doch den Kern des Problems, der tiefe Schattenbereiche berührt, nicht erreichen. Letztlich ist der Patient aufgefordert, seine Grenzen zu überwinden, wenn nicht gar zu durchstoßen. Die Tatsache, daß es bei Duodenalulcera so häufig zu Blutungen kommt, belegt, daß er tatsächlich einen Teil seiner Lebenskraft einsetzen und opfern soll, um diesen Durchbruch zu erreichen. Die Gefahr, an solchen Blutungen zu verbluten, zeigt, daß dieser Teil ruhig groß bemessen sein dürfte.

Betrachten wir die Symptome des Duodenalulcuspatienten im Vergleich mit denen des Magenulcuspatienten, so zeigen sich unterschiedliche und in einigen Punkten sogar entgegengesetzte Krankheitsinformationen und Aufgaben. Beim Zwölffingerdarmgeschwür verbessert Essen die Situation und lindert die Schmerzen. Hunger tut dagegen weh, weshalb man auch vom Nüchtern- und Hungerschmerz spricht. Das Symptom will also gleichsam, daß sich der Patient mit Essen verwöhnt, sich Geborgenheit verschafft und Situationen mit Hunger und Bedürftigkeit meidet. Die Aufgabe heißt also: bewußt hinein in die Regression, in die kindliche Situation reichlicher Versorgung, und Kampf dem Intellekt und seinen kritiksüchtigen Versuchen, die eigenen kindlichen Sehnsüchte so lange durchzuanalysieren, bis nichts mehr übrigbleibt. Es gilt, dafür zu kämpfen, daß auch Gefühle ihre Berechtigung haben und sogar kindlich regressive Sehnsüchte, nicht nur analytisches Denken. Im Konkreten mag das bedeuten, für eine geborgene Situation zu kämpfen bzw. dafür Energie einzusetzen. Das Symptom lebt die Aufgabe vor, wie gleichsam die »innere analytische Person« zu überwinden ist, die einen durch überzogene Kritik und Erwachsenspielen an der Erfüllung kindlicher Sehnsüchte hindert.

Untersuchungen der klassischen Psychosomatik haben ergeben, daß es sogenannte »hypersekretorische Babys« gibt. Diesen läuft sozusagen permanent das Wasser im Munde zusammen und mehr noch der Magensaft, der ständig im Übermaß produziert wird (Hypersekretion). Die Folge ist, daß sie unersättlich und auch nach dem Stillen nicht befriedigt sind. Obwohl sie als anspruchsvolle, schwierige Kinder meist mehr Zuwendung als andere Babys bekommen, ist ihr Hunger auch in dieser Hinsicht nicht zu stillen. Sie versuchen bereits in ihrem zarten Alter, sich die subjektiv mangelnde Zuwendung durch aggressives Schreien zu verschaffen. Intuitiv richten sie dabei ihren Zorn über die scheinbare Versagung gegen jede vernünftige Logik. Lediglich intensivste Bemutterung und Fütterung mit Zärtlichkeiten kann sie für kurze Zeit beruhigen.

Hypersekretion ist in diesem Sinne immer eine Aufforderung an die Umwelt, eine Situation zu schaffen, in der das einem im Munde zusammenlaufende Wasser auch sinnvoll

ist: Der dokumentierte Appetit will befriedigt werden. Insofern sind »hypersekretorische Menschen« solche mit besonders drängenden Verwöhnungs- und Versorgungswünschen, die genauso unbewußt wie unerfüllt sind. Die Aufgabe besteht darin, sich diese Situation bewußtzumachen, um Magen und Duodenum von der Säureflut zu entlasten.
Das unterschiedliche Appetitverhalten bei beiden Geschwürarten ist von entscheidender Bedeutung. Während der Magenpatient von Appetitmangel und Völlegefühl geplagt wird, hat der Duodenalpatient Hunger. Sein typischer Spätschmerz (Nüchtern- oder Hungerschmerz) tritt ein bis drei Stunden nach dem Essen auf. Wie jeder Schmerz verrät er seelisch nicht gelebte Aggression. Da er durch Essen oder Alkalien sofort gelindert wird, kann man ihn als wütenden Schrei nach Nahrung und weiblichem[21] Element verstehen. Er hat schmerzhaft genug von Hunger und der Dominanz »männlicher« Säure. Während der Magenschmerz mehr auf der linken weiblichen Körperseite imponiert, liegt der Schmerzschwerpunkt beim Zwölffingerdarmgeschwür eher auf der rechten männlichen Oberbauchseite des Körpers. Oft tritt krampfhafte Verstopfung hinzu als Zeichen, daß der sowieso über alle Maßen bedürftige Patient nicht gewillt ist, noch irgend etwas herzugeben. Er ist mit seinem guten Appetit ganz einseitig auf Nehmen eingestellt. Symbolisch ausgedrückt: Das Mondprinzip will gelebt werden. Daß es beim Duodenalgeschwür eine auffällige Periodizität mit einer Schubdauer von vier Wochen und anschließender häufiger Spontanheilung gibt und außerdem eine Erkrankungshäufung im Frühjahr und Herbst zu beobachten ist, deutet in dieselbe Richtung. Man könnte darin den Versuch des weiblichen Mondprinzips erkennen,

21) Alkalien sind das basisch-weibliche Pendant der männlichen Säuren.

sich einen Monat lang und an den beiden Umkehrpunkten des Jahres seiner Rhythmik entsprechend in Erinnerung zu bringen als noch nicht erlöste Aufgabe.
Die tiefen Furchen der Nasolabialfalten zeigen beim Duodenalpatienten oft die tiefe Frustration über seine Misere, ebenso wie die Symptome Brechreiz und Erbrechen, die trotz Hunger manchmal vorhanden sind. All diese Symptome teilt er mit dem Magentyp. Bei den in beiden Fällen häufig auftretenden Blutungen gibt es dagegen wieder wichtige Unterschiede. Im Duodenum ist die Blutungsneigung viel größer, und die Blutverluste können weit schwerwiegender sein, ja bis zum Verbluten gehen. Der umgangssprachliche Ausdruck, jemand müsse »bluten«, meint soviel wie »zahlen«. Tatsächlich handelt es sich hier um ein Blutopfer. Wie in archaischen Ritualen wird das Blut auch hier verbrannt (d. h. von den Verdauungssäften verdaut) und tritt pechschwarz als sogenannter Teerstuhl wieder zutage. Dem Duodenalulcuspatienten wird vor Augen geführt, wie seine rote vitale Lebensenergie in totes Schwarz übergeht, wenn er nicht eine harmonische Geborgenheitssituation herstellt mit einem gesunden Gleichgewicht zwischen sauer-aggressiven und schleimig-schützenden Kräften. Das, was unbewußt sowieso geschieht, denn er opfert ja bereits seine vitale Lebensenergie, müßte zur bewußten Aufgabe werden. Diese könnte, zumindest in diesem extremen Stadium, lauten: die rote Kampfenergie zu opfern und ins ruhige, dunkle Fahrwasser zu wechseln, sich totale Passivität auch im seelischen Bereich zu gönnen – zu der er ja körperlich ohnehin gezwungen wird. Wie bei jedem Blut tritt auch ein Vitalitätsverlust im ganz konkreten Sinne ein. Der Patient wird immer schwächer und neigt schließlich zum Einschlafen. Das Symptom zwingt ihn also in eine mondnahe Hingabesitua-

tion. Dort liegen aber gerade Ziel und Aufgabe des Duodenalpatienten.

Während der Duodenalpatient also sein Blut als Teer in den Stuhl verliert, kann der Magenpatient es durchaus erbrechen, was wesentlich spektakulärer wirkt, aber nicht so gefährlich ist. Er spuckt dann Blut, bzw. Blut bricht aus ihm hervor. Beide Formulierungen zeigen den aggressiven Charakter der Aktion. Hier handelt es sich bezeichnenderweise auch meist um hellrotes Blut in seiner ursprünglichen Farbe der Vitalität und Aggression. Darin wird die eigentliche Aufgabe des Magenpatienten noch einmal dargestellt: Er soll seine Aggressionen ausdrücken und sich zu reifer Vitalität vorkämpfen. Die Situation wird in ihrer Dramatik für alle Welt erschreckend sichtbar. Beim Bluten des Zwölffingerdarmgeschwürs ist die ganze Situation viel ruhiger, und das blutige Ergebnis wird eigentlich nur dem Patienten und erst viel später sichtbar, wenn er Teerstühle absetzt. Damit signalisiert der Körper dem Duodenalpatienten geradezu seine Bereitschaft zu stiller Hingabe, er verarbeitet das Blut und nimmt das Opfer an. Der Magenpatient wirft das Blut dagegen unverdaut hinaus, ein Hinweis auf die Bereitschaft (im Körper), sich zu wehren und seine rote Energie auf aggressive Art zu verschleudern.

Während es also sowohl verbindende als auch unterschiedliche Elemente zwischen Magen- und Zwölffingerdarmgeschwüren gibt, ist die Grundsituation doch sehr verschieden. Der Magenpatient wird von seinen Beschwerden aufgefordert,. seinen Aggressionen gegen das zu lange gehütete Nest Luft zu machen, die regressive Situation zu verlassen, erwachsen zu werden und die entsprechenden Gefühle ohne Rücksicht auf Verluste offensiv auszudrücken. Der Duodenalpatient sieht sich dagegen aufgefordert, die Geborgenheit überhaupt erst einmal zu erkämpfen, und zwar in einem offensiven Kampf gegen seine überzogene intellektuelle Vernunft und Kritiksucht, die seinen kindlichen Sehnsüchten im Wege stehen. Geborgenheits- und Versorgungswünsche, die sich im ungestillten Appetit des im Magen zusammenlaufenden »Wassers« dokumentieren, können bei beiden im Vordergrund stehen. Zumal wenn auch das Magenulcus auf dem Boden einer Hypersekretion gewachsen ist. Der Magenpatient muß sich allerdings diese Versorgungssituation auf einer erwachsenen Ebene selbst erst erarbeiten, zumal er sie in seiner Kindheit meist schon gehabt hat. Der (hypersekretorische) Duodenalpatient, der meist von Anfang an keine Befriedigung gekannt hat, wie sich an den entsprechenden Babys zeigt, muß sich erst einmal irgendeine Geborgenheit schaffen. Seine Waffen sind gegen ein zu »erwachsenes« intellektuelles Kopfleben zu richten, die des Magenpatienten aber gegen das kindliche Bauchleben.

Die Tatsache, daß zehn Prozent aller Menschen unserer Kultur bis zum sechzigsten Lebensjahr ein Magen- oder Zwölffingerdarmgeschwür hinter sich gebracht haben, spricht für die herrschenden Geborgenheitsprobleme. Duodenalulcera treten zwei- bis dreimal so oft auf wie Magengeschwüre. Der Häufigkeitsschwerpunkt des ersten Erscheinens liegt bei ihnen mit 33 Jahren deutlich früher als bei Magenulcera, die durchschnittlich mit 41 Jahren zum erstenmal auftauchen. Der Druck ist also bei den Duodenalgeschwüren größer, und so brechen sie auch früher durch; tatsächlich sind sie akut auch gefährlicher mit ihren oft kaum stillbaren Blutungen. Den Betroffenen läuft die Lebensenergie davon, bevor sie noch merken, daß es darum ginge, diese Energie gegen allzuviel Argumentation ihres übermächtigen Intellekts einzusetzen, um eine bergende und versorgende Lebenssituation zu schaffen. Das Problem für sie ist, daß sie zumeist nicht auf

alte, erprobte Kindheitsmuster zurückgreifen können, da sie nie richtig befriedigt waren. Beim Magenpatienten liegt das Ganze gerade umgekehrt: Er hat sich innerlich an der (scheinbar) so schönen Versorgungssituation seiner Kindheit festgebissen und will sie nicht loslassen, auch wenn er zumeist eher Verwöhnung als echte Geborgenheit erlebt hat. Zuviel Lebenssaft wird er daran kaum verlieren. Wenn er allerdings die verbissene Situation über zu lange Jahre schwelend unterhält, anstatt sich zu befreien, kann die entartete und regressive Lebensweise in einer Entartung des chronischen Geschwürgeschehens deutlich werden.
Wann immer das Leben sich nicht mehr vorwärts entwickelt, sondern zurückgeht und der Betroffene sich diese Regression nicht eingesteht, kann die Situation entarten. Seelisch ist sie ja längst entartet, wenn ein nach Jahren Erwachsener das seelische Leben eines Kindes führt und sich immer mehr in den Schmollwinkel des Lebens verkriecht. Die einzige Chance aus der Sicht des Schicksals mag jetzt darin liegen, ihm die Entartung bildlich in seinem Körper vor Augen zu führen, um so vielleicht doch noch einen Ruck in Richtung Entwicklung zu geben. Wie sehr Krebs generell mit Regression zu tun hat, wird sich im Kapitel über den Krebs zeigen.

b) Verbindendes und Trennendes zwischen Magen- und Duodenaltyp

Beide sind sauer: der Magentyp, weil er sich nicht traut, das zu enge Nest zu verlassen. Der goldene Käfig ist zum Charakterpanzer geworden und macht ihn wütend.[22] Der Duodenaltyp ist sauer, weil sein tiefer Geborgenheitswunsch nicht

22) Wenngleich seine Magensäure oft nicht absolut erhöht ist, ist sie es doch relativ, gemessen an der zu geringen Schleimschutzschicht.

erfüllt wird. Der Geborgenheitsverlust kann dabei äußere Gründe haben oder innere, z. B. übersteigerten Ehrgeiz und kompensatorischen Unabhängigkeitswahn.
Beide sind aggressionsgehemmt: Der Magentyp vermeidet es, sein bequemes Gefängnis zu sprengen. Der Duodenaltyp vermeidet es, seine Geborgenheitswünsche und seine unerfüllte Sehnsucht *auszudrücken.*
Beiden fehlt echte Geborgenheit: Der Magentyp leidet an zuviel Scheingeborgenheit, nämlich Verwöhnung. Der Mangel an echter Geborgenheit wird im Magenschleimmangel deutlich. Der Duodenaltyp hungert ständig nach Versorgung. Das Wasser läuft ihm immerzu und überall zusammen. Letztlich geht es beiden sowohl um Geborgenheit als auch um Unabhängigkeit. Für den Magentyp ist aber die Unabhängigkeit im Vordergrund, für den Duodenaltyp die Geborgenheit.
Beide sind »oral fixiert«, d. h. beim Thema »Nehmen« hängengeblieben: Der Magentyp gibt seinen Versorgungsanspruch nicht auf, obwohl dieser ihm bereits erheblich weh tut. Daß er trotzdem daran festhalten muß, zeigt, wie sehr ihm echte Geborgenheit not tut. Sein Weg verlangt allerdings erst einmal, die Scheingeborgenheit offensiv zu verlassen, bevor er draußen, außerhalb seines Nestes echte finden kann. Der Duodenaltyp neigt dagegen dazu, seine Geborgenheitswünsche hinter betonter Unabhängigkeit und demonstrativer Selbständigkeit zu verbergen. Seine Symptome zeigen ihm, wonach er wirklich hungert. Letztlich fehlt auch ihm echte Unabhängigkeit, sein Weg aber verlangt von ihm, erst einmal dem Hunger nachzugeben und sich kindliche Erfüllung zu gestatten.

Der Magentyp müßte das wirklich schaffen, was der Duodenaltyp scheinbar hat: Unabhängigkeit. Der Duodenaltyp

müßte seinerseits das wirklich bekommen, was der Magentyp scheinbar hat: Geborgenheit.
Durch die große Nähe zwischen beiden Krankheitsbildern und ihre verschlungenen Beziehungen werden beide häufig in der Literatur kaum differenziert. So kommt es nicht selten vor, daß Patienten, wenn sie von ihren Magenproblemen sprechen, die in ihrem Zwölffingerdarm meinen. Das liegt besonders dann nahe, wenn man bedenkt, daß diese dreimal so häufig sind. Im Bewußtsein der Menschen spielen aber die Magenprobleme eine viel größere Rolle. Letztlich stimmt auch das wieder, denn die Basis der Duodenalprobleme liegt ebenfalls im Magen.

2. Die Gallenblase

Die Gallenblase ist ein kleiner Sack, der unterhalb der Leber hängt und die von ihr gebildete Gallenflüssigkeit aufnimmt. Aufgabe der Gallenblase ist es, die Galle zu speichern und bei Bedarf über den galleführenden Gang, den sogenannten Ductus choledochus, in den Zwölffingerdarm abzugeben.
Über die Gallenflüssigkeit kann der Organismus Stoffwechselschlacken in den Darm ausscheiden. Hier wäre vor allem das Bilirubin zu nennen, Abbauprodukt des roten Blutfarbstoffes, Hämoglobin. Zum anderen werden über die Galle für die Fettverdauung unerläßliche Gallensäuren in den Darm transportiert. Diese werden aus Cholesterin gebildet, das darüber hinaus auch in seiner ursprünglichen Form ein wichtiger Teil des Gallensaftes ist.
Die Ausscheidung der Galle erfolgt durch Kontraktion der Gallenblase und wird reflektorisch ausgelöst. Sobald der Druck durch diese Zusammenziehung über einen bestimmten Wert ansteigt, öffnet sich der Schließmuskel am Ende des

Ductus choledochus und gibt den Gallenfluß frei. Als Signale für die Kontraktion der Blase wirken die Verdauung von Fett, die Rückresorption von Gallensäuren aus dem Darm und die Produktion des Hormons Sekretin. Sowohl die Gallenproduktion als auch ihre Ausscheidung werden vom Parasympathikus angeregt. Da dieser in der Nacht das Übergewicht über den tagsüber dominierenden Sympathikus gewinnt, ist es wenig erstaunlich, daß die meisten Gallenbeschwerden nachts auftreten.
Ausschlaggebend für Koliken sind vor allem Verlegungen des Gallenblasenausgangs und des Ductus choledochus durch Gallensteine. Diese bilden sich, wenn die natürliche Aufgabe der Gallenblase, die Galle einzudicken, übertrieben wird. Das Ergebnis sind vor allem Cholesterin- und Pigment-(Bilirubin-)Steine. In seltenen Fällen können auch Entzündungen durch die mit ihnen einhergehenden ödematösen Gewebeschwellungen zu Verlegungen oder zumindest Einengungen der Gallenwege führen. Die Kolik ist der Versuch des Körpers, das Hindernis mittels krampfartiger Muskelkontraktionen hinauszubefördern. Der wehenartige Charakter läßt sofort an eine Geburt denken. Um solches Geschehen in seiner Be-Deutung zu verstehen, ist es notwendig, sich zuvor dem Charakter der Galle zuzuwenden.
Ihre Aufgabe ist es vor allem, die Fettverdauung in die Wege zu leiten. Fett ist schwer verdaulich, wie die alltägliche Erfahrung zeigt. Wegen seiner Unlöslichkeit in Wasser ist Fett für die Enzyme viel schwerer angreifbar als etwa Kohlenhydrat und Eiweiß. Mit Hilfe der Gallensäuren können die großen Fetttropfen aber in eine Vielzahl kleiner Tropfen, eine sogenannte Emulsion, verwandelt werden. Milch etwa wäre eine Emulsion und zeigt, wie nahe Fett dem abstoßenden wäßrigen Element kommen kann, wenn es nur richtig verpackt wird. Anschließend werden die Fette dann im wahrsten Sin-

ne des Wortes so lange eingeseift, bis sie sich ganz dem wäßrigen Element erschließen und vom Körper aufgenommen werden können. Voraussetzung für diesen von der Chemie als Verseifung bezeichneten Vorgang ist der genügende und rechtzeitige Einsatz der Gallensäuren durch die Gallenblase.

Symbolisch betrachtet, handelt es sich bei diesem Vorgang um die Zähmung des Üppigen und Überflüssigen. Fett symbolisiert den kalorischen Überfluß in der Nahrung. Alle schwer im Magen liegenden Speisen verdanken das ihrem hohen Anteil an zumeist tierischem Fett. In der Frühzeit des Menschen war Fett der größte Nahrungsschatz, viel wertvoller als etwa Muskeleiweiß. Schließlich hat es einen doppelt so hohen Brennwert wie Kohlenhydrat und Eiweiß. Außerdem ist es von den drei Grundnahrungsstoffen das einzige, das wirklich brennt und damit geeignet war, den frühen Menschen die Dunkelheit zu erleuchten. In Österreich werden fette Speisen noch heute als geil bezeichnet, weil die Menschen früher eben besonders »scharf« oder »geil« darauf waren. In diesem Wort schwingt auch das Anzügliche des Fettes mit. Im Fett wühlen ist heute, in unseren materiell so fetten Zeiten, in denen wir uns an den Überfluß gewöhnt haben, eher in Verruf gekommen. Fett ist der Grundstoff einer üppigen Figur und zierte früher jene Frauen, die es sich leisten konnten, in Überfluß zu schwelgen, und deren Leben im wahrsten Sinne des Wortes wie geschmiert ablief. Im Orient gilt das zum Teil noch immer.

Fett läßt noch heute die Speisen gut hinunterrutschen; deshalb wird es auf das trockene Brot geschmiert. Ist jemand »auf trocken Brot und Wasser gesetzt« — wie in den alten Gefängnissen —, fehlt seinem Leben das Lebenswerte. Im Überfluß hat aber das Fett auch eine negative Wertung bekommen. Während wir es schätzen, wenn die Dinge in unserem

Leben nur so »flutschen«, wir wie ein geölter Blitz vorankommen, wollen wir mit schmierigen Typen oder gar Bordellen nichts mehr zu tun haben. Dabei steckt natürlich noch hinter der schmierigsten Pomadenfrisur der Wunsch, im Leben reibungsloser durchzurutschen.

Dem Üppigen im Leben (nach dem Motto: »Aber bitte mit Sahne ...«) hilft die Galle Herr zu werden. Sie entschärft das Fett, indem sie die großen Brocken angreift und zerteilt und sie damit vorbereitet zur Umwandlung in Lebensenergie und Polster für dürre Zeiten. Daß sie diesen aggressiven und bis in die Tiefe verwandelnden Akt nicht mit einem Frontalangriff bewältigt, sondern durch die wahrhaft sanfte Einseifung und anschließende Verseifung, gibt dieser Aggressionsform etwas Hintergründiges[23] und im eigentlichen Sinne Raffiniertes. Tatsächlich geht es im ersten Schritt um die Verfeinerung, das Raffinement der Fette und erst im zweiten um ihre generelle Umwandlung. Es ist ein eher sanfter Akt, gegen den es allerdings auch überhaupt keine Gegenwehr mehr gibt.

Auf der bildlichen Ebene könnte man den Angriff der Gallensäuren mit den leisen östlichen Kampfstilen wie Tai Chi oder Aikido vergleichen, den Angriff der Zähne eher mit den frontal angreifenden westlichen Kampfstilen wie Boxen. Die hintergründig wirksame Art der Galle kann aber nicht über ihren grundsätzlich aggressiven Charakter hinwegtäuschen.

Diese grundlegende Aggression wird in vielfältigen Ausdrücken der Volkssprache[24] deutlich, etwa wenn jemand

23) In der Sprache der Urprinzipien würde man hier von einem plutonischen Vorgang sprechen, gehört diese Art des undurchschaubaren und hintergründigen Angriffs, der auf tiefgründigste Verwandlung zielt, doch zu den Verhaltensweisen des Unterweltgottes Pluto/Hades.

24) Man könnte hier wirklich auch von Mund*art* als der Kunst des Mundes sprechen. Denn tatsächlich drückt die Mundart in ihrer bildreichen Sprache manches auf sehr kunstvolle Weise aus, was die Wissenschaft erst noch auf ihre analytische Weise herausfinden muß.

Gift und Galle spuckt. In dem Wortkunstwerk ist bereits der hintergründig raffinierte Charakter dieser Aggressionsform verarbeitet. Während das Spucken reinen Angriff meint, ist mit dem Gift auch das Hinterhältige angesprochen. Bietet man dieses doch zumeist in ausgesprochen angenehmer Darreichungsform, etwa in wohlschmeckendem Wein, an. Der Betroffene wird also zuerst in sanfter Sicherheit gewiegt, sozusagen eingeseift. Wenn er *den* (Teufels-)*Braten riecht*, ist es bereits zu spät.

Auch wenn jemandem die Galle überläuft, muß man sich auf allerhand Aggressives gefaßt machen. Hier handelt es sich ebenfalls nicht um die direkte Form spontanen Zornes, die sich mitteilen will, sondern um etwas, das sich schon länger staut. Erst wenn *das Faß voll ist*, wird es überlaufen, und dann wird naturgemäß auch eine Menge bisher Zurückgehaltenes mit ans Tageslicht kommen. Die überlaufende Galle ist sozusagen schon etwas abgestanden.

Schäumt jemand *vor Wut*, ist die Galle ebenso nahe. Widerfährt ihm solches häufig, nennt man ihn einen Choleriker, was soviel heißt wie Galliger[25] (wörtlich »einer, der die Galle erhebt«). Der Choleriker schäumt definitionsgemäß bei jeder Gelegenheit über und spuckt seine gallige Aggression um sich. Allerdings wird er kaum Gift beimischen. Hier geht es vielmehr um die frische, ungestaute Galle, und diese ist auch farblich von der abgestandenen deutlich unterschieden. Tatsächlich kann man auf der Färbung der Galle beinahe eine Charakterlehre aufbauen. Die alte Medizin, die sich noch ganz auf Analogiedenken stützte, ging tatsächlich diesen Weg. Beim Choleriker handelt es sich um Ausbrüche ungestauten galligen Zornes. Er läßt seine Aggression bei jeder Gelegenheit fließen, hält nichts zurück und wird sich der Si-

25) Vom griech. »cholé« = »Galle« und »aírein« = »(empor)heben«.

tuation schon durch die Reaktionen seiner Umwelt zumeist bewußt sein. Die frisch in der Leber gebildete Galle hat eine rötlichgelbe Färbung. Sie ist es auch, die der Gelbsucht, die ja zumeist mit einem Gallestau einhergeht, ihre Farbe verleiht. Die frische gelbe Galle bekommt ihren Rotanteil vom Bilirubin. Der Rubin steht hier gleichsam für die rote Farbe der frischen Aggression, die der Choleriker auf seine Umwelt losläßt.

Bei der *überlaufenden Galle* handelt es sich dagegen bereits um ein späteres, eben abgestandenes Gallenstadium, das für seine grüne Färbung bekannt und für seine giftgrüne geradezu verschrien ist. Das Bili*rubin* hat sich ins Bili*verdin*[26] verwandelt. Während der Choleriker sofort überschäumt und bei jeder Gelegenheit vor roter Wut kocht, wird der auf giftgrüne Gallenverbreitung spezialisierte Mensch eher innerlich auf kleiner Flamme vor sich hinschmoren. *Es braut sich* da *etwas zusammen* in ihm, und statt rot vor Wut wird er grün vor Ärger. Wer sich aber *grün und blau*[27] *ärgert*, wird nicht unbedingt sofort explodieren, sondern eher auf hintergründige (Rache-)Aktionen sinnen. Brunnenvergiftung und andere Formen der Giftmischereien in der Hexenküche des inneren und ureigenen Alchimielabors liegen hier näher. Auf dieses Labor, die Leber, wird noch einzugehen sein. Andererseits kann sich der Stau auch in harmloseren Formen galligen Humors[28] oder giftigen Bemerkungen entlasten.

26) Vom lat. »viridis« = »grün« und »bilis« = »Galle«.

27) Dasselbe Farbspiel läßt sich beobachten, wenn jemand »grün und blau geschlagen« wurde. Das durch die Hiebe im Gewebe freigesetzte Blut wird zuerst die Stelle im frischen Bluterguß rot färben. Schon bald aber setzen die Abbauprozesse des Blutfarbstoffes ein, und die typischen blauen Flecken bilden sich. Nach einiger Zeit verfärben sie sich nach Grün hin (aus dem Bilirubin ist Biliverdin geworden), und schließlich endet alles in schmutzigdunklen, fast schwarzen Flecken, die allmählich verblassen.

28) Vom lat. »humor« = »Feuchtigkeit, Saft, Körpersaft«.

Neben dem Giftigen, symbolisiert im giftgrünen Gallensaft, kommt in diesem Zusammenhang auch das Bittere der Galle häufig zum Ausdruck. Letztlich ist es für alle Beteiligten bitter, wenn die aggressive Energie nicht gleich zum Zuge kommt. Der Betroffene wird diese Energie manchmal bestenfalls noch über bitterböse Worte los, schlechterenfalls macht sich die Bitterkeit in seiner Grundstimmung breit.

Auf seinem Weg in die Unterwelt bewirkt der Blutfarbstoff noch einen weiteren Farbumschlag, ist er doch in seinen nächsten Wandlungsstufen, etwa dem Sterkobilin[29], auch für die dunkelbraune Farbe des Stuhles verantwortlich. In Fällen, wo Blut in oberen Darmabschnitten austritt, gibt es dem Kot die pechschwarze Farbe des sogenannten Teerstuhls. Wird die Galle sehr lange aufgestaut, wird auch sie sich vom hellen Gelb zu immer dunkleren Farben hinentwickeln, symbolisch bis zu Schwarz. Den betreffenden Menschen nennt man dementsprechend Schwarzgalliger oder Melancholiker[30]. Dem entspricht die psychotherapeutische Beobachtung, daß depressive Menschen, obwohl sie nach außen völlig aggressionslos erscheinen, in sich doch eine Flut von Aggressionen bergen, die sie allerdings nur gegen sich selbst richten. Der Schwarzgallige hält ja tatsächlich seine Gallenaggression zurück, bis er im wahrsten Sinne des Wortes schwarz wird. Die schwarze Gallenflut legt gleichsam einen schwarzen Schleier über sein Leben und vergiftet es nachhaltig. Der Mundartausdruck »Da kannst du warten, bis du schwarz wirst« weiß um diesen Zusammenhang. Denn wenn jemand ewig wartet, wird sich das auf seine Stimmung schlagen, diese wird düster werden und der Betreffende in dunkle Resignation verfallen; bestenfalls würde er sich noch schwarz ärgern.

29) Vom lat. »stercus« = »Kot« und »bilis« = »Galle«.
30) Vom griech. »mélas« = »schwarz« und »cholé« = »Galle«.

Dieser der heutigen Medizin noch verborgene Zusammenhang zwischen Leber, Galle und Stimmung, der den alten Ärzten durchaus geläufig war, läßt sich »experimentell« während Fastenkuren erleben. Wenn gesunde Fastende einen Leberwickel machen, werden jeweils einige mit melancholischen Stimmungsveränderungen reagieren. Hier wird, bildlich gesprochen, die über lange Zeit zurückgehaltene schwarze Gallenstimmung ruckartig aufgearbeitet. Die Mund*art* kennt diesen Zusammenhang ebenfalls, weiß sie doch, daß manche Menschen zum *Schwarzsehen* neigen und dann mit entsprechend rabenschwarzer Stimmung auf ihre eigenen dunklen Geschichte reagieren.
Jene, die schnell rotsehen, halten zumindest ihre Galle in Fluß, neigen also nicht zu deren Rückstau und den entsprechenden Problemen. Choleriker sind im allgemeinen Menschen, die das Leben in seiner Fülle und seinem Überfluß durchaus verdauen können. Sie stehen sozusagen ständig unter Dampf und Feuer, und ihr häufiges Kochen ist ja Ausdruck für eine andere Art der Verdauung, wenn diese auch auf der übertragenen Ebene der Umwelt nicht sehr angenehm ist. Der Choleriker steht äußerlich sichtbar gut im Saft und schreckt auch vor üppigen und saftigen Herausforderungen nicht zurück. Im Gegenteil, er wird sich ihnen ohne Verzug konfrontieren und seinen Dampf ablassen. Seine Eßgewohnheiten werden dieser offensiven Begegnung der Welt entsprechen. Üppige, fette Gerichte machen ihm eher Lust und seinen frei fließenden, aggressiven Säften keine Schwierigkeiten. Da er zu deftiger, eher tierischer Nahrung neigt, auch diesbezüglich aus seinen aggressiven Tendenzen kein Hehl machend, hat er genügend Cholesterin zur Verfügung, um ausreichend Gallensäuren, aber z. B. auch Geschlechtshormone bilden zu können. Seine Probleme entstehen kaum an der Gallenblase, sondern höch-

stens als Ergebnis seines streßreichen Lebensstils und seiner feurigen Handlungen, etwa wenn er den Gegner im Affekt erschießt. Da diese Menschen aber – nomen est omen – genug Galle zur Verfügung haben und mit dieser umgehen können, sind sie auch oft in der Lage, das im Affekt zerschlagene Porzellan wieder zu kitten, indem sie ihre Gesprächspartner einseifen, in raffinierter Weise am richtigen Ort zu schmieren wissen und die Dinge geschickt in Fluß bringen. In dieser Hinsicht stehen sie der Gallenflüssigkeit in nichts nach.

Wer sich dagegen eher grün ärgert, bevor er seinen Zorn zeigen würde, staut bereits seine Aggressionen – der gestaute Gallenstrom macht es körperlich deutlich. *Re*aktionen kommen hier später, dann aber hintergründig und entsprechend giftig, etwa mit einer Prise Gift im süßen Pudding. Diese eher giftigen Menschen haben vergleichbare Probleme bei der Fettverdauung, ihre Galle fließt nicht spontan, und so werden sie die Üppigkeit oder »Geilheit« des Lebens nicht gut vertragen. Wenn sie dann doch einmal über die Stränge schlagen und zu Fett hinlangen, kann das bereits den gestauten Gallenaggressionsstrom provozieren und eine giftig-gallige Reaktion auslösen. Wenn auch noch diese Giftigkeit erfolgreich verdrängt wurde, wird nicht selten die Gallenblase zum Schauplatz des Dramas. Im allgemeinen werden die Betroffenen aber von sich aus darauf achten, nicht zu fett zu essen, und eher eine leichte, vielleicht sogar vegetarische Diät bevorzugen. Dann bilden sie erst gar nicht soviel Cholesterin und folglich auch weniger von den giftig-aggressiven Gallensäuren und den bitteren Säften im allgemeinen. Das Vermeiden von Problembereichen hat aber natürlich nichts mit ihrer Lösung zu tun. Was in aller Offenheit nicht leben darf, drängt (notgedrungen) in den Schatten.

Die Schwarzseher halten den Strom ihrer Aggression gänzlich zurück, wie sich in der abgestandenen *schwarzen Galle* deutlich zeigt. Wenn es überhaupt zu Aktionen bei ihnen kommt, werden sie diese vornehmlich gegen sich selbst richten, etwa im unspektakulären Selbstmord auf Raten, den ein Rückzug in die Depression verkörpert. Sie sehen die Welt und die Zukunft schwarz, d. h. ohne Farbe und Licht. Insofern fehlen ihnen auch alle Hoffnung und jeder Sinn. Diese Sinnlosigkeit ist es vor allem, die sie manchmal dazu bringt, sich selbst etwas anzutun. Die Umwelt ist vor ihren Aggressionen dagegen vollkommen sicher. Wo die Melancholie in die Depression umschlägt, hört aller Appetit aufs Leben auf. Fett als Symbol der Üppigkeit erfüllt die Betroffenen mit besonderem Grausen und wird folglich auch nicht vertragen.
Der Wandlungsaspekt, symbolisiert im Gallenfluß, bei den beiden vorher beschriebenen Typen noch gut zu erkennen, kommt bei den Schwarzgalligen gar nicht mehr zum Tragen. Die Galle fließt nicht mehr, sie steht. Sie halten ihre Energien ganz in sich zurück. Ist ihnen diese Situation unbewußt, liegt die Gefahr nahe, daß der Körper sie deutlich macht: Tatsächlich ist der Gallenstein nichts anderes als geronnene, ja versteinerte Aggressionsenergie zumeist der hintergründig-giftigen Sorte. Die reine, direkte Aggression, die in den Schatten sinkt, hat eine stärkere Affinität etwa zu Zähnen oder Muskeln.
Wenn in diesem Zusammenhang zwei der vier klassischen Temperamente zur Sprache kamen, muß allerdings auch erwähnt werden, daß sie an sich weder gut noch schlecht sind und auch praktisch nie in Reinform, sondern gemischt vorkommen. Von jedem gibt es eine zum Extrem und Krankhaften neigende, unerlöste Erscheinungsform und eine eher erlöste Form. Für den Choleriker wäre die unerlö-

ste Form der jähzornige, tobsüchtige Mensch, die erlöste der spontane, mit der Lebensenergie fließende feurige Typ. Der unerlöste Melancholiker wäre der resignierte, hoffnungslose Depressive, der sich aus Enttäuschung vom sinnlos erscheinenden Leben zurückgezogen hat. Der erlöste Melancholiker begegnet uns in vielen Romantikern, die die Schönheit des menschlichen Leidensweges besingen, die Portugiesen kennen sie, wenn sie beim Betrachten des unendlichen Ozeans in jene unbeschreibliche, »saudade« genannte Sehnsucht verfallen. Der Sanguiniker[31] ist in seiner unerlösten Variante der Luftikus ohne jede Erdung, in seiner erlösten Ausprägung aber der flexible, kommunikative, sonnige Mensch. Der Phlegmatiker[32] schließlich schwankt zwischen dem trägen Uninteressierten auf der einen und dem in seiner Mitte ruhenden, von innerem Gleichmut getragenen Menschen auf der anderen Seite. Die beiden letzten Temperamente, von den beiden anderen Körpersäften Blut und Schleim abgeleitet, unterstreichen fast noch die vorrangige Bedeutung des Gallensaftes, der zwei wesentliche Grundtypen prägt.

Wie sehr die in der Art der Galle ausgedrückte Stimmung auch mit der Leber als deren Produktionsstätte verbunden ist, zeigt wiederum die Mund*art* in dem Ausdruck: »Ihm ist eine Laus über die Leber gelaufen.« Wem das widerfährt, dessen gute Stimmung ist jedenfalls dahin, er ist mißgestimmt, wenn nicht gar beleidigt. Die Beziehung der Stimmung zur Leber wird auch symbolisch erkennbar. Das Wort »Stimmung« hat offenbar mit Stimmigkeit zu tun. Ein Musikinstrument im Orchester ist dann gestimmt, wenn es in sich und auf die höhere Ordnung des ganzen Or-

31) Vom lat. »sanguis« = »Blut«.
32) Vom griech. »phlégma« = »zähflüssiger Körperschleim«.

chesters bezogen stimmt. Es verbreitet nur dann die gewünschte Stimmung, wenn es mit der eigenen und der übergeordneten Stimme in Harmonie ist. An diesem Beispiel werden zwei Ebenen von Stimmigkeit deutlich.
Die Stimmung eines Menschen wird ganz analog davon abhängen, ob er mit seinem eigenen Lebensmuster, wozu etwa auch sein Körper gehört, in Einklang lebt. Darüber hinaus wird sie aber auch von seiner Einstimmung auf die übergeordnete kosmische Ordnung abhängen. Die Einstimmung auf das eigene Muster, wie erst recht auf die höhere Ordnung, wird ganz entscheidend davon abhängen, inwieweit der Betreffende seinen persönlichen Lebenssinn oder den Sinn der menschlichen Existenz im religiösen Sinn gefunden hat. Die Frage nach der Sinnhaftigkeit unserer Existenz ist im körperlichen Bereich eng mit der Arbeit der Leber verbunden. Symbolisch zeigt sich dieser Zusammenhang in der Rückverbindung (lat. »religio«), die die Leber über den Eiweißstoffwechsel zum Ursprung allen Lebens herstellt. Aufgenommenes Eiweiß, das die Basis unseres und allen Lebens darstellt, bringt sie zurück auf die uranfänglichsten Formen, indem sie es in die Grundbausteine des Lebens zerlegt. Daraus erst baut sie unser ganz spezielles Eiweiß auf, das jedem Körper seine Einzigartigkeit verleiht.[33] Insoweit beantwortet die Leber auf der physischen Ebene jene für den Sinn des Lebens so entscheidenden Fragen »Woher kommst du?« und »Wohin gehst du?«

33) Ausführlicher wird der Zusammenhang zwischen Leber und Sinnhaftigkeit in T. Dethlefsen u. R. Dahlke: *Krankheit als Weg*, a. a. O. abgeleitet.

a) Die Geburt der Gallensteine

Wie bei jeder anderen Geburt handelt es sich dabei um den Versuch des Körpers, etwas, das er über längere Zeit ausgebrütet hat, wieder loszuwerden. Zu diesem Zweck läßt er die Sturmwellen heftiger Muskelkontraktionen gegen das Hindernis anrollen. Diese als Wehen bekannten Anspannungen machen fast jede Geburt zu einem dramatischen, mit heftigen Schmerzen einhergehenden Ereignis. In unserem Fall fungiert der Ductus choledochus als Geburtskanal und ist für diese Zwecke weder vorgesehen noch besonders geeignet. Es handelt sich hier auch mehr um einen Notfallabgang als um eine reguläre Geburt. Der Stein erblickt bestenfalls das Licht der Unterwelt, schlechtestenfalls aber bleibt er stecken. Die so entstehende Dramatik gleicht ebenfalls der bei einer steckengebliebenen Geburt. Letztlich hilft dann bei der im wahrsten Sinne des Wortes verfahrenen Situation nur noch der kühne Eingriff des Chirurgen.

Was sich hier verklemmt hat, ist eine ganz besondere Leibesfrucht: das Ergebnis nichtgelebter Galligkeit, verfestigten Giftes und hintergründiger Aggression. Wenn Energie, die letztlich der wesentliche Aspekt der Aggression ist, nicht mehr fließt, wird sie zum Flußhindernis. Neben dem schmerzhaften Effekt der Koliken wird der Gallenfluß gestaut, und eine Gelbsucht entsteht.[34] Die Mundart weiß, daß man gelb vor Neid werden kann, die Sprache kennt das Vergilben als ein Zeichen des Alterns und Hinscheidens. Auf alle Fälle ist das Prinzip der Galle in den Schatten gestürzt und wird nun im Körper farblich deutlich, wobei die Verfärbung der Haut nicht auf die Gallensäuren, sondern

34) Eine Gelbsucht kann allerdings auch in der Leber liegende Ursachen haben wie bei der Hepatitis und mit dem Blutstoffwechsel zusammenhängen wie beim Neugeborenenikterus.

die Abbauprodukte des Blutfarbstoffes zurückzuführen ist. Das alte überlebte Blut kann nicht mehr ausgeschieden werden, die verbrauchte Vitalität, symbolisiert im Bilirubin, zeichnet den Betroffenen und läßt ihn *alt aussehen.*

Die nicht mehr zur Verfügung stehenden Gallensäuren fehlen bei der Fettverdauung, womit dieser Nahrungsbestandteil nicht mehr vertragen wird. Das Üppige und Überflüssige, Reife und Volle kann nicht mehr genossen werden. Geschieht es doch, macht es sogleich sehr ehrlich, zwingt es den Körper doch, zu demonstrieren, wie hier auf all die überflüssigen, aber genußreichen Dinge des Lebens reagiert wird, als da sind Kaffee und Schlagsahne, fette Saucen und scharfe Sachen. Kurz gesagt: Die Würze des Lebens löst einen Anfall aus.

Wie jedes Symptom ist auch die Gallenkolik bereits Therapie, wenn auch nur auf der körperlichen Ebene. Nun lebt der Betroffene plötzlich all die so lange gestaute Energie. Er springt auf, ist gar nicht mehr zu halten, hetzt geradezu getrieben durch die Wohnung, gepeinigt vom wellenförmig an- und abschwellenden Schmerz. In seiner Unruhe, seinem Tatendrang, den heftigen, sich vor Schmerz krümmenden Bewegungen spiegelt sich der ganze Aufstand, den er sonst so geschickt vermeidet. Wenn seinem Kampf gegen den Krampf nicht schnell mit einer entspannenden Spritze die Spitze genommen wird, kann sich auch verbale Aggression in anklagenden Hilfeappellen und -forderungen Bahn brechen.

Das körperliche Bild der Kolik zeigt in seiner Geburtssymbolik ebenfalls sehr deutlich, worum es hier geht. Jede Geburt ist ja eine überdeutliche Demonstration von Aggressionsenergie, von den Preßwehen der Mutter bis zu dem Versuch des Kindes, mit dem Kopf durch die Wand zu gehen. Schließlich muß der Kindskopf tatsächlich den Damm durchbrechen, ein schmerzlicher Akt, bei dem zumeist Blut fließt. Der erste Schritt des Kindes in diese Welt ist eigentlich ein Kopfsprung und nur auf dem Boden des Aggressionsprinzips denkbar. Was der Gallenkolikpatient nun so konzentriert erlebt, ist aber nichts anderes als die Verdichtung all jener Ausbrüche, die er sich über lange Zeit verkniffen hatte. Symbolisiert ist diese Verklemmung im eingeklemmten Stein. Der Körper versucht, das lange Zeit Versäumte nachzuholen. Er will die geronnene und verfestigte giftige Aggression nun doch noch zur Welt bringen. Selbst wenn der Chirurg die Arbeit übernimmt, geht es nicht weniger aggressiv zu, ja es fließt sogar noch weit mehr Blut. Allerdings bleibt dem Patienten in diesem Stadium nichts übrig, als sich mittels Narkose aus der Bewußtheit und damit auch der Verantwortung zu schleichen. So ist nur ein Zeitgewinn erreicht, die vom Symptom dargestellte Lernaufgabe bleibt bestehen.

Die besprochene Thematik wird durch die medizinische Epidemiologie noch erhellt. Gallensteine sind bei Frauen wesentlich häufiger als bei Männern (die wiederum häufiger mit Nierensteinen zu tun haben). Offensichtlich ist das Ausleben der Aggression in einer patriarchalen Gesellschaft wie unserer für Frauen schwerer. Andererseits ist die hier angesprochene Form der Aggression auch eine archetypisch weiblich geprägte. Gallensteine gehören symbolisch in die von geheimnisvollen giftigen Dämpfen geschwängerte Atmosphäre einer Hexenküche, wie ja überhaupt das Gift ein eher weibliches Aggressionsmittel ist.

Hinzu kommt, daß verheiratete Frauen mit Kindern noch wesentlich häufiger an Gallensteinen leiden als unverheiratete. Auch hier liegt die Erklärung nahe, daß sie es noch schwerer haben, ihre aggressive Energie in Fluß zu halten. Die vielfältigen Einengungen und Einschränkungen behindern den Lebensfluß und lassen die gebremste Energie (z. B. Eifersucht) gerinnen. Statt zum Aufbegehren kommt es zur Versteinerung. So enthält die hier langsam heranwachsende Leibesfrucht all die eigene Vitalität, die frau sich nicht zu leben traute, all die Wut und Giftigkeit auch, die sie einem so »hilflosen Wesen« wie dem Säugling oder Kleinkind gegenüber unmöglich zeigen durfte, vielleicht auch den Zorn auf den Ehemann, der anstelle aussichtsloser Kämpfe im Kinderzimmer seine Siege möglicherweise auf gesellschaftlichem Parkett feierte.

Wer es in solcher Situation versäumt, sein Gift und seine Galle in verbalen Angriffen oder konkreten Aktionen auszudrücken und sich seine gefährliche Situation bewußtzumachen, hat alle Chancen, daß es ihm der ehrliche Körper zeigt. Die Tatsache, daß Gallensteinleiden im Pensionsalter drastisch nachlassen, unterstützt ebenfalls das bisher Gesagte. Im Alter fallen einerseits berufsbedingte Einengungen und Beschränkungen weg, andererseits hat aggressive Lebensenergie nicht mehr die drängende Bedeutung. Körperlicher Ausdruck im Herausdrücken des Steines wird weniger *not*wendig.

Daß befriedigende Lösungen nur im geistig-seelischen Bereich liegen können, zeigt sehr anschaulich das Ergebnis der chirurgischen Therapie. Mit dem Herausschneiden der ganzen Gallenblase werden Steinbildungen in dieser Gegend natürlich für alle Zeiten verhindert, auch kann die Galle nun kaum mehr gestaut, andererseits aber auch nicht mehr gesteuert werden. Wie sie von der Leber produziert wird, fließt sie dahin, zumeist sinnlos und ohne Koppelung an die Fettverdauung. Wird dann aber eine von den oben erwähnten sogenannten Provokationsspeisen genossen, fehlen die notwendigen Gallensäuren, und Beschwerden sind die Folge. Das Thema Aggression macht also weiterhin

Bauchschmerzen, wenn auch auf etwas andere Art. Allerdings immer noch bei denselben Themen, wenn es nämlich darum geht, die Fülle, Würze und Üppigkeit des Lebens mit Nachdruck zu genießen.

b) Cholesterin

Unter den Stoffen, die in der Leber gebildet werden, nimmt das Cholesterin insofern eine Sonderrolle ein, als es von der Medizin der letzten drei Jahrzehnte übelster Verbrechen angeschuldigt wird. Es soll den Herzinfarkt fördern, wenn nicht gar verursachen. Die Frage, die sich dabei stellt, ist: Spielt die Leber verrückt, oder warum produziert sie solch einen gefährlichen Feind des Lebens? Tatsächlich gilt Cholesterin erst seit wenigen Jahrzehnten als solcher, war es doch vor nicht allzu langer Zeit noch als Medikament auf unserem Arzneimittelmarkt unter dem Namen Lipochol. Es wurde in schweren Krisenzeiten des Körpers verabreicht, um ihn gegen Überforderung zu schützen. Cholesterinreiche Nahrung galt noch unseren Großeltern als heilende, man denke nur an typische Mixturen wie »Zwei Eigelb, in Rotwein oder Fleischbrühe verquirlt«. Vor solchen Cholesterinbomben würde man heute die Hände über dem Kopf zusammenschlagen. Denn uns gilt plötzlich das, was bisher den Streß bekämpfte, als dessen Ursache.
Angesichts dieser widersprüchlichen Situation lohnt es sich, die Eigenschaften und Aufgaben des Cholesterins einer näheren Betrachtung zu unterziehen. An erster Stelle wäre hier die zellabdichtende Eigenschaft des Moleküls zu erwähnen. Es paßt sich in die Zellwand ein und schützt und stützt sie, den Balken eines Fachwerkhauses nicht unähnlich. Durch diesen Stabilisierungs- und Abdichtungseffekt

ist Bakterien und Viren das Eindringen in die Zellen erschwert, und die Abwehrlage des Körpers ist erhöht. Aus diesem Grunde wurde Cholesterin vor der Antibiotika-Ära auch bei Infektionen gegeben. Da es ebenso die Wände der roten Blutkörperchen schützt, wurde es mit Erfolg bei Schlangen- und Spinnenbissen sowie Insektenstichen verabreicht. In der Schwangerschaft steigt der Cholesterinspiegel um fünfzig Prozent und mehr, da das Kind es noch nicht ausreichend selbst bilden kann, andererseits aber alle Nervenscheiden und besonders das Gehirn darauf angewiesen sind. Es in dieser Zeit chemisch zu senken wäre ein besonders schwerer Fehler.

Zu guter Letzt ist Cholesterin auch Ausgangsmaterial für die Synthese aller Sexualhormone. Sowohl (männliches) Testosteron als auch (weibliches) Östrogen sind Abkömmlinge dieses angeblichen Übeltäters. Ohne Cholesterin gäbe es damit keine Sexualität und kein Überleben der menschlichen Art. Dem Körper ist es so wichtig, daß er alles daransetzt, nicht zuviel von dem wertvollen Stoff zu verlieren. Folglich werden die Gallensäuren, die aus Cholesterin entstehen, so weit als möglich wieder rückresorbiert.

Der schlechte Ruf des Cholesterins geht auf seine Rolle als Risikofaktor im Zusammenhang mit Arteriosklerose und Herzinfarkt zurück. Bei genauerem Hinsehen zeigt sich aber auch hier Eigenartiges. Der primäre Faktor bei der Arterioskleroseentstehung ist keineswegs das Cholesterin, sondern ein winziger Gefäßschaden, der durch Wirbelbildungen des Blutes bei zu hohem Blutdruck an besonders gefährdeten Gefäßabschnitten eintritt. Diese kleinen Einrisse in der Innenhaut der Gefäße, der Intima, muß das Blut sofort mit sogenannten Blutplättchen kitten. Anschließend setzt der Körper in einem sehr gesunden Sicherheitsbestreben alles daran, diese Schwachstellen möglichst vor weite-

ren Schäden zu bewahren. Damit sie dem zu hohen Druck standhalten können, stabilisiert er sie mit Stützmaterial, wie er es auch für die Zellwände verwendet. Dazu gehören neben Cholesterin auch Fette, Proteine und nicht zuletzt Calcium, gemeinhin Kalk genannt. All diese Stoffe könnte man mit dem gleichen Recht anschuldigen wie das Cholesterin. Den Calciumanteil z. B. aus der Nahrung zu verbannen wäre lebensgefährlich, Eiweiß ist auch unbestritten lebenswichtig, bleibt nur das Cholesterin als Sündenbock. Hier kann man noch gut die ursprüngliche Bedeutung des Sündenbocks studieren. Irgend jemandem wird symbolisch die Schuld aufgebunden, um sie irgendwo festzumachen und damit loszuwerden. So etwas bewährt sich immer, wenn man den eigentlichen Mörder nicht zu fassen kriegt, in diesem Fall den hohen Blutdruck. Im Fall der Arteriosklerose macht man einen der Nothelfer zum Mörder, damit man wenigstens etwas tun kann.
Bleibt die Frage, ob ein hoher Cholesterinwert denn kein Risikofaktor ist? Die Antwort lautet: Doch, er ist ein Risikofaktor, da er anzeigt, daß sich der Organismus in einer Krise befindet, äußerst belastet ist und sich wehren muß. Nur aus diesem Grund hat er mehr Cholesterin ins Blut ausgeschüttet, um dem Streß, in dem er sich befindet, besser gewachsen und für alle Fälle gerüstet zu sein. Ihm nun durch chemische Senkung des Cholesterinspiegels in den Rücken zu fallen ist eine Bosheit (moderner Medizin).
Die Situation ist zu vergleichen mit den fiebersenkenden chemischen Therapien. Natürlich ist Fieber kein gutes Zeichen, sondern deutet auf Krankheit. Es deswegen aber in jedem Fall zu unterdrücken ist trotzdem dumm. Schließlich ist es eine äußerst sinnvolle Schutzmaßnahme des Organismus. Im Fall des Cholesterins stehen wir anders als beim Fieber kurz vor dessen Rehabilitierung, hat doch eine ame-

rikanische Studie ergeben, daß alte Menschen mit einem hohen Cholesterinspiegel erheblich länger leben als solche mit einem chemisch unter 200 mg/100 ml gesenkten. An sich ist das nicht erstaunlich, denn natürlich leben gut geschützte Menschen länger als solche, denen man den Schutz genommen hat.

Bis sich diese uralte Erkenntnis als neuester wissenschaftlicher Durchbruch breitgemacht hat, kommt uns die große Flexibilität der Schulmedizin mit ihren Normalwerten zugute. So wie man den Blutdruck von normalen 120 mm Hg auf 120 plus Lebensalter dynamisiert hat, ist es auch dem Cholesterin geschehen. War früher 200 normal, gilt heute die neue Zauberformel 200 plus Lebensalter. Man verdient sich also mit zunehmendem Alter und wachsendem Streß höhere Werte, wie es einer Leistungsgesellschaft entspricht. Das hat den Vorteil, daß man nicht einfach alle Menschen zu Kranken erklären muß. Soviel Ehrlichkeit ginge denn doch zu weit.

Zum Cholesterinproblem läßt sich sagen, daß das einzig Gefährliche daran jene chemischen Mittel sind, die es senken sollen. Einige der ersten sind denn auch schon wieder sang- und klanglos vom Markt verschwunden – wegen erheblicher Gesundheitsgefährdung der gutgläubigen Benutzer. Mit Diäten ist es (zum Glück) nur in Grenzen möglich, den Cholesterinspiegel zu senken. Solange er noch Reserven hat, wird der Körper immer versuchen, sich, so gut es geht, zu schützen, und einen so wichtigen Stoff sofort nachproduzieren.

Obwohl ein erhöhter Cholesterinspiegel natürlich keinerlei Beschwerden macht, kann man ihn über die Funktionen des Cholesterins, wie die der Zellabdichtung, deuten. Erhöhtes Cholesterin verrät, daß der Körper darauf aus ist, sich zu schützen und alle Ritzen zu verbarrikadieren. »Abschotten und *dichthalten*« ist die Devise, die für alle Zellen und Strukturen ausgegeben wird. Im seelischen Bereich ist diese Tendenz folglich ebenfalls vorhanden, nur nicht mehr bewußt. Macht man sich noch klar, daß Cholesterin der Baustoff für die Schutzhüllen der Nerven ist und deshalb zu einem hohen Prozentsatz im Gehirn vorkommt, so wird das engere Thema deutlich. Es geht hier darum, in schwieriger Situation Nerven wie Drahtseile zu entwickeln, um ganz dicht zu bleiben. Widrigenfalls schwebt man in Gefahr, wie der Volksmund weiß, für *nicht* mehr *ganz dicht* erklärt zu werden.

Die zugrunde liegende Aufgabe läßt sich ebenfalls in den Funktionen erkennen. Es geht tatsächlich darum, das dünne Nervenkostüm im übertragenen Sinn zu festigen, undichte Stellen in der seelischen Struktur herauszufinden und zu kitten. So wie das Cholesterin ein Verband für die Zellen und Nerven ist, bräuchte ihr Besitzer einen Verband für seine überforderte Seele.

Betrachtet man die Rolle des Cholesterins in der menschlichen Entwicklungsgeschichte, eröffnet sich noch eine tiefere Dimension dieses vielseitigen Stoffes. Cholesterin steht für die unbewußte tierische Vitalität, wie sich aus seinen gesammelten Eigenschaften ergibt:

1. Als Grundstoff der Sexualhormone steht es für die Sexualität.
2. Es ist Ausgangsmaterial für die Synthese von Steroiden, z. B. auch für Kortison, das wichtigste Notfallhormon des Körpers.
3. Durch die Zellabdichtung erhöht es Widerstands- und Abwehrkraft.
4. Als Baumaterial für die Schutzhüllen der Nerven sorgt es für ein kräftiges »Nervenkostüm«.

5. Als Grundstoff der Gallensäuren steht es für Fettverdauung und die entsprechende Vitalität, die erst schwere körperliche Arbeit ermöglicht.

Es ist damit ein Schlüsselstoff tierischer Ernährung und Garant animalischer Vitalität. Ihm gegenüber steht die pflanzliche Nahrung, die cholesterinfrei ist und deren ungesättigte Fettsäuren zusätzlich den Cholesterinspiegel senken. In der biologischen Entwicklung des Menschen (seiner Phylogenese) nimmt folglich die tierische Vitalität mit der tierischen Nahrung ab. Umgekehrt wächst sein Bewußtsein parallel mit der Zunahme pflanzlicher Nahrung und ungesättigter Fettsäuren.
Je bewußter der Mensch wird, d. h., je weiter er sich vom Tier wegentwickelt, desto unvitaler wird er auch. Er entwickelt Bewußtsein auf Kosten erdverbundener animalischer Kraft. Es stehen sich also konträr gegenüber:

Cholesterin	*ungesättigte Fettsäuren*
Tiernahrung	Pflanzennahrung
erdverbundene Vitalität	Geistigkeit, Bewußtsein
»kraftstrotzender, verschlossener Bulle«	dünnhäutiger Vegetarier, »der nicht ganz dicht ist«
unsensibel, »dicht«, »Dickhäuter«	hypersensibel, irritierbar, »Sensibelchen«
»Nerven wie Stahl«	nervös
gut geschützt	ungeschützt

Die Lösung liegt in der Mitte: der Mensch, der auf vitaler Grundlage sein Bewußtsein entwickelt. Ohne Cholesterin

kann es kein Bewußtsein geben, denn Cholesterin verpackt die Nerven in ihre schützenden Hüllen. Mit einem Überfluß an Hüllmaterial hat aber die Bewußtseinsbildung auch keine besonderen Chancen.
Wenn jemand einen »zu hohen« Cholesterinspiegel im Blut hat, ist das also Beleg, daß er ein Defizit an den links aufgelisteten Werten hat. Seine Vitalität muß in den Schatten gesunken sein, sonst müßte der Körper sie nicht so verstärkt leben.
Insofern ist ein hoher Cholesterinwert ein Signal und zeigt ein Risiko an. Am besten ist sicherlich ein normaler Cholesterinwert. Am zweitbesten ein hoher, der zum Anlaß genommen wird, seine Lebenssituation zu überdenken. Was dazu führen könnte, an seelischen Schutzmaßnahmen zu arbeiten, um den Körper zu entlasten. Am schlechtesten ist mit Abstand ein hoher Cholesterinwert, der mit chemischen Mitteln in einen scheinnormalen umgebogen wird.

3. Die Bauchspeicheldrüse (Pankreas)

Sie liegt hinter dem Magen und ist nach der Leber die zweitgrößte Verdauungsdrüse. Neben seinem innersekretorischen Anteil[35], den Langerhansschen Inseln, die für die Insulinproduktion verantwortlich sind, liefert das Pankreas die wesentlichen Enzyme zur Aufspaltung aller drei Nahrungskomponenten. Analyse ist daher das Thema. Die Lipasen zerlegen die Fette, die Proteasen das Eiweiß, und auch für die endgültige Kohlenhydratverdauung gibt es hier die richtigen Waffen. Wenn man den Zwölffingerdarm als das

35) Dieser nicht zum Verdauungstrakt, sondern zum Stoffwechsel gehörende Bereich wird in T. Dethlefsen u. R. Dahlke: *Krankheit als Weg*, a. a. O., behandelt.

entscheidende Schlachtfeld betrachtet, auf dem der Nahrungsheld seinen letzten Kampf durchleiden muß, ist das Pankreas die Waffenschmiede. Hier wird die Munition für alle drei großen Waffengattungen gefertigt. Bisher war alles noch mehr oder weniger intensive Vorbereitung, jetzt kommt die Entscheidungsschlacht. Nur wenn die Nahrungsbestandteile durch die verschiedenen Pankreasenzyme in ihre kleinsten Untereinheiten gespalten werden, können sie in den Schlingen des Jejunums die Schleimhautschwelle überschreiten.
Eine Munitionsfabrik ist naturgemäß ein höchst brisanter Ort. Erhebliche Sicherheitsvorkehrungen sind notwendig, um die Fabrik vor ihren eigenen Produkten zu schützen. Wenn diese schon am Ort ihrer Herstellung explodieren, sprechen Mediziner von einer Pankreasentzündung (Pankreatitis). Das Wort Ent*zündung* sagt bei so explosiven Dingen alles. Die Bauchspeicheldrüse ist folglich ein sehr konfliktgefährdeter Ort, schon der kleinste Funkenflug ist an dieser Stelle hoch brisant.
Um entsprechende Katastrophen zu verhindern, hat der Körper seine Schutzmaßnahmen getroffen. Die wirklich bedrohliche Munition etwa zur Fleischzersetzung, die dem Pankreas selbst gefährlich werden könnte, wird erst außerhalb der Fabrik scharf gemacht. Alle hier gebildeten Enzyme brauchen für ihre Funktion ein basisches Milieu. In jenem Pankreasbereich, in dem sie aber gebildet werden, herrscht ein leicht saures Klima vor, für das das Ferment »Saure Phosphatase« verantwortlich ist. Zwar stammt auch die basische Flut, die den vom Magen noch sauren Nahrungsbrei umkrempelt, aus dem Pankreas, sie wird aber in einer ganz anderen Zellabteilung gebildet und trifft so erst im Ausführungsgang auf die Enzyme. Damit auch auf dem Weg nichts passiert, ist ebenfalls bestens vorgesorgt. Der

Druck im Ausführungsgang des Pankreas (Ductus pancreaticus) liegt deutlich über dem im galleführenden Gang (Ductus choledochus). So hat an der gemeinsamen Mündung der scharfgeladene Inhalt der Bauchspeicheldrüse automatisch Vorfahrt vor dem Saft der Gallenblase. Zwar ist auch der Gallensaft recht aggressiv, aber lange nicht so explosiv wie jener der Bauchspeicheldrüse. Die auf Fett spezialisierte Galle könnte z. B. niemals die Wand der Gallenblase andauen, gerade das aber gelingt dem Bauchspeichel leicht, sobald er die Chance dazu bekommt. In dem beschriebenen raffinierten Sicherheitssystem liegt das Geheimnis der scheinbar widersprüchlichen Wirkungen des Bauchspeichels. Einerseits ist er so männlich-aggressiv, daß er die eigene Heimat offensiv zerstören kann. Andererseits ist er, insgesamt betrachtet, doch weiblich-basisch, also in seiner Wirkung im Darm passiv-auslaugend. Die produzierten marsisch-aggressiven Kräfte bedürfen der weiblichen Umgebung, um ihre zerlegende Kraft überhaupt entfalten zu können.
Probleme mit dem Pankreas weisen in erster Linie auf Schwierigkeiten mit der Analyse hin, insbesondere mit deren aggressiver Variante. Selbstverständlich hat in unserer Betrachtung Aggression auch in diesem Fall keinen negativen Beigeschmack. Sie steht in erster Linie für energievolles Herangehen an die Dinge. Energisches Analysieren ist also das Thema.
Das wichtigste Problem im Bereich der Bauchspeicheldrüse ist die Entzündung. Medizinisch gesehen, entsteht die Pankreatitis vor allem auf zwei Wegen, durch Abflußbehinderungen und Überreizungen. Erstere können z. B. durch Gallensteine entstehen, die den gemeinsamen Ausfluß an der einmündenden Papille blockieren. Der solcherart ins Pankreas zurückgestaute Bauchspeichel wird dort die Ver-

dauung aufnehmen und in sehr kurzer Zeit zu heftigen Entzündungszeichen führen. Die noch häufigere körperliche Basis sind Überforderungen der Drüsenaktivität, etwa durch Überessen (medizinisch heutzutage »overeating« genannt) und generell durch Überreizungen des Vagus, der wie schon bei der Gallenblase auch hier aktivierend wirkt.

Die Bauchspeicheldrüse ist das Geschwisterorgan der Leber, was sich noch am gemeinsamen Einmündungsgang ins Duodenum zeigt. Früher handelte es sich wohl auch hier um ein paariges Organ. Wenn sich die beiden Verdauungsdrüsen im Laufe der Zeit auch sehr auseinanderentwickelt haben, teilen sie doch noch einiges. Wie die Leber erkrankt auch die Bauchspeicheldrüse leicht am »Zuviel« vom selben. Zuviel Essen im Sinne der Völlerei überfordert sie ebenso wie zuviel Alkohol. Völle(gefühl) statt Erfüllung heißt dann das Problem. Beide Formen des Exzesses stehen psychologisch betrachtet nicht selten im Dienst der Konfliktvermeidung bzw. der Vermeidung von Auseinandersetzung und Analyse. Der Alkoholiker, besonders von der Pankreatitis bedroht, vermeidet im allgemeinen jede Auseinandersetzung mit seiner Situation. Die ehrliche Analyse seiner Misere ist zumeist ein nur unter großem Einsatz erreichbarer erster Therapieschritt. Er flieht aus der konfliktträchtigen Welt in das innere Rundheits- und Weichheitsgefühl, das der Alkohol stundenweise und inmitten der größten Härten und schärfsten Spitzen vermittelt. Wer ins Fressen flüchtet, versucht damit häufig ebenfalls der *spieß*igen Welt zu entkommen und zu jenem runden Erfüllungsgefühl im Bauch zurückzukehren, das von früher Kindheit an für Geborgenheit steht. In beiden Fällen wird der Bauch überfordert. Dem Betroffenen läuft angesichts all seiner exzessiven Genüsse das Wasser nicht nur im Munde zusammen, sondern im ganzen Verdauungstrakt. Wie die Speicheldrüsen im Mund wird auch die große Speicheldrüse im Bauch vermehrt angeregt und mit der Zeit überreizt. Was immer die Verdauung anregt, kann auch eine Pankreatitis fördern, vorausgesetzt, das seelische Grundmuster ist entsprechend.

Die im Geistig-Seelischen vermiedene Aggressivität und Analysierfähigkeit wird hier im Körper symbolisch sichtbar und schmerzlich fühlbar. Es wird mit scharfer Munition aus dem eigenen Arsenal auf sich selbst geschossen. Das Militär zerstört die eigene Bastion. Es ist so scharf gemacht, so gereizt worden, daß es einfach losschlagen muß, in diesem Fall zu früh und am falschen Ort.

Der Konflikt im Analysieren der Umwelt und in der Auseinandersetzung mit ihr kann sich blitzartig und unter heftigsten Schmerzen verkörpern. Diese ziehen sich zumeist wie ein Reifen in Höhe des Magens um den Leib und können so heftig sein, daß sie nicht selten zum Herzinfarktverdacht führen. Dieser heftige Schmerz und das anfallartige Geschehen zeigen die Energie, die hinter dem Thema steckt. Der schmerzhaft enge Reifen um die Brust betont dagegen die Fesseln, die man sich angelegt hat, um ja nicht zu explodieren oder loszuschlagen. So schlagen also stellvertretend die Waffensysteme im Pankreas los. Auf der sozialen Ebene böte sich die Analogie des Bürgerkrieges. Die Spannung ist im Innern enorm angestiegen, es bietet sich keine Chance, sie nach außen abzulassen, und so entlädt sie sich an Ort und Stelle.

Eine entsprechende individuelle Situation könnte folgendermaßen aussehen: Jemand analysiert seine Situation zuwenig; selbst wenn er gefordert wird, traut er sich nicht, über sich und seine Umwelt nachzudenken. Diese Situation wird im Körper im Rückstau der aggressiven Pankreasmunition deutlich. Er flieht lieber in Alkohol- und Freßorgien, die ja beide für sich wiederum Indiz sind, daß er zuwenig nachdenkt. Statt sein Gehirn zu reizen, reizt er (unbewußt) seinen Bauch zu vermehrter Analyse und Auseinandersetzung. Die Ähnlichkeit beider Bereiche wird nicht nur in der Funktion, sondern, wie weiter oben beschrieben, auch in ihrer äußeren Ähnlichkeit deutlich. Gehirn und Dünndarm wirken rein optisch mit ihren verschlungenen Windungen wie eine Walnuß[36]. Aufgabe des Gehirns ist es, die nichtstoffliche Welt der Sinneseindrücke zu analysieren und sich mit ihr auseinanderzusetzen, genau wie es die des Dünndarms ist, dasselbe in bezug auf die stofflichen Eindrücke zu leisten. Wird der untere Bereich allerdings mit den Aufgaben des oberen zu lange überfordert, zeigt er es in den entsprechenden Symptomen. In unserem Fall verdeutlicht dies eine selbstzerstörerische zersetzende Analyse am falschen Ort, die recht bald zum Absterben von Teilen des Pankreas, sogenannten Nekrosen, führt. Solcher Gewebeuntergang macht auch vor den innersekretorischen Anteilen der Drüse nicht halt und kann bis zum Diabetes[37] führen. Mit anderen Worten: Diese Art der Auseinandersetzung mit der Welt, Schonung des Bewußtseins bei Überforderung des Bauches, ist auf die Dauer ruinös.

Wiederum tritt im Symptom die Lernaufgabe unverschlüsselt zutage. Es geht darum, aggressiver zu denken bzw. zu analysieren, sich auch an die geladenen Themen heranzutrauen und sie bis in alle Einzelheiten zu zerlegen. Dabei ist es durchaus in Ordnung, den Druck etwas zu erhöhen,

36) Bezeichnenderweise nennt die Mundart den Schädel mit seiner harten Schale und dem verschlungenen Inhalt auch Nuß, etwa in dem Ausdruck »eine auf die Nuß bekommen«.

37) Dessen Be-Deutung siehe T. Dethlefsen u. R. Dahlke: *Krankheit als Weg*, a. a. O.

wenn auch nicht im Pankreasgang, sondern in den Denkvorgängen. Es ist immer noch besser, sich das Gehirn zu zermartern und den Kopf zu zerbrechen, als sich die Eingeweide zu zerfleischen und in den eigenen Bauch zu beißen. Selbst eine gewisse Überreizung der Nerven an scharfen, ja auslaugenden Themen ist besser als die stellvertretende Überreizung des Pankreas. Auch die Explosion im übertragenen Sinne ist harmlos im Vergleich zu jener konkreten Detonation im Oberbauch. Die Entzündung der heftigsten Auseinandersetzungen an den schärfsten und aggressivsten Verbalinjurien ist letztlich immer noch besser zu überstehen als jene ätzenden und todbringenden Verletzungen auf dem inneren Ersatzkriegsschauplatz.

Solch homöopathischer Therapieansatz ist natürlich unbequem, erfordert er doch die Auseinandersetzung mit Schattenthemen, die nicht grundlos verdrängt wurden. Der schulmedizinische Therapieversuch ist dagegen eine reine Vermeidungsstrategie. Alles, was in irgendeiner Form den Bauch reizen könnte, soll vermieden werden. Der Bauch wird natürlich mit einem tieferen Recht ruhiggestellt, wurde er doch vorher »übertrieben«. Im akuten Stadium gibt es sogar Nulldiät. Später wird dann ganz vorsichtig wie beim Baby wieder mit kleinsten, möglichst fettarmen (leichtverdaulichen) Mahlzeiten einschleichend begonnen. Das Grundthema, die Auseinandersetzung mit den drei Grundkräften[38] des Lebens, wird mit dieser Therapie offensichtlich nur aufgeschoben.

[38]) Siehe auch die drei Grundvektoren der Physik oder die drei Gunas der Hindus: Brahma, das schöpferische, Vishnu, das erhaltende, und Shiva, das zerstörende Prinzip. Eiweiß, das die Individualität und Kreativität des Lebens sichert, könnte man dem schöpferischen Aspekt, Kohlenhydrat als Brennstoff dem zerstörerischen Aspekt und Fett als ausgleichendes, stabilisierendes und isolierendes Prinzip dem erhaltenden Aspekt zuordnen.

4. Verdauungstypen und -probleme

Es gibt bekanntlich gute und schlechte Futterverwerter. Dem guten Futterverwerter entspricht eher der körper- und genußorientierte Bauchmensch, dem schlechten Futterverwerter der aus der Vernunft lebende Kopfmensch. Der Verdauungstrakt ist zwar die erste Stufe der Nahrungsverwertung, die Frage, ob und wie der Verdauende die Nahrung um- und ansetzt, entscheidet sich aber viel eher auf der Ebene des (inneren) Stoffwechsels.

Der gute Futterverwerter ist einer, der aus wenig viel macht. So aktiv er selbst erscheinen mag, sein Stoffwechsel ist eher träge, seine Schilddrüsenaktivität gering. Er setzt leicht Gewicht an, läßt sozusagen nichts verkommen. Im Unterbewußtsein könnte man geringes Vertrauen auf die Zukunft und damit letztlich Existenzangst vermuten. Der Versuch, alles zu verwerten, schafft allerdings auf der körperlichen Ebene in den angelagerten Pfunden einen fraglichen Wert. Mit diesen Pfunden ist nicht leicht wuchern, sie liegen an ungünstigen Stellen in der Körperperipherie, der Kern, das Wesentliche, bleibt davon unberührt, ja es wird sogar verschleiert von den Reservepolstern. Eine entsprechende Haltung dürfte auf der übertragenen Ebene vorherrschen, ohne jedoch vom Betroffenen durchschaut zu werden. Alles wird verarbeitet und verwertet. ohne jedoch wirklich wertvoll zu werden, da der Kern nicht berührt wird. Die Dinge werden zwar verwertet, aber nicht bis in die Tiefe zu eigen gemacht. Die Aneignung ist eine eher periphere, die am Wesen vorbeigeht. Aus wenig wird zwar viel gemacht, aber die Qualität läßt zu wünschen übrig.

Die erlöste Lernaufgabe wäre analog: keine Gelegenheit auslassen, sich die Welt anzueignen, sie sich dabei aber wirklich zu *eigen* und aus dem wenigen das Beste zu machen.

Das Gleichnis der Bibel trifft hier zu: Es geht darum, sich vorzubereiten und mit den Pfunden zu wuchern, aus den Talenten das Beste zu machen und Frucht zu tragen (Lukas 19, 11–28).

Statt um eine reife Figur geht es eher um eine reife Leistung, statt um Fettansetzen darum, die eigenen Früchte zur Reife zu bringen und zu ernten. Die körperliche Verwertung, die in der (Ge-)Wichtigkeit endet, führt dazu, daß man sich am Fett überhebt. Auch im Übertragenen kann eine gewisse Überheblichkeit dahinterstecken, die Meinung etwa, alles selbst verwerten zu müssen. Der im Fett symbolisierte Überfluß weist auf das Überflüssige hin, das auf diese Art entsteht. Zu lernen wäre, sich das Periphere und Unwichtige ruhig durch die Lappen gehen zu lassen.

Der schlechte Futterverwerter macht umgekehrt aus viel wenig. Wie bei Extremen üblich, arbeiten beide zwar ganz konträr, aber am selben Problem, dem Wert. Dem schlechten Futterverwerter zerrinnen die Dinge sozusagen unter der Hand bzw. auf der Zunge. Bei seinen Aktivitäten kommt nichts Sichtbares heraus. Wie er selbst neigen auch seine Ergebnisse dazu, dünn zu bleiben. Die Früchte seiner Bemühungen werden nirgends greifbar.

Die erlöste Ebene dieses Problems wäre die buddhistische Haltung von Uppekha: die Dinge durch sich hindurchzulassen, ohne ihnen anzuhaften. Die Tatsache, daß nichts hängenbleibt, ist ja nur auf der materiellen Ebene enttäuschend. Im Übertragenen geht es gerade darum, das Leben zu meistern, ohne hängenzubleiben und ohne daß Ballast an einem haftenbleibt. In unserer Kultur bearbeitet das Märchen vom »Hans im Glück« diese Thematik, im Tarot entspricht ihr die höchste Stufe, der Narr. Zum Schluß ist der erlöste Held frei von allen materiellen und sonstigen Anhaftungen. Aus dem vielen hat er das wenige, die Essenz, herausdestilliert. Das wäre die Stufe, auf der der »Nahrungsheld«, von aller Stofflichkeit befreit, zur reinen frei fließenden und zur freien Verfügung stehenden Energie transformiert ist. In der Vielheit der polaren Welt ist die Einheit gefunden, der Kern (des Faustschen Pudels) liegt frei.

a) Verdauungsschwäche — Steatorrhoe, Zöliakie und Milchunverträglichkeit

Wer unter Maldigestion (schlechter Verdauung, Nahrungsaufspaltung) oder Malabsorption (schlechter Resorption der Nahrungsbestandteile) leidet, ist notgedrungen auch ein schlechter Futterverwerter, gehen ihm doch oft erhebliche Nahrungsmengen durch die Lappen und mit dem Stuhlgang den Bach hinunter. Die betreffenden Nahrungsanteile, die nicht aufgenommen werden, symbolisieren jene Themen, mit denen man sich nicht konfrontieren will bzw. die man lieber aus dem eigenen Leben ausschließen will.

Die *Steatorrhoe* tritt vor allem bei Gallenfunktionsstörungen, aber auch bei Pankreasproblemen auf. Es handelt sich um eine Störung der Fettverdauung, die bei hohem Fettaufkommen in der Nahrung zu voluminösen, glänzenden Stuhlentleerungen führt. Man glänzt sozusagen auf einer sehr tiefen, aber auch etwas anrüchigen Ebene. Mit dem Fett wird dem Üppigen und Fülligen, dem Reifen und »Geilen« die Aufnahme verweigert. Man traut sich nicht, dieser Thematik mit genügend Aggressivität auf den Leib zu rücken, denn entweder liegt das körperliche Problem im mangelnden Einsatz der Gallensäuren oder der fettspaltenden Enzyme der Bauchspeicheldrüse (Lipasen). Beide repräsentieren ein ausgesprochen aggressives Potential. Bei erheblichem Ausfall der Fettresorption wird auch die Aufnahme der fettlöslichen Vitamine beeinträchtigt.

Die *Zöliakie* oder Sprue (der Erwachsenen) ist eine Aufnahmestörung des Proteins Gliadin, das im Gluten enthalten ist. Gluten wiederum ist ein wesentlicher Bestandteil von Weizen, Roggen und Hafer, kurz gesagt, es ist der »Klebstoff«, der unser täglich Brot zusammenhält. Da Getreide ein zentraler Bestandteil unserer Nahrung ist, bekommen Kinder mit Zöliakie beim Verlassen der reinen Milchdiät sofort Probleme mit der Verdauung. Sie reagieren auf den Übergang von Säuglings- auf Erwachsenennahrung mit heftigen Entzündungsschüben des Dünndarms und Durchfall. Was sie nicht aufnehmen wollen, das Brot der Erwachsenenzeit, lassen sie unter heftigem Kriegsgebrüll des Darmes im wahrsten Sinne des Wortes durchfallen und hinter sich. Durch die wahrscheinlich allergische Reaktion auf das Gluten kann die Darmschleimhaut so geschädigt werden, daß auch die Aufnahme der anderen Nahrungsbestandteile in Frage gestellt ist und zu den Zeichen der Proteinverdauungsschwäche noch jene der Fett- und Kohlenhydratverweigerung hinzutreten. (Zeichen der alleinigen Eiweißverdauungsschwäche wären durch den Stickstoffreichtum bedingte Fäulnisprozesse im Dickdarm mit entsprechend faulig stinkenden Stühlen.)
Wie auch andere Malabsorptionssyndrome hat das Krankheitsbild die Tendenz, sehr schnell andere Nahrungsgrundstoffe in seine Verweigerungsstrategie mit einzubeziehen, da die entzündete Darmschleimhaut in ihrem Kriegszustand generell zu keiner vernünftigen Arbeit mehr in der Lage ist. Wie sehr sich das Ganze gegen das Leben richtet, mag auch an den in schweren Fällen hinzukommenden

Vitaminresorptionsstörungen deutlich werden. Vitamine sind wörtlich Lebensstoffe, und ihr genereller Ausfall führt zu einer Fülle von Symptomen, die mit dem Leben unvereinbar sind. Sie reichen von körperlichen Störungen wie Zahnausfall bis hin zu geistig-seelischen wie Psychosen. Während ersteres die Flucht vor der Aggression verkörpert, stellen Psychosen ganz allgemein eine Flucht aus dieser Realität auf eine andere Ebene dar. Alle Symptome des Vitaminmangels zusammengenommen verraten den Verrat am Leben und seinen Prinzipien, der hier vorliegt. Aber auch der Mangel an Elektrolyten zeigt, wie mit dem knapper werdenden »Salz des Lebens« die Vitalität nachläßt. Der Grundumsatz, die Stoffwechselrate, sinkt ebenso wie die Temperatur, die Reflexe lassen nach, der Blutdruck fällt, und sogar der Knochen wird weich wegen Kalkmangels.

Die generelle Ablehnung gegenüber dem erwachsenen und damit zunehmend polaren Leben wird in der Verweigerung des Brotes und seiner Symbolik deutlich. Nicht zufällig steht Brot in der Religion für den Leib. Brotfeindlichkeit ist somit auch Leibfeindlichkeit. Brot ist uns ein Synonym für Nahrung schlechthin, meinen wir doch mit der Bitte um unser täglich Brot generell unseren materiellen Unterhalt. Der Mensch lebt zwar nicht vom Brot allein, aber der Körper lebt auch nicht ohne Brot. Es enthält alles, was wir zum physischen Leben brauchen, und ist so nicht umsonst unser Grundnahrungsmittel. Tatsächlich finden sich im Getreidekorn, der Basis jeden Brotes, alle drei Grundnahrungsarten – Kohlenhydrat, Fett und Eiweiß – ganz konkret und die vier Elemente im übertragenen Sinne. In seiner Körperlichkeit symbolisiert das Korn die beiden weiblichen Elemente Erde und Wasser; die beiden männlichen Elemente Luft und Feuer haben es befruchtet; die Luft ganz

konkret durch die Bestäubung, das Feuer durch die Sonnenkraft, die das Korn letztlich zur Reife bringt.
Im Akt des Brotbackens, der nicht umsonst einigen Kulturen als heil(ig) galt, müssen sich ebenfalls die vier Elemente zur Ganzheit verbinden. Im Teig, der materiellen Basis, begegnen uns wiederum Erd- und Wasserelement. Beim Backvorgang, wenn das Brot (auf)geht, kommt das Luftelement hinein, und das Feuer bringt das Ganze im Ofen zur Reife.
In der Zöliakie im Kindesalter und der Sprue des Erwachsenen verkörpert sich also eine nichtbewußte Ablehnung des Leibes und des Lebens. An den Symptomen Durchfall, Kräfteverfall und Gewichtsverlust bis zur Auszehrung, die unbehandelt vor allem früher häufig zum Tode durch Verhungern führten, wird die generelle Lebensfeindlichkeit deutlich. Der betroffene Körper, der mit der Zeit immer weniger aufnehmen kann, fällt geradezu auseinander, als wollte er zeigen, wie sehr ihm der Klebstoff Gluten fehlt. Essen und trinken hält Leib und Seele zusammen, weiß das Sprichwort. Wenn nichts mehr aufgenommen wird, fallen folglich Leib und Seele regelrecht auseinander. Brot ist hier gleichsam das Bindeglied zwischen Leib und Seele.
Die einzig wirksame Therapie ist über die Maßen ehrlich: die Vermeidung von allen glutenhaltigen Nahrungsmitteln. Mais, Reis und Kartoffeln müssen Brot als Grundnahrungsmittel ersetzen. Alle drei sind unserem Kulturraum ursprünglich fremde Lebensmittel, Mais und Kartoffeln verdanken wir den Indianern, Reis den Asiaten. Diese Tatsache zeigt, daß die Chance, mit einer dermaßen ausgeprägten Vermeidungsstrategie zu überleben, eine Errungenschaft des Zusammenrückens der Kulturen und der raffinierten Diagnosemethoden der Schulmedizin ist.
Selbst in einem so lebensfeindlichen Krankheitsbild zeigt sich neben der Schattenmanifestation auch die erlöste Lern-

aufgabe. Getreu dem biblischen Motto »Der Mensch lebt nicht vom Brot allein« liegt hier eine Aufforderung, über den Körper hinauszuwachsen. Das Symptom zwingt zu einem geradezu asketischen Leben mit Enthaltsamkeit im Hinblick auf viele leibliche Genüsse. Askese[39] aber heißt wörtlich übersetzt »das kunstvolle Leben«. Es geht hier offenbar nicht mehr um ein natürliches, sondern eher um ein von »Lebenskunst« geprägtes Dasein, wie spirituelle Traditionen es lehren. Statt der vom Symptom abgebildeten Flucht aus der Welt bietet sich ein bewußter Rückzug aus den allzu materiellen Ebenen des Lebens zugunsten der seelisch-geistigen Dimension an.

Die Milchunverträglichkeit zeigt eine noch früher in der Entwicklung liegende Lebensverneinung. Mit der Verweigerung der Milch als dem ersten *Lebensmittel* aller Säuger verschließt sich der Säugling auf sehr radikale Weise dieser Welt. Weltessen, wie die Inder sagen, wird hier buchstäblich bei der ersten Gelegenheit abgelehnt. Solche Ablehnung richtet sich natürlich auch gegen die Mutter, die ja vor allem die Welt des Säuglings repräsentiert. Milch ist letztlich immer Muttermilch, auch wenn sie konkret von einer tierischen oder menschlichen Amme stammt. In ihr spiegelt sich auch das Genährtwerden von Mutter Natur, und Mutter Erde bietet ihre breite Brust dazu. Diese Ablehnung des mütterlichen Prinzips schwingt auch dann mit, wenn die Störung erst im späteren Leben auftritt. Als symptomatische Folge tritt Gärung im Dickdarm auf, und es kommt zur Entleerung stinkender vergorener Durchfälle.

39) Vom griech. »áskesis« = »(körperliche und geistige) Übung, Lebensweise«, das zum griech. »askein« = »sorgfältig tun, verehren, üben« gehört.

b) Angeborene Störungen und Verantwortung

Natürlich werfen solch frühe und zudem oft angeborene Störungen die Frage nach der Verantwortung Neugeborener auf. Im Westen neigen wir im Gegensatz zum Osten dazu, uns von jeder Verantwortung für die gerade begonnene Existenz freizusprechen. Den Menschen des Ostens machte eine den Erwachsenensymptomen entsprechende Deutung angeborener Krankheitsbilder keine Probleme. Die östliche Philosophie geht genauso selbstverständlich von der Tatsache der Reinkarnation aus, wie diese von vielen westlichen Menschen bestritten wird.

Wer an die Folge mehrerer Erdenleben glaubt, hat natürlich keine Schwierigkeiten, in angeborenen Symptomen mitgebrachte Lernaufgaben zu sehen. Es kann hier nicht Aufgabe sein, das Thema Wiedergeburt zu entscheiden, allerdings wäre eine gewisse Offenheit diesbezüglich förderlich. Die Fakten besagen, daß die Ablehnung der Wiedergeburt auf dieser Erde lediglich von einer Minderheit vertreten wird; was natürlich gar nichts beweist, aber immerhin die Relation der Positionen etwas zurechtrücken kann. Es ist bisher nicht gelungen und kann aus prinzipiellen Gründen auch in Zukunft nicht gelingen, die Wiedergeburtsidee wissenschaftlich zu widerlegen. Andererseits gibt es inzwischen eine Fülle gut belegter Fälle von Reinkarnation. Vor allem der amerikanische Neurologe und Psychiater Ian Stevenson hat Hunderte von Fällen gesammelt und zum Teil auch bestens dokumentiert[40]. Schließlich ergeben fünfzehn Jahre Erfahrungen mit Reinkarnationstherapie eine Fülle von Hinweisen in diese Richtung.

40) I. Stevenson: *Reinkarnation. Der Mensch im Wandel von Tod und Wiedergeburt. 20 überzeugende und wissenschaftlich bewiesene Fälle*, Freiburg 1986.

Selbst in unserer christlichen Tradition ist der Wiedergeburtsglaube noch zu finden, wenn etwa Christus von seinen Jüngern gefragt wird, ob er der wiedergeborene Elias sei. Für die meisten frühen Kirchenväter war der Glaube an die Reinkarnation eine Selbstverständlichkeit.
Wem diese Anschauung trotzdem inakzeptabel erscheint, dem bleibt bezüglich angeborener Symptome entweder reine Verzweiflung oder die Schuldprojektion auf einen ungerechten Gott oder ein ebensolches Schicksal. Denn was soll man von einem Gott (oder Schicksal) halten, der die körperlichen, seelischen und geistigen Gaben so ungerecht verteilt. So hart es sein mag, auch einem Neugeborenen schon eine Verantwortung für sein Schicksal zuzugestehen, die Alternative, von einem ungerechten Gott auszugehen, ist wohl noch erbarmungsloser.
Tatsächlich zeigen die Erfahrungen mit der Reinkarnationstherapie, daß hinter jedem Symptom eine Lernaufgabe steckt und die Organisation dieser Schöpfung bei weitem nicht so ungerecht ist, wie sie sich unserem kurzsichtigen, auf ein Leben beschränkten Blick darstellt. In jedem Symptom liegt eine Botschaft und damit eine vom Schicksal gebotene Chance. Und jedes Krankheitsbild bildet einen symbolischen Weg ab, den der Patient bewußt oder unbewußt geht und der ihm die Möglichkeit bietet, seinem Ziel (der Ganzheit) näherzukommen.

5. Jejunum und Ileum

Auf den dreißig Zentimeter langen Zwölffingerdarm folgen Jejunum (Leerdarm) und Ileum (Krummdarm) mit einer Länge von vier bis fünf Metern. Ihre Hauptaufgabe ist die Resorption der Nahrungsspaltprodukte. Allerdings gehen die Spaltprozesse bis in Einzelmoleküle auch hier noch weiter. Der Hauptteil der Moleküle wird bereits im Jejunum aufgenommen, schwerer resorbierbare Stoffe wie Eiweiß und Fett auch noch im Ileum. Dieses steht generell als stille Reserve bereit, um im Jejunum durchgeschlüpfte Moleküle noch abzufangen. Es nimmt sozusagen die Reste des Mahles auf und ist damit eine Art Almosenempfänger. Wahrscheinlich war es in der früheren Stammesgeschichte notwendig, solch lange Resorptionsstrecken zu haben. Zum einen war die Nahrung so knapp, daß nichts ungenutzt bleiben durfte, zum anderen nahmen die Menschen kaum regelmäßige und moderate Mahlzeiten zu sich. Wenn es Nahrung gab, wurde eine große Menge »verdrückt«, zumal es weder Transport- noch Konservierungsmethoden gab. Die Schlangen verschlingen bis heute nach diesem Prinzip riesige Mengen auf einmal. Für solche Gelegenheiten war das Ileum wichtig. Es dürfte damit ein ähnliches Relikt der Geschichte sein wie der Blinddarm.

Das Jejunum (und in der Hinterhand das Ileum) steht für die Fähigkeit, zu integrieren, Ausgewähltes hereinzuholen und dem Blut (das dem eigenen Wesen entspricht) einzuverleiben.

Für den »Nahrungshelden« auf seiner Odyssee ist hier der Augenblick der Entscheidung gekommen. An Petrus' Pforte angekommen, muß sich nun zeigen, ob er gut genug vorbereitet ist und eingelassen werden kann. Er muß durch die enge Pforte der Schleimhautschleusen, nachdem er bis in die allerletzten Einzelteile zerlegt wurde und alle Individualität eingebüßt hat. Es ist die Begegnung mit dem Hüter der Schwelle, der nur das Wesentliche passieren läßt, alles andere aber unerbittlich zurückweist. Auf der körperlichen Ebene können die Dünndarmzotten, die wie Wächter ins Darmlumen hineinstehen, ein passendes Bild für diese Situation abgeben. Wird die Nahrung aufgenommen, führt der Weg über die Pfortader ins Alchimielabor des Körpers, die Leber, wo neues Leben oder reine Energie daraus gewonnen wird. Was nicht passieren durfte, nimmt den Weg weiter ins Totenreich des Körpers, den Dickdarm.

An typischen Krankheitssymptomen fallen die Malabsorptionsprobleme in diesen Bereich. Da aber Malabsorption zumeist Maldigestion voraussetzt, wurde sie dort schon mitbehandelt. Was nicht gut aufgeschlossen ist, kann natürlich auch die enge Schleuse nicht passieren. Zu erwähnen wäre hier außerdem der Durchfall bzw. eine Form des Durchfalls, die auf der Nichtintegration der Nahrung beruht. Diese sogenannten Dünndarmdurchfälle haben, verglichen mit denen des Dickdarms, ein viel größeres Volumen und sind uns etwa mit der Steatorrhoe auch schon begegnet. Da aber die wesentlich häufigeren Durchfälle ihre Wurzeln im Dickdarm haben und zudem eine enge inhaltliche Beziehung zur Verstopfung besteht, sollen beide Phänomene dort hintereinander dargestellt werden.

6. Morbus Crohn

Dieses auch Ileitis terminalis genannte Krankheitsbild wurde nach seinem »Entdecker« genannt, dem amerikanischen Arzt Burrill Crohn, der es 1932 erstmals beschrieb. Es handelt sich um eine chronische Entzündung der letzten Ileumschlinge, die mit Verengungen des Darmlumens und häufig auch Fistelbildungen einhergeht.

Da das Ileum gar keine zentrale, ja nicht einmal eine festumrissene und gut zu fassende Aufgabe hat, erscheint es auf den ersten Blick schwierig, die Ebene auszumachen, auf der hier Krieg geführt wird. Bei der Gastritis war es vergleichsweise einfach. Die Entzündung (-itis) betraf hier das Symbol der Geborgenheit, also einen in den Schatten gesunkenen Konflikt um Geborgenheit. Das Ileum ist dagegen Symbol für etwas nicht mehr so dringend Gebrauchtes, für eine stille Reserve. Vom Verdauungsumfang her kommt es bei all seiner Länge viel zu kurz, ist sozusagen der Notnagel, wenn man mal über die Stränge geschlagen hat und Essensexzesse auszubügeln sind. In dieser Hinsicht hat es gleichsam verzeihende Funktion. Gemessen an seinen Möglichkeiten, ist es unterfordert. Es kann seine Fähigkeiten nicht zum Einsatz bringen, sondern muß sie brachliegen lassen. Die höherliegenden Bereiche haben ihm zumeist schon alles weggeschnappt. Bei der Entwicklungsgeschichte ist es links liegengelassen worden.

Nun kann einem ähnliches auch im Leben widerfahren und gibt dann genug Stoff für einen anhaltenden Konflikt. Wenn man sich den aber nicht eingestehen kann, wird er in den Schatten sinken und sich bei Gelegenheit mit Vorliebe im Ileum zeigen. Die Tatsache, daß das Krankheitsbild der Ileitis terminalis bevorzugt bei Mädchen zwischen zehn und zwanzig beginnt, kann diesen Zusammenhang noch untermauern, ist das doch eine Zeit, in der man seine Fähigkeiten noch schwer *an den Mann bringen* kann, eine Zeit auch, in der man sich leicht links liegengelassen fühlt und oft nicht genug bekommt. Zudem ist es jene Zeit, in der es wohl am allerschwersten ist, sich dergleichen einzugestehen. Gerade in der konfliktträchtigen Zeit der Vorpubertät, Pubertät und Adoleszenz können unzählige Situationen akut werden, in denen man sich als Notnagel mißbraucht, als sitzengelassen und überflüssig empfindet. Auch fehlt einem jetzt noch die Selbständigkeit und das Selbstvertrauen, mit Konflikten aktiv und offensiv umzugehen.

Sinkt nun solches Nicht-zum-Zuge-Kommen in den Schatten, weil man es nicht aushalten könnte, es sich auch noch einzugestehen, ist die Basis für die Ileitis geschaffen. Die psychoanalytische Erfahrung, daß die jungen Frauen zumeist wenig Sensibilität und Einsicht in ihre seelischen und körperlichen Probleme haben, ja geradezu kindlich-naiv reagieren, paßt in dieses Bild. Nach dem Psychosomatiker Hellmuth Freyberger kommen sie häufig aus »gebundenen Familien«, d.h. aus Familien, die großen Wert auf Zusammenhalt legen bei weitgehender Abschottung nach außen. Ein wesentlicher Therapieschritt sei es deshalb, überhaupt einmal den ersten verläßlichen Außenkontakt aufzubauen. Das Auseinanderfallen solcher symbiotischer Beziehungsmuster löst dann auch nicht selten einen Krankheitsschub aus, macht es doch die Unsicherheit und Unselbständigkeit besonders deutlich. Auf dem Boden des geringen Selbstbewußtseins, des Gefühls, nichts wert und zu nichts nutze zu sein, gibt es kaum Möglichkeiten, sich eine neue Beziehung oder auch nur das Recht auf die eigenen Fähigkeiten zu erstreiten. Da die Patienten in ihren »gebundenen Familien« nicht gelernt haben, Belastungen zu ertragen, wollen sie auch die Belastungen ihres Symptoms einfach auf kindliche Art loswerden. In Sätzen wie »Wenn ich's nur schon hinter mich gebracht hätte...« findet sich zudem eine auffällige Anspielung auf das Hauptsymptom, den chronischen Durchfall.

Die Tatsache, daß viele Patientinnen sich lieber mehrmals an derselben Stelle operieren lassen, als eine Psychotherapie zu beginnen, spricht ebenfalls für ihre Schwierigkeiten, Beziehungen nach draußen aufzunehmen. Andererseits verdeutlicht es auch die Hartnäckigkeit, mit der das Krankheitsbild auf diesen besonderen Ort zurückgreift. Nicht umsonst heißt es auch noch »Enteritis regionalis«, was soviel wie örtliche Darmentzündung bedeutet. Diese Stelle am Ende des Dünndarms, dort, wo sich verdauungsmäßig kaum noch etwas abspielt, am letzten Zipfel der Oberwelt, »wo sich Hase und Fuchs gute Nacht sagen«, ist ihr eindeutiges Revier. Unermüdlich wird die Aufmerksamkeit auf diese vernachlässigte Stelle des Darmes gelenkt, um hier das Drama der Vernachlässigung aufzuführen.

Als Auslösesituationen des ersten Schubes finden sich typischerweise Verlassenwerden und Mißerfolge in Partnerschaft, Schule oder Beruf. »Wenn alles danebengeht, kriege ich es jedesmal«, lautet der bezeichnende Satz einer Patientin. Dieses »Danebengehen« bekommt in den Fisteln ganz konkrete Bedeutung. Auch das Suchen nach Auswegen aus der Misere sinkt bei den kommunikationsgehemmten Patienten nicht selten in den Schatten und verkörpert sich (bei etwa fünfzig Prozent) in körperlichen Auswegen. Die *Suche nach Anschluß*, die im Leben so schwerfällt, hat im Darm mehr Erfolg. Meist bilden sich Verbindungsgänge zwischen verklebten Ileumschlingen, manchmal werden aber auch eigenartige Wege zu artfremden Höhlen geschlagen, etwa zu Blase oder gynäkologischem Raum. Da natürlich auch Kot über diese Umwege fließt, wird sehr rasch und unangenehm deutlich, auf was für einen Abweg man geraten ist. Die besten Abkürzungen erweisen sich hier doch jeweils als Um- und Holzwege. Das Thema ist andererseits sehr deutlich abgebildet: Es geht darum, Verbindungen herzustellen, *verbindlich* zu werden, in Kommunikation mit Gleichgesinnten und Fremden zu gehen, Auswege zu suchen, Umwege in Kauf zu nehmen, jedenfalls Anschluß zu suchen, fast schon egal, wohin, nur jedenfalls nach draußen.

Neben den Fisteln gehören Stenosen bis hin zu Darmverschlüssen zu den eindrücklichsten Befunden. In ihnen bildet sich der Engpaß ab, um den es hier geht. Die Betreffende zeigt in ihrem Ileum: Ich bekomme zuwenig ab, und in dem, was ich abbekomme, ist zuwenig drin. Der noch durchkommende Nachschub ist tatsächlich sehr dünn, sowohl vom Gehalt als auch von der Form her. Da der Darm teilweise Selbstversorger ist, d. h. sich seine Energie direkt aus der aufgenommenen Nahrung nimmt, ist das Ileum energetisch wirklich schlecht dran. So verlangsamt es wenigstens die Passage, um doch noch etwas für sich herauszuholen. Andererseits könnte man auch alle Momente eines Bummelstreiks darin sehen, nach dem Motto: Wenn ich schon nichts abbekomme (vom Leben), mache ich auch beim Transport nicht mehr mit. Der Darmverschluß wäre die totale Streikblockade.

Nun kann die Betreffende das Thema in keinem Fall weiter ignorieren, die Tatsachen kommen auf den Tisch – leider allerdings auf den des Chirurgen. Dieser findet dann die ganze Situation wie im Sandkasten dargestellt: Der Durchfluß (des Lebens) ist durch entzündlich granulierendes Gewebe (chronisch vor sich hin schwelende und wuchernde Konflikte) an vielen Stellen behindert. Die Darmwände sind von Kratern zerfurcht, die sich tief ins eigene Fleisch gefressen haben, einige Stellen mögen schon abgestorben (nekrotisiert) sein. Solche Zonen demonstrieren, wie selbstzerfleischend die Vernachlässigung oder der Mißerfolg sind und wie bereits Teile der eigenen Fähigkeiten unter der Situation zugrunde gehen. Der Darm hat sich an einigen Stellen vielleicht sogar verkürzt, damit zeigend, wie sehr er zu kurz kommt. An einer Stelle hat er schließlich ganz *dicht gemacht*. Die Betroffene hat den Kanal endgültig voll, »der Laden ist dicht«. Der Darm macht Ernst: So kann das Leben nicht weitergehen.

Unter den Symptomen sind vor allem Bauchschmerzen nach dem Essen zu nennen. Die der Kindheit zumeist noch ganz nahe stehenden Mädchen fühlen sich in ihrer Mitte gequält, sie vertragen nichts richtig, obwohl sie nicht unter mangelndem Appetit leiden. Es besteht also durchaus Hunger auf das Leben, wenn sie auch das, was es ihnen anzubieten hat, überhaupt nicht verdauen können. Das Symptom und vor allem seine Lokalisation wollen die Aufmerksamkeit auf die eigene Mitte richten. Der eigene Nabel soll zur Mitte der Welt werden, um die sich vielleicht nicht alles, aber doch vieles (mehr als bisher) dreht. In Erbrechen kann sich zeigen, wie sehr sie alles ankotzt. Kurz vor einem Darmverschluß ist sogar Koterbrechen möglich. »Die Scheiße steht mir bis zum Hals«, sagte eine Betroffene und verharmloste die Situation damit immer noch. Besser wäre es für sie, die »ganze Sch...« in übertragener Hinsicht *auszukotzen*. Ein häufig auftretender Blähbauch mit den entsprechenden Äußerungen durch die Hintertür spricht für sich und in dieselbe Richtung. Er wird bei den Dickdarmsymptomen noch ausführlich zu behandeln sein. Fieberschübe markieren Phasen von Generalmobilmachung des Körpers und damit Spitzen der inneren Auseinandersetzung. Die erlöstere Möglichkeit läge in einem fieberhaften Kampf um die Lebensrechte der eigenen Fähigkeiten. In den chronischen Durchfällen verdeutlichen die Betroffenen, daß hier viel Schiß vor dem Leben im Spiel ist und sie sich zu den Verlierern in diesem Spiel rechnen.

X. Der Dickdarm

Franz X. Mayr, der Begründer der nach ihm benannten Fastenkur, pflegte zu sagen: »Der Tod sitzt im Darm«. Auch wenn er dabei vornehmlich den Darm als Todesursache meinte, hat er doch auch in übertragener Hinsicht recht. Die Ileocoekalklappe ist der Eingang zur Unterwelt, die Pforte zum Totenreich. Plutos bzw. Hades' Heimat stellt man sich mit Recht auch im Körper als ein düsteres Reich vor. Anderthalb bis zwei Meter lang, hat der Dickdarm, wie schon sein Name verrät, einen deutlich größeren Durchmesser als die oberen Darmabschnitte.

Die Kombination von Ring- und Längsmuskulatur führt zur Bildung sowohl zahlreicher halbmondförmig ins Lumen ragender Falten als auch Nischen, die sich zwischen den Falten nach außen ausbuchten (Haustren[41] genannt). In diesen Darmtaschen können sich, wie Fastenkuren immer wieder eindrucksvoll enthüllen, allerhand dunkle Reste vergangener Zeiten herumdrücken. Sogar richtige Kotsteine finden hier manchmal jahrelang Asyl.

Der Dickdarm rahmt den Bauchraum gleichsam ein, liegt aber in seinem aufsteigenden und absteigenden Teil in der Tiefe, verwachsen mit der Rückwand der Leibeshöhle. Dieser als Kolon bezeichnete Teil verfügt über zwei Bewegungsarten. Der vom Querkolon in beide Richtungen ausgehende Wechsel von Zusammenziehung und Erschlaffung führt zur Durchmischung des Inhalts, die typischen peristaltischen Rollwellen treiben den Stuhl weiter in Richtung Aus-

41) Vom lat. »haustrum« = »Schöpfrad«.

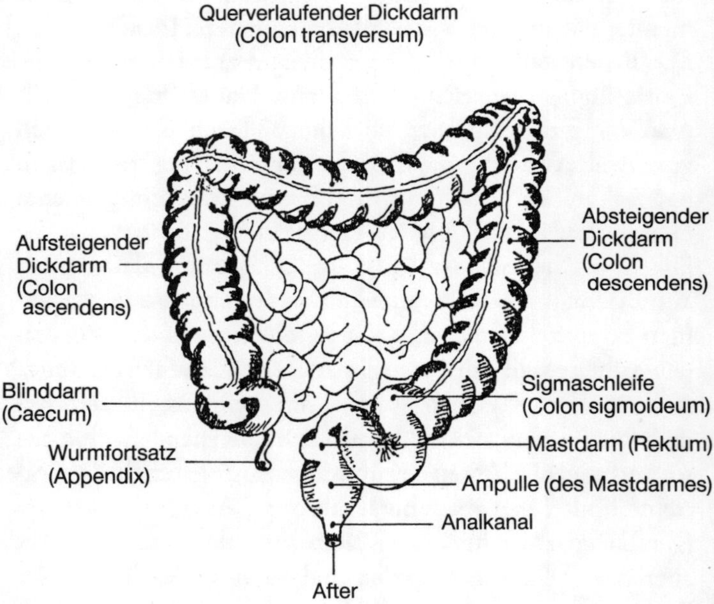

Abb. 5: Dickdarm (Enddarm)

gang. Die erste Bewegungsart verrät bereits, daß es sich hier um mehr als nur Abtransport überflüssigen Materials handeln muß. Zu den Aufgaben des Dickdarms gehört die Rückgewinnung von Wasser (etwa acht Liter pro Tag) und Elektrolytsalzen, die Vergärung von Zellstoff und die Gewinnung (Produktion und Resorption) von Vitaminen. Daß der Organismus das Wasser und das Salz des Lebens zurückgewinnen will, ist leicht einzusehen. Rätselhaft bleibt die Frage nach dem Sinn von Gärung in dieser Tiefe, wo die damit gewonnene Energie gar nicht mehr den Körperzellen verfügbar gemacht werden kann.

An den letzten beiden Aufgaben, Gärung und Vitamingewinnung, ist ein riesiges Heer von Bakterien maßgeblich beteiligt. Ihre Zahl ist unüberschaubar. Ein einziges Gramm Stuhl enthält zehn Milliarden (10 000 000 000). Sie leben im Normalfall in friedlicher Symbiose mit ihrem Wirt, dem Menschen. Symbiose bezeichnet eine enge Lebensgemeinschaft von Lebewesen, die aufeinander angewiesen sind und sich gegenseitig nutzen. Der Mensch nutzt den Bakterien, indem er sie ernährt, die Bakterien nützen dem Menschen, indem sie das »Höllenfeuer« unterhalten und Vitamine, die Lebensstoffe, für ihn herstellen. Für die Nachwelt schaffen sie obendrein den Dünger, das unsichtbare Energiepotential im »Abfall«.

Als Bewohner der Unterwelt arbeiten sie natürlich vornehmlich für den Fürsten der Unterwelt, den Teufel, der ja auch als »Herr dieser Welt« gilt. Der geht ganz auf in seinem Ziel, alles zu spalten und, wo es geht, aus Einheit Zweiheit zu zaubern. In diesem Sinne sind die Bakterienheere seine willigen Gehilfen, zerlegen und zersetzen sie doch die noch im Darmrohr verbliebenen Nahrungsreste weiter. Dazu bedienen sie sich nicht der Verbrennung mit Hilfe von Sauerstoff (Oxydation) wie die höheren Körperebenen,

sondern der Gärung. Bei dieser aber bleiben auch größere Moleküle als bei der vergleichsweise sauberen Oxydation übrig. Im Fall der häufigen Entgleisungen entstehen sogar recht übel riechende Dämpfe und Gase (Wasserstoff und Schwefelwasserstoff) und so vertraute Produkte wie Alkohol und Methan. Besonders der unverwechselbar stinkende Schwefel ist als Feuerstoff der Hölle zu deren Markenzeichen geworden. In asiatischen Kulturen spricht man in diesem Zusammenhang von Fäkaldämonen, die sich in stinkenden Ausbrüchen kundtun.
Nun versuchen überall im Körper Bakterien, ihrem Geschäft nachzugehen und zu zerlegen und zersetzen. Wo immer sie es aber versuchen, hindert die Körperpolizei der Abwehrzellen sie daran. Nur im Dickdarm nicht, im Gegenteil, dort sollen sie dieser ihrer Aufgabe nach Herzenslust nachgehen. Ein weiteres Indiz dafür, daß es hier wirklich um die Unterwelt des Körpers geht. Seinen Bakterienbewohnern tut man insofern nicht unrecht, wenn man sie, die Hilfstruppen dieses Reiches, als »Dämonen« bezeichnet. So ist es verständlich, wenn sie als Mitarbeiter der »Hölle« nirgendwo gern gelitten sind, nur eben zu Hause im Totenreich. Daß diese winzigen Zwerge in ihrer dunkel brodelnden Welt dann ausgerechnet die Voraussetzungen des Lebens schaffen können, ist eines der Geheimnisse der Polarität. Wie sagte Mephisto zu Faust: »Ich bin ein Teil von jener Kraft, die stets das Böse will und stets das Gute schafft.« In diesem Sinne schafft und werkelt das Heer der Dämonen in seiner Hexenküche und produziert fast alle lebenswichtigen Vitamine, u. a. Vitamin K, Biotin, Folsäure, Nicotinsäure. Besonders in Notzeiten greift der Körper gern auf diese Lieferungen aus der eigenen Hölle bzw. Höhle zurück. Wie wichtig sie sind, sieht man an Säuglingen, die, der Einheit noch sehr nahe, über kein entsprechendes

Höllenfeuer verfügen (ihnen fehlt noch die Bakterienflora). Der Teufel hat noch kaum Macht über sie, und als Folge davon haben sie noch kaum Vitamin K. Das aber gefährdet sie bei Blutungen sehr.

Unter dem Gesichtspunkt der Dämonenherrschaft im Dickdarm wird es plötzlich verständlich, wenn die alte Medizin bei Geisteskrankheiten, die wir heute Schizophrenie und immer noch *Besessenheit* nennen, Darmeinläufe zum Mittel der Wahl erklärte. Diese reinigen die Unterwelt und schränken das Ausufern der hier ansässigen oder fremder »Dämonen« empfindlich ein. Vielleicht liegt hier auch die befreiende Wirkung des Einlaufs bei Kopfschmerzen, könnten doch besonders beim Fasten die Abgase der Unterwelt, wenn sie ins Blut gelangen, für die entsprechenden Beschwerden an höchster Stelle verantwortlich sein.

Der Brennstoff der Hölle besteht vor allem aus Zellstoff, den die oberen Verdauungsinstanzen verschmäht haben. Er liefert das entsprechende Milieu und die nötige Energie für die anfallenden Aufgaben. Neben dem Säen von Zweiheit und Zwietracht ist es eines der Ziele des Unterweltsfürsten, der Seelen habhaft zu werden. Hier, an seinem Ort, kommt er nun voll zum Zuge und kann das Seelenelement, Wasser, in vollen Zügen genießen. Acht Liter »Seele« ist seine tägliche (Aus-)Beute. Und wie es die Ironie seines Schicksals will, muß er sie dann doch weiterreichen an das Leben in der Oberwelt. In seinem Reich zurück bleibt wirklich nur Totes, nicht mehr verwertbarer Zellabfall, Zelleichen, Kalk- und Schwermetallsalze, nicht rückresorbierte Verdauungssäfte und als einzig Lebendiges eine Flut von Bakterien, die als Boten der Hölle mitreisen und ihre Zersetzungsarbeit in wahrlich aufopfernder Weise über den Körper hinaus versorgen.

Denn was in diesen tiefen Abschnitten des Verdauungskanals noch verbrannt wird, ist gleichsam ein überpersönliches Opfer. Hier wird bereits für die Nachwelt Leben geschaffen. Das Tote aus dem Darm wird draußen ja wieder zur Basis und zum Dünger neuen Lebens. Auch hierfür ist die Arbeit der Bakterien, die nun gleichsam auch noch als Leichenfledderer und Totengräber schaffen, wesentliche Voraussetzung. Sie zerstören alles bis zum Ende, das der Anfang neuen Lebens auf einer anderen Ebene wird. Das ist Mephistos Kreuz, daß er in Wirklichkeit einer der emsigsten und segensreichsten Mitarbeiter des Einen (Gottes) ist. Das Prinzip der Metamorphose, der Wandlung, wird so nicht umsonst dem Pluto/Hades zugeordnet.

Generell geht es natürlich bei der gesamten Verdauung letztlich um (Energie-)Umwandlung. Auf der »persönlichen« Ebene ist es die Arbeit des oberen Verdauungstraktes, die im Dünndarm ihren Abschluß findet: Energiereiche Stoffe werden ins Blut, gleichsam ins eigene Wesen integriert und dann auf der noch feineren Stoffwechselebene in Energie verwandelt. Die Stufe, über die Hades herrscht, ist die entscheidende auf der überpersönlichen Ebene. Hier geht es hinunter bis in den Tod. Und erst auf diesem tiefsten Punkt erfolgt der Umschwung ins Leben. Der alchimistische Prozeß findet seinen krönenden Abschluß. Wir nehmen die feste Nahrung als Einheit von Körper, Seele und Geist zu uns. Schritt für Schritt wird sie zerlegt. Über die Verflüssigung wird sie aufgenommen und schließlich in den einzelnen Körperzellen zu Gas. (Bei der unerlösten Variante geschieht dieser letzte Schritt im Schattenreich des Dickdarms.) Der Weg führt in jedem Fall vom Festen über das Flüssige zum Gasförmigen[42]. Schließlich werden die drei

42) In ganz analoger Weise verläuft die Verdauung im Makrokosmos Erde: Zuerst werden hier die toten Körper zu Erde, darauf verflüssigen sie sich im Erdöl und werden schließlich zu Erdgas.

Bereiche in reiner Form wieder ausgeschieden: das Feste als Symbol des Körperlichen über den Stuhl, das Flüssige als Symbol des Seelischen mit dem Wasser des Urins, das Gasförmige als Symbol des Geistes im Kohlendioxid der Luft. Bei diesem alchimistischen Prozeß ist aus den dreien ein Viertes geworden, das größer ist als die drei zusammen: das Leben.

1. Blähungen

Zu den verbreitetsten Symptomen gehören sicherlich die Blähungen. Nicht gerade gefährlich im medizinischen Sinne, sind sie es um so mehr im gesellschaftlichen Kontext, geradeso als ahnte man ihre tiefere Botschaft. Dem Volksmund nämlich ist sehr klar, daß hier ein Stänkerer am Werk ist, der Dampf abläßt, und zwar der übelsten Art. Und trotzdem, für ihn selbst ist das Abgehen der Winde (Flatulenz) zunächst einmal (heilende) Erleichterung der Blähungen, ähnlich wie Erbrechen die Therapie der Übelkeit ist. Daß solches Malheur nicht nur dem Verursacher, sondern auch seiner Umgebung stinkt, liegt zwar nicht auf der Hand, aber an der Herkunft der Dämpfe. Allerdings waren diese nicht zu allen Zeiten und sind auch heute nicht in allen Kulturen gleich verpönt. Noch Luthers berühmt-berüchtigte Frage: »Warum rülpset und furzet ihr nicht...?« verweist auf andere Gepflogenheiten. Im Orient gilt das Abgehen von Winden nach dem Essen zum Teil bis heute als Zeichen behaglichen Wohlbefindens und Hinweis für den Gastgeber, daß alles gut angekommen ist. Bei jeder Mahlzeit bekommen also die »Dämonen der Unterwelt« ihr Scherflein ab. Von den einen bekommen sie's gern, wohl wegen ihrem besseren Bezug zu diesem Bereich, von anderen nur widerwillig, weil die sich der Existenz ihrer Unterwelt schämen.

Eine andere Sache ist es allerdings mit den weniger alltäglichen Gasen, die auf besondere Fehlentwicklungen zurückgehen und in der Hölle zu entsprechendem Spektakel führen. Unter bestimmten Umständen kann es nämlich zu Fäulnis und Gärung im Dickdarm kommen, was die Qualität der Winde nachhaltig beeinflußt. Bei Vorliegen einer Verwertungs- oder Aufnahmestörung können Kohlenhydrate oder Eiweiß unverdaut in den Dickdarm gelangen. In den allermeisten Fällen handelt es sich allerdings lediglich um eine habituelle, d. h. gewohnheitsmäßige, Verdauungsstörung. Diese wiederum entsteht, indem man entweder zuviel ißt oder schlecht kaut oder beides zusammen, also schlingt.

Ißt man z. B. etwas so Gesundes wie ein Vollkornmüsli, kaut es aber nicht genug, gelangen ganze Körner in den Magen. Nachdem sie schon die Amylase des Mundspeichels überstanden haben, stehen nun die Chancen gut, daß sie in ihrer geschützten Form auch den Bauchspeichel unbeschadet überstehen. So gelangen sie dann in intakter Vollkommenheit in den Dickdarm und werden hier zur Gärung angesetzt, ein gefundenes Fressen für die Dämonen sozusagen. Wenn man den Göttern also nicht bewußt opfert, z. B. durch die vielerorts verbreitete Sitte, ihnen einen symbolischen Essensteil übrigzulassen, bekommen sie ihren Teil über den unbewußten Weg. An jedem »Überfressen« sind sie automatisch beteiligt über die Spende von unverdauten Nahrungsbestandteilen. Unter froher und lauter Gasbildung machen sie sich über derlei ungewohnte Leckerbissen her und lassen es dabei ordentlich krachen. Die Medizin spricht von sonorer, d. h. lauter und tiefklingender, Flatulenz. Diese ist das Ergebnis von Gärung auf dem Boden fehlgelaufener Kohlenhydratverdauung. Läuft etwas bei der Eiweißverdauung daneben, oft ebenfalls auf dem Boden unzureichender Verdauungsanstrengungen oder durch zu schnelles Essen, droht Fäulnis mit entsprechend leiser, aber fötider (übelriechender) Flatulenz. Der Volksmund kennt die Gefahr dieser »leisen Schleicher«, denn an ihnen ist einiges faul und viel intensiver als bei ihren lauten Verwandten.

Denken wir an unseren Nahrungshelden zurück, wird der Fall schnell *deut*lich: Nur wenn der sich nämlich der Zerlegung unterwirft, hat er die Chance, zu neuem Leben aufzuerstehen. Entzieht er sich den scharfen Zahnklippen ebenso wie den sauren Säften des Magens, hat er sich am männlich-marsischen Prinzip bereits ohne jede Lernerfahrung vorbeigemogelt. So schlecht vorbereitet, sind seine Chancen groß, sich auch von den weiblich-basischen Kräften im Duodenum nicht auslaugen zu lassen. Nun besteht nicht die geringste Chance, im Jejunum den entscheidenden Schritt zu tun und die Schwelle zu neuem Leben und der Umwandlung in Energie zu schaffen. Abgewiesen, weil seine Lebensaufgaben unbewältigt sind, landet der Nahrungsheld an der Pforte zur Unterwelt. Hier muß er aufgenommen werden, allerdings wird er nun, sozusagen bei lebendigem Leibe, den Dämonen zum Fraß vorgeworfen. Er enthält noch viel zuviel vitale Energie für dieses späte Stadium des Lebensweges. Bis die Wesen des Totenreiches, traditionell besonders scharf auf frische, noch lebendige Energie, alles aus ihm herausgeholt haben, muß er einiges in ihren einschlägigen Hexenkesseln durchmachen. Er wird zum Spielball der Hölle, für »höhere« Lebensprozesse ist er zunächst sowieso verloren. Schließlich, wenn er als Kot ausgeschieden wird, hat er vielleicht einiges von seiner ursprünglichen Energie auf dem Weg durch den Körper gerettet, es ist

ihm aber nur zum Lebenshindernis geworden und wird ihm nun auch auf dem Misthaufen nichts nutzen.
Voraussetzung für eine Verdauung, die die »Dämonen« nicht über die Maßen füttert, ist folglich ein beherzter Gang durch die Polarität. Wenn man sich beim Weltessen wie beim Mittagessen in bezug auf die Konfrontation der weiblichen und männlichen Kräfte nicht schont, kann das Werk gelingen. Anderenfalls landet das Nichtverdaute in der Schattenwelt, und die Dämonen müssen nacharbeiten, wo man selbst geschlampt oder verweigert hatte.
Die physische Verdauungskraft symbolisiert die seelische Integrationskraft, die Fähigkeit, etwas zu verarbeiten. Was wir nicht integrieren, obwohl wir es uns durch Essen zur Aufgabe gemacht haben, wird zur Nahrung für die Dämonen des Schattenreiches. Was wir zwar essen, aber nicht wirklich hereinnehmen, wird letztlich ausgeschlossen und damit im wahrsten Sinne des Wortes zum Teufel geschickt. Alles, was wir ausschließen, wird letztlich zu unserem Feind.
Hier werden die beeindruckenden Blähungen vieler Vegetarier interessant. Nicht nur machen sie sich freiwillig und ohne Not alles Fleisch und manchmal auch noch die Fleischfresser zu Feinden, nein, sie stehen nur zu oft auch mit ihren Körnern auf Kriegsfuß, sind sie doch vernehmbar nicht bereit, diese wirklich zu integrieren. Hier wird *anrüchiger*weise ausgegrenzt und bekämpft. Die eigenen Aggressionen, die hinter dem übertrieben friedlichen Gebaren und dem gewaltfreien Essen (als Schattenvariante: Beiß- und Kauhemmung) versteckt werden, machen sich stänkernd Luft. Man stinkt sich und den anderen gewaltig. Meist ist man aber auch dazu viel zu gewaltfrei und läßt die Druckwellen, die sich da hintenherum freikämpfen, still und heimlich ab, so daß man nicht einmal die Verantwortung dafür übernehmen muß.
Die gute Chance der Vegetarier läge im Erkennen dieses

Sachverhaltes und im Ausleben der problematischen Aggressivität durch extrem bissiges und ausdauerndes Kauen. Dann wären die Dämonen bald wieder auf Diät, und es würde stiller in der eigenen Hölle.

Nicht nur bei dieser Sonderform, sondern generell heißt die Aufforderung bei Blähungen: Sei aggressiv, stänkere herum, laß deinen Druck ab, zeig, wie sehr er dir stinkt und wie gern du gegen alles anstinken würdest. Es gilt also, sich der in den Körper abgeschobenen Aggressivität bewußt zu werden und sich einzugestehen, daß ein bißchen Feigheit mit im Spiel sein muß bzw. der Mut zur Konfrontation fehlt, sonst würde man ja nicht den Weg hintenherum wählen. Die einfachste Soforthilfe ist, die nach unten und hinten abgedrängte Aggression wieder nach oben und vorn zu holen und dort mit intensivem Kauen zu üben. Die Blähungen werden sofort nachlassen und die Dämonen auf dem trockenen sitzen.

Das Spiel ist an sich leicht zu durchschauen, wenn man dem ersten einfachen Trick nicht aufsitzt. Mit unserem Schlucken tun wir zwar so, als könnten und wollten wir hereinnehmen, die Verdauung macht uns dann jedoch ehrlich und zeigt uns und der Umwelt, daß wir das Geschluckte gar nicht integrieren, sondern daß es uns gehörig stinkt und wir es lediglich als Futter für die Dämonen unseres Schattens verwenden. Blähungen zeigen uns also, wie wir das Gegenteil von Bhoga, dem Essen und Verdauen der Welt, leben. Einerseits deuten sie an, daß wir die Nahrung (die Welt) eigentlich gar nicht hereinlassen wollen. Aber unser Körper zwingt uns zur Ehrlichkeit: Der Bauch bläht sich auf, wird dick. Er fordert, ihm endlich Raum zu geben, sich vielleicht sogar einen Buddhabauch als Symbol des Lebensgenusses zu gestatten. Weiterhin demonstrieren die Blähungen, daß wir nur scheinbar Bhoga üben. Wir tun nur so, in Wirklichkeit ist das meiste, was wir diesbezüglich vorgeben, nur *Nährung* unseres Schattens – nur Dampf statt Energie. Dinge, die wir bei entsprechendem Einsatz ohne weiteres verwerten könnten, sinken ungenutzt in den Schatten. Wem sollte er da nicht stinken?

Wie kaum ein anderes Beispiel demonstrieren die Blähungen, worauf es beim Üben von Bhoga ankommt. Es gilt nicht nur, die für einen selbst richtigen Dinge hereinzunehmen, es ist genauso wichtig, sich die entsprechende Zeit dafür zu nehmen, damit alles zu seiner Zeit und am richtigen Ort ankommt und innerlich aufgenommen werden kann. Nur das Richtige auszuwählen reicht noch lange nicht. Ein gesunder, reifer Apfel, zur Unzeit oder ohne Zeit verschlungen, wird in viel zu harten und zu großen Brocken im Darm zum Feind und »Dämonenfutter«.

Der ganz normale Verdauungsvorgang macht deutlich, warum der Osten ihn immer als Abbild der Weltbewältigung gesehen hat. Denn das Beispiel des Apfels macht etwas für alle Ebenen gleichermaßen deutlich: alles zu seiner Zeit und an seinem Ort. Oder anders ausgedrückt: Es gibt keine absolute Wahrheit in der Polarität, sondern nur bestimmte Wahrheiten in Abhängigkeit von bestimmten Situationen.

2. Durchfall

Beim Durchfall hängt vieles davon ab, von welcher Höhe er durchfällt. Um einen *schweren* »Fall« mit großen Stuhlmengen handelt es sich bei jenen Ereignissen, die vom Dünndarm ausgehen. Bei den viel häufigeren Dickdarmdurchfällen handelt es sich um *leichtere* Fälle mit geringeren, aber häufigeren Stuhlentleerungen. Darüber hinaus ist chronisches Geschehen vom akuten zu unterscheiden.

Durchfall kann zum Akutesten überhaupt gehören. Aus heiterem Himmel wird man gleichsam (aus dem Leben) weggerissen und wünscht sich nichts sehnlicher als ein *stilles Örtchen*, wo man *die Hosen runterlassen* und *den Dingen ihren Lauf lassen* kann.

Die Symptome sprechen eine eindeutige Sprache, der Darm öffnet seine Schleusen und läßt auf der ganzen Linie los. Manchmal ist es nicht einmal mehr möglich, rechtzeitig jenes einsame Örtchen zu erreichen. Die Kontrolle über den Schließmuskel versagt unter dem Ansturm der dunklen Flut. Krampfartige Bauchschmerzen (Tenesmen) zeigen die unheimliche Aktivität im Labyrinth der Unterwelt und in ihrem Vorfeld. Man fällt schlagartig zurück in die frühe Kindheit, wo man generell noch ohne Kontrolle über den Schließmuskel ist und die Dinge laufen läßt, wie sie wollen. Man läßt sich noch gehen und muß nicht an sich halten. Auch ist der Stuhl zu Anfang des Lebens zumindest ähnlich weich, wenn auch keinesfalls flüssig. So signalisiert »Dünnschiß« einen Rückfall auf frühkindliches Verhalten, der Betreffende wird wieder zu dem »kleinen Scheißer« mit all seiner Offenheit. Er ist weit und durchlässig genau wie das kleine Kind, das noch ohne Hosen lebt. Es braucht die Hosen nicht erst herunterzulassen, um ehrlich zu werden, seine ganze Existenz ist eine grundehrliche. Auf der Erwachsenenebene hat dieses Verhalten aber einen gewaltigen Haken. Man nimmt nämlich mit dieser Methode die Eindrücke (Nahrung) gar nicht mehr ins eigene Wesen (Blut) auf. Man verarbeitet (verdaut) nicht. Statt dessen gehen einem wichtige Lebensstoffe wie Wasser und Elektrolytsalze verloren. Auch die krampfartigen, manchmal bis in Koliknähe reichenden Bauchschmerzen zeigen an, daß die Situation doch etwas recht Verkrampftes hat.

In dem Ausdruck »die Hosen runterlassen« kommt ein

Moment der Ehrlichkeit zum Tragen. Das Symptom zwingt einen unerbittlich, Farbe zu bekennen und ehrlich zu erleben, unter welchem Druck man steht und wie unaufschiebbar das Loslassen geworden ist. Genau diese Situation ist aus dem Seelischen in den Körper gesunken. Man zeigt extreme Offenheit, z. B. indem man Mutproben, Prüfungen oder gewagte Reisen auf sich nimmt. Das Symptom demonstriert, wie offen man ist, aber auch wie wenig man letztlich davon hat. Man nimmt nichts auf in dieser Überforderungssituation, ja im Gegenteil, man verliert noch. Die Bauchschmerzen sprechen auf ihre Art davon, daß das Ganze auch etwas Verkrampftes und Gewolltes hatte. Während einem die eigene Seele herausfließt in Form all des lebenswichtigen Wassers, gibt man sich extrem offen, selbst auf die Gefahr hin, im wahrsten Sinne des Wortes zu vertrocknen. Besonders gefährlich wird diese Situation natürlich bei chronischen Durchfällen.

Die in diesen Symptomen zutage tretende Aufgabe ist deutlich: Man hat loszulassen, aber auf der geistig-seelischen Ebene, z. B. von überhöhten Ansprüchen, Bewährungs- und Mutproben. Offenbar soll man auch gar nicht soviel (= zuviel) verdauen und verwerten wollen, sondern mehr »unbenutzt« hindurchlassen. Für eine Reise könnte das heißen, die Absicht loslassen, Kapital daraus zu schlagen, die Ergebnisse auszuwerten und zu benutzen (z. B. alles festzuhalten und zu dokumentieren). Offenbar geht es mehr darum, geschehen zu lassen, den Dingen ihren Lauf zu lassen, nicht zuviel zu planen und zu kontrollieren, Offenheit zu entwickeln für spontane Ereignisse und Überraschungen — vielleicht sogar für gute und böse Überraschungen. Man muß lernen, wie die bayerische Mundart so unübertroffen formuliert, auf die Ergebnisse zu *scheißen.*

Tatsächlich zwingt das Symptom dem Betroffenen ja auch

eine eindrucksvolle und sehr spontane Offenheit auf. Auf einer sehr erlösten Stufe wäre das jene Grundhaltung, die im Buddhismus mit Uppekha bezeichnet wird. Eine grundsätzliche Offenheit für alles, ohne irgend etwas damit machen zu wollen und ohne sich an irgend etwas festzuhalten. Dieser Gleichmut wäre die höchste Lernaufgabe, die sich aus den Symptomen des Durchfalls herauslesen ließe, ob sie nun auf einer speziellen Reise oder irgendwo auf der Lebensreise auftreten. Allerdings sind vor ihre Verwirklichung noch einige Hindernisse gebaut, denn im Durchfall verbirgt sich noch tieferer Schatten.

So weiß der Volksmund, daß *Schiß haben* gleichbedeutend mit Angst haben ist und man sich auch auf der übertragenen Ebene *vor Angst in die Hosen machen* kann. Wenn jemand bereits *die Hosen voll* hat, ist auch eine gehörige Portion Angst dabei. So hängt Durchfall also mit Angst und damit Enge (lat. »angustus« = »eng«) zusammen. Der Betroffene macht sich eng für das Leben, verschließt sich vor ihm und will momentan nicht mehr daran teilnehmen, weshalb er dann ja auch an jenen einsamen Ort flieht, wo sogar der Kaiser allein hingeht.

Was wie ein eklatanter Widerspruch zur vorher besprochenen Offenheit wirkt, bezeichnet lediglich eine tiefere Schattenebene. Beides ist richtig. An der Oberfläche zeigt der Patient eine Offenheit, die ihm in dieser ausgeprägten Form gar nicht bewußt ist, sonst müßte der Darm sie nicht darstellen. Tief darunter aber sitzt Angst, wenn nicht gar Lebensangst; eine so grausige Enge, daß er die oberflächliche »Offenheit« als Abwehr dagegen braucht. In der Extremsituation des Durchfalls, der Exsikkose, was nichts anderes als totale Austrocknung des Körpers meint, tritt dieses Thema zutage. Die vollkommene Vertrocknung durch den Verlust von Lebenswasser und vom Salz des Lebens ist die

tiefste Angst des Durchfallpatienten. Für deren Abwehr kommt ihm jede Möglichkeit, auch die Flucht in den Gegenpol, gerade recht.
Die hier verborgene Lernaufgabe liegt im »Engerwerden«, darin, Grenzen zu setzen, Klarheit und Struktur zu finden, Unwesentliches auszusondern und den eigenen Wesenskern zu entdecken. Konsequenz sollte an die Stelle von ausufernden Träumen treten, Ordnung und Struktur in die eigene Gedanken-, Seelen- und Körperwelt eintreten. (Diese tiefe Schicht des Durchfallpatienten entspricht sehr genau der Oberfläche des Verstopften.)
Die häufigste Richtung des Durchfalls, der neurovegetative, durch nervöse Überaktivität des Dickdarms geprägte, ist deutlich von dem durch mangelnde Verdauungsaktivität (Maldigestion) unterschieden. Zu ersterem gehört der typische Reisedurchfall. Die nervöse Überaktivität des Darmes spiegelt die entsprechende nervöse Geschäftigkeit, Überdrehtheit und Hyperaktivität im Seelischen, die sich wiederum in der konkreten Reisetätigkeit spiegelt. Auf diesem Boden ist es dann gar nicht mehr möglich, Dinge wirklich aufzunehmen und zu verarbeiten. Alles fließt nur so vorbei und rauscht durch einen hindurch (*Durchmarsch*). Gesteht man sich das nicht ein, macht es der Körper auf seine drastische Art deutlich.
Durchfall zeigt generell an, daß man (unbewußt) zu vieles einfach hindurchläßt, ohne es aufzuarbeiten, und damit Wichtiges wie Wasser und Elektrolyte verliert. Dem indischen »Bhoga«, dem Weltessen, von dem schon im vorigen Kapitel die Rede war, wird man in keiner Weise gerecht. Die indische Philosophie bekräftigt damit ihre Auffassung, daß wir bei unserem Versuch, uns über diese polare Welt hinauszuentwickeln, die Welt erst gründlich verdauen müssen. Dazu aber ist es nötig, sich ihr zu öffnen, sie zu sich

hereinzuholen, sie sozusagen aufzuessen. Der Durchfallkranke verweigert sich dem »Weltessen« insofern mit Recht, als der Braten, den er sich aufgetischt hat (für ihn) zu groß ist. Er macht sich das zwar gar nicht bewußt, sein Körper aber *riecht den Braten.*

Vielleicht war er bei der Reise in die weite Welt sogar ausgezogen, um sie kennenzulernen und Bhoga zu üben. Der Durchmarsch zeigt dann aber, daß er an einem Punkt *Schiß bekommen* und vor Angst zugemacht hat. Mit dem stillen Örtchen kommt jetzt ehrlicherweise jener Ort ins Spiel, zu dem sich der Betreffende in Wirklichkeit hingezogen fühlt. Hier kann er nun eine lange »Sitzung« halten und sich ausruhen.

Auf der vegetativen Körperebene spiegelt sich dieser Umschwung in einem Umschalten von der männlich-sympathischen Innervationslage, die für die Welteroberung nötig ist, auf parasympathisch-weiblich. Der Organismus lebt damit bereits, was auch die Seele gerne möchte, sich aber noch nicht eingestehen kann: Ruhe und Regeneration statt Eroberung. Eigentlich will der Parasympathikus an ein stilles Örtchen fesseln und für Ruhe sorgen. Zum andauernden Rennen kommt es lediglich, weil der Intellekt an seinem ehrgeizigen Projekt (z. B. des Reisens) festhält. So liegt die Antwort und die Lösung des Problems wie immer im Symptom selbst: loslassen! Natürlich ist es aber noch ein gewaltiger Unterschied, ob man von seinen hochfliegenden Reiseplänen loslassen muß oder die eigenen Bindungen an die Hölle opfern soll wie bei den Durchfällen der Colitis ulcerosa, die weiter unten noch beschrieben wird.

»Ich habe Schiß und bin folglich ein *rechter Schisser*«, signalisiert auf jeden Fall der Körper. Es ist die Angst, durch die Prüfungen des Lebens zu fallen (oder vor dem Hüter der Schwelle nicht zu bestehen und damit bei der letzten gro-

ßen Prüfung durchzufallen). Angst markiert sinnvollerweise den Eingang, die Grenze, zum Schattenreich. Wird sie unbewußt, d. h. die Angst verdrängend, überschritten, fällt man durch, und der ehrliche Körper zeigt es einem.
Die Lösung läge darin, sich die Angst einzugestehen und von den ehrgeizigen und die eigene Situation ignorierenden Vorsätzen loszulassen; es sich zu gönnen, auch einmal im übertragenen Sinne durchzufallen, statt Durchfall zu haben. »Scheiß drauf!« wäre der weise Rat des Volksmunds. »Gib es auf, und werde durchlässig. Auch verlieren will gelernt sein.«
Die Tatsache, daß alles unverdaut durchfällt und damit Wertvolles wie Wasser und Salz des Lebens verlorengehen, enthält ebenfalls dieses herbe Moment von Ehrlichkeit. Auf diese unbewußte Art geht einem mehr verloren, als man gewinnen kann. Am Ende der Reise ist man dünner als an ihrem Beginn. Es wäre an der Zeit, sich einzugestehen, daß man z. B. als Weltenbummler vorerst durchgefallen ist. Macht man sich das bewußt, ergibt sich daraus auf der anderen Seite die Chance, den Archetyp des Märchens »Von einem, der auszog, das Fürchten zu lernen« nachzuvollziehen. Jetzt allerdings gut vorbereitet und reicher geworden um die Erkenntnis der eigenen Angst – und der Tatsache, daß diese Angst sinnvollerweise zum Leben gehört und trotzdem irgendwann bewußt konfrontiert werden will.
In einer ehrlichen Bilanz ginge es darum, sich einzugestehen, daß man Loslassen lernen soll von all den hochfliegenden Eroberungsträumen, um statt dessen seinen Schiß vor der Welt und dem Leben zu bewältigen. Die daraus folgende realistische Haltung wäre bewußte Vorsicht und Loslassen der Selbstüberschätzung. In diesem Sinne hat die Reise dann trotzdem Erfolg gehabt, und das ist die vielleicht viel entscheidendere Erfahrung.

Schließlich hat der Durchfall wie schon das Erbrechen auch eine körperlich erlöste Ebene, stellt er doch eine Reinigung der Unterwelt dar. Es wird tatsächlich Ballast abgeworfen. Im Falle von Vergiftungen kann Durchfall die Therapie des »inneren Arztes« sein, um mit Dingen, die einem nicht bekommen, schnell fertig zu werden. Bei Reinigungskuren wie dem Fasten wird deshalb ganz bewußt ein künstlicher Durchfall in Form des Einlaufs oder durch Trinken von Glaubersalz ausgelöst, auf daß das Loslassen auch die Unterwelt erfasse.

3. Verstopfung

Bei der Obstipation oder Stuhlverstopfung wird der Kot zu langsam durch den Dickdarm transportiert. Dabei wird ihm so viel Wasser entzogen, daß er verhärtet. Da zudem die Schleimproduktion vermindert ist, verliert der feste Darminhalt seine Gleiteigenschaften und bleibt gleichsam stecken. Wie ein fester Pfropf blockiert er das Darmlumen: eine typische Stausituation. Auf dieser Basis fühlt man sich mit der Zeit immer voller und dicker und manchmal auch sehr gebläht als Ausdruck der Tatsache, daß einem die ganze Situation stinkt. Einige Verstopfte fühlen sich darüber hinaus auch voller Dreck und rundum verschmutzt. In langwierigen Sitzungen brüten sie dann über der Misere und fördern aufgrund des tieferliegenden Widerstandes doch nur wenige harte Brocken zutage. Wenn bei Sitzungen gar nichts herauskommt, führt das nicht nur, aber natürlich auch bei denen auf der Toilette zu Enttäuschung.
Die Symptomatik verdeutlicht die unbewußte Starrheit und Langsamkeit des Betroffenen. Den Unwillen, auch wieder herzugeben oder gar zu verschenken. Wie nämlich

Essen ein symbolischer Akt des Aufnehmens, so ist die Stuhlentleerung ein Akt des Gebens. Bereits das kleine Kind auf seinem Topf wird sich schnell des Wertes dieses seines ersten Geschenkes bewußt, auf das nicht selten die ganze Familie sehnsüchtig wartet. Die Beziehung von Kot und Geld wird nicht nur von der Psychoanalyse vertreten, sondern auch zum Schatz der Volkweisheit. Der Goldesel scheißt Goldtaler statt Kot, wie ja auch der Volksmund bei auffallend reichen Leuten vermutet, sie hätten einen Geldscheißer zu Hause. Die Mythologie bestätigt den Zusammenhang ebenfalls, wird doch Pluto als Herr des Totenreiches auch »der Reiche« genannt. Er hat alle Schätze der Erde und der Unterwelt in seinem Besitz.

Mit Pluto/Hades kommt der andere wichtige Bedeutungsgehalt des Kots ins Spiel, nämlich die Unterwelt als Ort des Unbewußten im Körper. So wie der Dünndarm in Form und Funktion dem Gehirn und seinem Bewußtsein entspricht, findet das Unbewußte seine Entsprechung im Dickdarm. Er ist das Totenreich des Körpers, enthält er doch totes Material, das sich jeder (sichtbaren) Weiterverwendung entzieht. In der Mythologie aber wird das Totenreich mit dem Unbewußten assoziiert, was bedeutet, daß sich der Inhalt des Unbewußten und der des Darmes, der Kot, entsprechen.

Der verstopfte Mensch verweigert mit der Stuhlentleerung folglich symbolisch, daß Inhalte aus dem Unbewußten ans Licht kommen. Dieser Zusammenhang wird besonders in Psychotherapien augenfällig in der Schwierigkeit, verstopfte Patienten zur Preisgabe ihrer weggedrängten Inhalte zu bewegen. Mit beginnender Stuhlnormalisierung wird auch das Hergeben dieser Inhalte sogleich leichter. Die Verstopfung dokumentiert also ebenso, daß der Betroffene sein Unbewußtes und Verdrängtes lieber weiter stauen will, als es herzugeben. Er kann sich nicht lösen davon und weigert sich folglich, es hinter sich zu lassen. Dieses Hängen an uralten, längst überlebten Strukturen und Bildern verstärkt noch die Starrheit und Rigidität im Erscheinungsbild des Patienten. Wie das Symptombild schon zeigt, ist er im höchsten Maße unfähig loszulassen. Neben Sparsamkeit bis zum Geiz finden sich weitere typisch zwanghafte Seelenstrukturen. Die Patienten neigen dazu, wie schon dem Kot, ihrem wohlgehüteten Schatz, auch sonst ihrem Leben das Wasser, die Seelenflüssigkeit, zu entziehen. Ausgetrocknet und hart wie ihre Unterwelt erscheint so auch ihr Leben. Was sie sich in ihrem Geiz absparen, können sie mitnichten genießen, ihre Vitalität ist ähnlich eingetrocknet wie ihr unterirdischer Schatz. Die Art Trockenkonservierung, die sie dem Stuhl angedeihen lassen, zeichnet auch ihr konservatives, von engen Grenzen geprägtes Leben aus. Den Betroffenen ist das alles nicht bewußt.

Extreme Sparsamkeit, bewußt gelebt (und gleichgültig, ob mit fragwürdigen oder vernünftigen Argumenten begründet), muß nämlich keineswegs zu Verstopfung führen. So ist z. B. nichts bekannt, daß Walt Disneys Onkel Dagobert an Verstopfung leidet – trotz seines sprichwörtlichen Geizes. Dagobert genießt sein Geld, in dem er täglich wühlt, und er weiß um seinen Geiz, ja hat sogar seinen Spaß daran.

Hinter der Verstopfung und ihrer Problematik steckt vordergründig die Angst, völlig mittellos dazustehen, wenn man irgend etwas hergeben würde. Hinzu kommt die Befürchtung, mit der Öffnung der Unterweltschleusen dem mit Mühe eingedämmten, dann aber mit Urgewalt überbordenden totalen Chaos nicht mehr gewachsen zu sein. Liegt die erste Angst, die sich in Enge, Starrheit und der Weigerung zu geben zeigt, bereits im Schatten, rührt dieser zweite Bereich an noch viel tiefere Schattenschichten. Tatsächlich dient die erste Angst und Schattenebene primär der Abwehr der tieferen Schicht. Der Patient baut mit seinem System aus Schranken und Regeln, Vorschriften und rigiden Verhaltensnormen seelische Bollwerke gegen das in ihm drohende Chaos. Wenn nicht alles zwanghaft geordnet ist in seiner materiellen Umwelt, fühlt er sich von jenem tiefsten Chaos bedroht. Seine Urangst ist es, in den Strudel dieses reißenden, weiblich-verschlingenden Urchaos gerissen zu werden.

Die Aufgabe des Patienten ist folglich vielschichtig zu sehen. Auf der oberflächlicheren Ebene gilt es zuerst einmal, Festhalten zu lernen, nämlich sich selbst festzuhalten an verläßlichen Strukturen. Er muß lernen, Grenzen zu ziehen und sich abzugrenzen, vor allem aber zu behalten, was er noch braucht. In seinen konservierenden Bestrebungen liegt auch etwas Bewahrendes, auf Überleben Gerichtetes, das ihm bei seiner eigentlichen tieferen Aufgabe zu Hilfe kommen kann. Diese besteht in der Aussöhnung mit dem chaotischen Urweiblichen. Wenn er in diesen Bereich des Unbewußten eindringt, kann es sogar geschehen, daß er mit Durchfall in Körper und Seele reagiert. Der Seelendurchfall besteht zumeist in einer Bilderflut, die bis in psychotische Ebenen führen kann. Nicht selten findet man in Psychotherapien, die bis in solche Bereiche gehen, daß alles auch mit solch einer akuten »Überschwemmung« begonnen hatte. Die chronische Verstopfung war dann lediglich die Antwort auf diese urtümliche Bedrohung, der Versuch, zuzustopfen und abzublocken, was da heraufzubranden drohte. Auch die Trockenlegung der Unterwelt kann als ein Versuch gelten, den (chaotischen) Ursumpf urbar zu machen, indem man ihm symbolisch das wesentlichste Element, Wasser, entzieht. Die Weigerung, (mondhaften)

Schleim als Gleitmittel für die bedrohlichen Unterweltsgeheimnisse zu produzieren, macht nun ebenfalls Sinn. Es geht um die generelle Be*herr*schung dieses bedrohlichen Chaos durch Austrocknung. Auf der körperlichen Ebene gelingt der Versuch auch annehmbar: Aus der brodelnden, gärenden Höllensumpflandschaft wird eine übersichtliche karstige Höhle, die aufgrund des anfallenden Staumaterials bald aus sorgfältig vollgestopften Gewölben besteht. Auf der seelischen Ebene gelingt die Eindämmung der reißenden Flut durch eine Fülle von Schranken und festgefügten Zwangsritualen, zu denen auch der durchorganisierte Geiz gehört.
Vor diesem Hintergrund wird auch der Widerstand nachvollziehbar, den die Betroffenen vielfach gegen therapeutische »Einlaufversuche« entwickeln, müßten sie doch dazu gerade Wasser in die mühsam trockengelegte Höhle bzw. Hölle einlassen. Nur die Erwähnung von Psychotherapie kann bereits Panik auslösen und damit das so lange zwanghaft Verdrängte in bedrohliche Nähe rücken. Sie müßte in jedem Fall, der oberflächlichen Abwehrstruktur des Patienten entsprechend, sehr langsam und vorsichtig vorgehen und die aus der Tiefe »drohende« Flut nur portionsweise ablassen.
Am Beispiel der Verstopfung kann der Umgang mit chronischen Symptomen deutlich werden. Wenn man von der Reiseverstopfung absieht, ist die Verstopfung fast immer ein chronisches Geschehen. Mit der Deutung der Situation bekommt man nur den oberflächlichen Schatten zu fassen. Dieser ist die Abwehr des tieferen Schattens. Um an ihn heranzukommen, ist es *not*wendig, auf die ursprüngliche akute Situation zurückzukommen und ihre Symptomatik zu deuten.
Wie schon beim Gegenpol, dem Durchfall, soll auch bei

der Verstopfung die typische Reisevariante an*gedeutet* werden. Eine Reise führt per definitionem zu Veränderungen. Für einen Menschen oben beschriebener Struktur ist aber jede Abweichung von seinen Normen und Lebensregeln bedrohlich, weil sie dem in ihm lauernden Chaos zum Durchbruch verhelfen könnte. Folglich wird der Betreffende sofort anfangen zu »mauern«. Je unstrukturierter die Reise ist, je offener und variabler das Ziel, desto mehr ist der Patient bedroht, und desto stärkere Mauern wird er errichten. Die Verstopfung zeigt ihm im Körper, wie sehr er im Unterbewußtsein Mauern baut, ohne es sich einzugestehen. Hinzu kommt, daß die Betroffenen auf dem Boden ihrer zumeist zwanghaften Struktur größten Wert auf Hygiene legen, denn auch jeder Schmutz könnte die dunkle chaotische Unterwelt in ihnen beleben. Wenn nun auf Reisen die Sauberkeit der Toiletten zu wünschen übrigläßt oder gar noch fremdartige Klorituale von ihnen verlangt werden, blocken sie sofort ab. Hier wird deutlich, wie wertvoll ihnen ihr so gefürchteter Dreck dann doch noch ist, weil er eben als Schatten zu ihnen gehört. Schatten ängstigt und fasziniert zugleich. Jedenfalls legen sie ihn nicht überall ab; und wenn, dann nur unter ihren Bedingungen. Auf dieser Schiene liefert der auf Reisen oft auftretende Zeitdruck ebenfalls Anlaß zum Darmstreik. Auch die Unsicherheit der Versorgungssituation kann dazu beitragen, wenigstens das, was man schon sicher hat, zu behalten. Nach dem Motto »Lieber den eigenen Dreck als Fremdes«. Alles Ungewohnte — von Nahrungsmitteln über Tischsitten bis zu Landesgebräuchen — bringt die eigene festgefügte Ordnung in Gefahr und wird abgewehrt. Die Verstopfung ist Ausdruck dieses Streiks.

Nachdem auf der Ausfuhrseite so gemauert wird, geht bald auch bei der Einfuhr nicht mehr viel. Der Betreffende wird also weder von dem fremden Land viel in sich aufnehmen noch von sich viel dort lassen. Dieser geringe Kontakt mit dem Gefährlichen beruhigt ihn und stabilisiert sein labiles Gleichgewicht, so gut es unter den bedrohlichen Umständen möglich ist. »Schließlich muß man ja nicht gleich wieder die Strapazen einer Reise auf sich nehmen.«

Der Vergleich der Reiseerkrankungen miteinander kann einiges klarmachen. Reisedurchfälle sind besonders typisch für andere Erdteile, besonders Asien, Afrika und Südamerika, und kommen damit mehr beim Typ des Weltreisenden vor. Zur Tatsache, daß es auf diesen Kontinenten ganz andere, ungewohnte Bakterienarten gibt (funktionale Argumentation der Schulmedizin), kommt hinzu, daß dort ganz andere und vor allem ungewohnte Lebensgewohnheiten herrschen. Diese sind das Hauptproblem. Die notwendigen Bakterien findet der Körper überall für die Inszenierung der auf der Seele brennenden Themen. Die Weltreisenden gehören eher zu jenem Typ, der gern Mut und Offenheit demonstriert, jedenfalls bis der Durchfall den Reinfall offenbar werden läßt. Für solch eine Demonstration eignet sich die Pauschalreise an »Italiens herrliche Strände« natürlich weniger. Hier schlägt eher die Verstopfung zu, die mehr ein Problem der kleinen Reisen in Europa (und damit auch des Typs, der solche Reisen bevorzugt) ist. Der Unterschied liegt in den völlig unterschiedlichen Menschen. Für einen Menschen zwanghafter Struktur, dem sein geordnetes Zuhause über alles geht, ist schon eine Italienreise ein ungeheurer Schritt. Und so wird es ihm bereits dabei so ungeheuer, daß er vor jener neuen, bedrohlichen Außenwelt, die sowenig mit seiner vertrauten gemein hat, Mauern errichtet und zumacht.

Im Endeffekt ist ihm der Durchmarschierer gar nicht so unähnlich. Er tut zwar so, als könne er all das Neue und Fremde mit Interesse verdauen. Jedenfalls tischt er es sich erst einmal reichlich auf und verleibt es sich dann auch mit vermeintlichem Genuß ein. Im Endeffekt aber nimmt er es eben doch nicht wirklich in sich auf, und darin ist er dem Verstopften wieder gleich. Allerdings hinterläßt er im Gegensatz zu diesem reichlich Spuren in der Fremde. Auf symbolischer Ebene läßt er all die »materiellen« Schätze, die er mit sich führte, im Land. Der Verstopfte dagegen sammelt eher noch neue Schätze hinzu und trägt diese — sparsam, wie er ist — nach Hause. Dort erst, auf seinem eigenen vertrauten Thron, packt er dann mit Hilfe der erprobten Rituale aus.

Zum Glück für den Tourismus sind allerdings die allermeisten derartigen Darmgeschichten eher von kürzerer Dauer oder zumindest harmloser Ausprägung. Die Durchfälle zeichnen sich meist durch akute Heftigkeit aus, ähnlich wie wohl auch ihre Besitzer; die Verstopfungen dagegen haben eher ein langsames und schleppendes Gepräge, ebenfalls in Analogie zu ihren Besitzern.

So fern sich diese beiden Typen und ihre chronischen Vertreter auf den ersten Blick sein mögen, so teilen sie doch das gemeinsame Thema »Geben und Nehmen« und jene ihre Angst vor dem tiefen Grund ihrer Seele. Das oberflächliche Problem des einen ist dabei das tiefe des anderen und umgekehrt. Beim Durchfallpatienten ist die übertriebene Weite und Offenheit oberflächlich im Schatten, diese ist als Urchaos gleichzeitig die tiefste Angst des Verstopften. Dessen in den oberflächlichen Schatten geratene Verschlossenheit und Leblosigkeit ist das tiefste Grauen des Durchfallpatienten.

4. Geld, Gold und Kot

Die innige und direkte Beziehung, die zwischen dem Edelsten und dem Unedelsten, zwischen Gold (bzw. Geld) und Kot, besteht, ist eine altbekannte Tatsache. Unzählige Märchen und Mythen erzählen davon: Neben dem Goldesel, der auf Befehl hinten und vorne Goldtaler speit, gibt es Gänse, die goldene Eier legen, Dukatenscheißer, und nicht selten bezahlt der Teufel seine betrügerischen Handelspartner mit Gold, das sich im Nu in einen Haufen dampfenden Kots verwandelt. In altbabylonischen Überlieferungen wurde Gold als Kot der Hölle bezeichnet. Die Azteken nannten es Götterdreck. Für die Melanesier war ihr Muschelgeld ein »Auswurf des Meeres« oder »Seekot«. Im Volksmund heißt es, daß der Teufel immer auf den größten Haufen scheißt, was soviel bedeutet wie »Geld und Geld gesellt sich gern«. Landet Vogeldreck am Kopf eines Menschen, oder tritt er in Hundekot, so steht ein Geldsegen ins Haus. Auch Träume von Kot verheißen Reichtum. Die Sprichwörter »Geld ist schmutzig« und »Geld stinkt nicht« zeigen die Ambivalenz gegenüber diesem Thema.

Die Verbindung zwischen Geld und Schmutz hat sich auch in einer alten Diebessitte niedergeschlagen: Nach erfolgreicher »Arbeit« hinterläßt der Dieb einen »Posten«, einen Haufen Kot am Tatort, sozusagen als Entschädigung für das entwendete Geld. Selbst in Redewendungen wie »sein großes Geschäft verrichten« findet die Analogie von Reichtum und Kot seinen Ausdruck. Die Mundart spricht auch von Goldregen bei Durchfall, von der Goldgrube, wenn es um den After geht, und von Goldadern bei Hämorrhoiden.

Sogar die Banken- und Börsensprache weiß, womit sie arbeitet: Ist jemand in Geldnot, ist er *verstopft*, und es ist wichtig, daß er wieder *flüssig* wird, am besten gleich *stink*reich.

Man spricht von *harter* und *weicher* Währung, als handle es sich um Stuhlgang.
Zu den bestechendsten Belegen für die Analogie von Geld und Kot gehören die Krankheitsbilder von Neurotikern und Psychotikern. In der manischen Phase sammeln die Kranken häufig ihren Kot und bieten ihn ernsthaft als Zahlungsmittel an, während in der depressiven Phase schon ganze Geldbündel im Klo landeten.
Diese Sammlung bildhafter Beispiele sollte die Verbindung dieser äußerst wichtigen und gleichzeitig tabuisierten Bereiche des menschlichen Lebens zeigen. Zwei voneinander scheinbar weit entfernte Gebiete können, ausgehend von völlig verschiedenen Ansatzpunkten, die Wurzeln dieser Analogie verdeutlichen: die Psychoanalyse und die Alchimie.

a) Der anale Charakter des Geldes

Die klassische Psychoanalyse erklärt den analen Bezug des Geldes folgendermaßen: »Der Kernpunkt der psychoanalytischen Lehre von der Analität des Geldes geht auf die Beobachtung zurück, daß die Fäkalien die ersten selbständigen Produkte des Kindes sind, sein erster ›Besitz‹.«[43]
Die Beziehung, die jemand zu Geld hat, wird dieser Ansicht nach geprägt vom Verlauf der frühkindlichen Analphase. Geldneurosen und damit eng verbunden Verdauungsprobleme wurzeln für die Psychoanalyse zum Beispiel häufig in der Art der Erziehung zur Reinlichkeit, die ein Kind erlebt. Der Kot als erster Besitz bringt das Kind

43) Ernest Bornemann: *Psychoanalyse des Geldes. Eine kritische Untersuchung psychoanalytischer Geldtheorien*, Frankfurt 1977.

auch in Kontakt mit seinem Machtgefühl, wenn es nämlich entdeckt, daß es die Mutter zufriedenstellen kann, indem es brav auf den Topf geht, oder sie ärgert, wenn es dies verweigert. Das Kind entdeckt über seinen Kot sein Ich, indem es seine Macht über die Umwelt erfährt und die Erfahrung macht: Besitz ist gleich Macht. Die anale Phase gilt also in der Psychoanalyse als wichtiges Stadium der Ich-Bildung. Entwicklungsstörungen in dieser Phase ergeben das psychische Symptombild des Zwangs- oder Analneurotikers.

Nach Sigmund Freud hat der Analcharakter eine konservative und bewahrende Haltung und hält lange an den Erziehungsmustern der Eltern fest. In seinem Umgang mit der materiellen Welt im allgemeinen und Geld im speziellen entwickeln sich bei ihm Eigenschaften wie »Geiz, Neid, Mißtrauen, Zweifel, Grübelsucht, Verinnerlichung, Tendenz zu verwickelten Rationalisierungen, Prüderie, sexuelle Unterdrückung. In der anderen Richtung Gewissenhaftigkeit, Reinlichkeit, Ordnungssinn, Gründlichkeit, Steifheit, Eigenwilligkeit, Eigensinn. Als Reaktionsbildung dann das Gegenteil all dieser Qualitäten: Unordnung, Verschwendungssucht, Gewissenlosigkeit.«[44]

Der analen Entwicklungsphase geht die orale voran, die durch den (nahrungs)aufnehmenden Charakter bestimmt ist. So wie der zurückhaltende und sammelnde Aspekt im Umgang mit Geld und Materie auf die Analphase zurückgeht, gehört der aufnehmende der oralen Phase an.

Die Parallelität von Nahrungsaufnahme bzw. Verdauung und Geldumgang beschreiben die Psychoanalytiker folgendermaßen:

1. Einverleiben und essen entspricht dem Vorgang des Aneignens und Kaufens. Im finanziellen Bereich verwendet

44) Ebenda, S. 13.

man dafür so bildhafte Ausdrücke wie auf*schnappen*, jemandem ein Geschäft weg*schnappen*, sich etwas auf*gabeln*, gut *einnehmen* oder *mausen*; und all das für den *Broterwerb*. Ähnlich wie die Nahrung abgebissen bzw. gekaut werden muß, ist diese Phase auch im wirtschaftlichen Bereich eine aggressive: »Wer sich bereichern will, muß etwas tun. Und zwar muß er etwas Aggressives tun: Er muß jemand anderem das Geld abnehmen. Denn es gibt kein Geld, das nicht bereits jemandem gehört.«[45]

2. Die nächste Stufe wäre auf der körperlichen Ebene das Verdauen. Die Nahrung wird bearbeitet, verarbeitet und das Brauchbare aufgenommen. Auf der finanziellen Ebene entspräche das dem Geldanlegen bzw. Investieren. Wobei bei einigen Menschen ganz konkret das Essen als eine Art Wertanlage betrachtet wird und die Verdauung als »Umsatz« mit dem Sinn von Vermögens-(bzw. Körper)zuwachs. Den Gewinn zeigt dann das wachsende *Polster*. Den problematischen Aspekt dieser Phase zeigt der Fall eines geldneurotischen Bankiers, der seine Kinder dazu anhielt, den Darminhalt möglichst lange im Körper zu behalten, um die teure Nahrung optimal zu nutzen.
3. Das Zurückhalten der Fäkalien entspricht auf der äußeren finanziellen Ebene dem Sparen, Sammeln bzw. Geizen. Menschen, die in dieser Phase fixiert sind, haben eine große Abneigung, Dinge wegzuwerfen. Sie sammeln alles, unabhängig vom Wert der Objekte. Auch ihren Darminhalt, den sie sich schließlich ersessen haben, betrachten sie als erarbeiteten Besitz, dessen In*haber* sie sind und den sie deshalb nur ungern weggeben. Es sind

45) Ebenda, S. 40.

dies meist zugeknöpfte und verschlossene Menschen, Apostel der geordneten Verhältnisse, was meint: wohlhabend, fester Wohnsitz, festes Einkommen, fester Stuhlgang.

4. Dem Ausscheiden der Fäkalien auf der körperlichen Ebene entspricht im ökonomischen Bereich das Geldausgeben, das Verkaufen und Produzieren. Hier zeichnen sich zwei Grundcharaktere ab. Der eine betrachtet jede Darmentleerung als einen Vermögensschwund und als Verlustgeschäft. Es ist dies der Typ mit einer tief pessimistischen Weltanschauung. Der andere Charaktertyp betrachtet den gleichen Prozeß in oft geradezu ekstatischer Weise als Gewinn. »Jede Darmentleerung ist eine schöpferische Leistung, ein ›großes Geschäft‹, ein ›Goldregen‹, ein ›Posten‹.«[46] Jede Form von Besitz meint bei dieser optimistischen Weltanschauung Kreativität und Produktivität. Ist die Untugend des ersten Geiz, auf der körperlichen Ebene Obstipation, so leidet letzterer an Verschwendung bzw. körperlich an Durchfluß (Diarrhoe).

An dieser Stelle bietet es sich an, auf die Entsprechung zu achten, die zwischen der Art der Stuhlentleerung und dem Geldausgeben eines Menschen besteht.

Da gibt es einmal den begeisterungsfähigen und spontanen Typ, der ganz nach dem Motto »Was kostet die Welt?« lebt. Er gibt gerne und leicht Geld aus für Dinge, die Spaß und Genuß bereiten, und freut sich dabei wie ein Kind. Ebensoviel Lustgewinn bezieht er aus dem morgendlichen Stuhlgang. Ist bei den meisten Menschen dieses Thema tabu, so erzählt er bereitwillig über die lustige Form, die er heute wieder produziert und in die Klomuschel gelegt hat. Ähn-

46) Ebenda, S. 50.

lich wie er im Geldbereich immer wieder auf spielerische Art Neues versucht (Disneyland-Aktien, Spielbank u. ä.), bringt er auch gern Abwechslung in seine Klositten. Mit Vergnügen probiert er Spül-, Sitz-, Steh- und Plumpsklos und die »Freilichtbühne«.

Locker-flockig geht ein anderer an dieses Thema heran bzw. darüber hinweg. »Geld hat man, darüber redet man nicht.« Hier wird oft in jedem der beiden Bereiche viel *Wind* um nichts gemacht. Geldausgeben und Darmentleerung (»Raus mit dem alten Mist!«) sind ein Akt der Befreiung. Man erhebt sich in jeder Form gern über die banalen Notwendigkeiten und Notdürfte des Lebens. Abstrakte Geldtransaktionen, die nur am Bildschirm des Börsencomputers stattfinden, sind hier ebenso interessant wie die Vorstellung, den Verdauungsvorgang möglichst sauber und ästhetisch zu halten. Im Extrem kann da sogar auf Astronautennahrung umgestiegen werden nach dem Motto »Wenig rein und wenig raus«. Man will sich die Hände dort und da nicht schmutzig machen. So wie in Geldangelegenheiten der abstrakte Weg über Scheck, Kreditkarte und Bankomat bevorzugt wird, ist man auf der analen Ebene Anhänger des vollautomatisierten Hygieneklos: Frische Plastikfolie auf der (Klo-)Brille, automatisches und sofortiges Spülen nach Erledigung des »Geschäftes« (Formwunsch: am liebsten nicht zu fest und nicht zu weich, so daß man »abzwicken« kann, ohne daß es schmiert). Wünschenswert ist hier auch die ins Klo integrierte Bidetdusche mit anschließendem Trockenfönen…

Problematischer lebt der folgende Typ, dessen Geldausgaben und Verdauung stark von seiner Stimmungslage abhängig sind. Sehnsucht nach Geborgenheit und Ängste, sie zu verlieren, machen Ausgabe- und Ausscheidungsprozeß schwierig. Finanzieller und körperlicher Verstopfung entsprechen Verarmungs- und Verlassenheitsängste. Schon als Baby trennte sich dieser Typ nur ungern von dem gemütlich warmen Matsch in seiner Windel. Stuhlgang ist nur in sicherer, vertrauter Atmosphäre möglich, Geldausgeben nur bei einem weichen »Polster« auf der Bank. Die große Ängstlichkeit (Schiß) kann allerdings auch in der Überkompensation des Konsumrausches und entsprechender Verschwendung erstickt werden.

Eine Sonderform wäre hier noch der Spendentyp, der seine verdrängten Schuldgefühle mit heimlichen Spenden beruhigen will. Thema Stuhlgang (mit Tendenz zum Schiß wegen der Schuldgefühle) und Thema Geld sind tabu, äußerst peinlich und geheimnisumflort. Auch die Konfrontation mit der Tatsache, daß er alles Erworbene irgendwann wieder loslassen muß bzw. daß alles, was oben reinkommt, unten auch wieder rausmuß, kann bei diesem Typ zu einer Art Todesangst führen oder ihn sehr deprimieren. Das läßt ihn dann hin und her schwanken zwischen maßlosem Geldausgeben (dessen Entsprechung läge z. B. in künstlich herbeigeführten Durchfällen) und extremer Sparsamkeit (Verstopfung).

Schließlich gibt es noch jenen Typ, der sein Hauptvergnügen am Verdauungsvorgang vor allem aus dem Aneignen bzw. dem Essen bezieht. Wie Dagobert Duck hortet und liebt er seine Schätze und brütet auf seinem Darminhalt, als wären es goldene Eier. Wenn er dann schon mal muß, beschränkt er sich auf das Wesentliche, das unbedingt Notwendige. Denn was man hat, das hat man. Im Umgang mit Geld fällt die etwas konservative Vorliebe für Münzgeld auf (»Wer den Pfennig nicht ehrt, ist den Tausender nicht wert«). Der sinnliche Genuß, den das Wühlen in einer Schatztruhe bereitet, ist hier noch lebendig. Das zeigt sich auch stuhlgangmäßig in Form von vielen kleinen festen

»Perlen« und »(Edel-)Steinen«, die sorgfältig abgesetzt werden. Kann dieser Typ in freier Wildnis seinen gut trainierten Schließmuskel mal doch nicht mehr beherrschen, sieht man ihn, ausgerüstet mit einem kleinen Spaten, im Dickicht verschwinden. Selbstverständlich vergräbt er seinen »Schatz«, seine Goldbarren liegen ja ebenfalls verborgen im Schließfach der Bank. Bei dieser Schatzgräbervorliebe spielt wohl auch ein Überbleibsel aus archaischen Zeiten eine Rolle, wonach jemand, der in Besitz der Exkremente eines Menschen kommt, Macht über diesen erlangt. Und ausgeliefert sein will dieser Typ auf keinen Fall.

b) Die Verwandlung von Kot in Gold

In der Alchimie geht es im wesentlichen um den Wandlungsprozeß von Unedlem in Edles. So ist beispielsweise ein Bestandteil des Großen Werkes, des Magnum Opus, die Umwandlung des unedlen Bleis in edles Gold. In letzter Konsequenz meint dieser Vorgang die Wandlung von Materie in Geist. Einen ähnlichen Prozeß wie die sogenannte Prima Materia, das Grobstoffliche, noch Unbearbeitete, macht auch die Nahrung auf ihrem Verdauungsweg durch. Entsprechend dem alchimistischen Grundmuster »Solve et coagula« (»Löse und binde«), wird die Nahrung in ihre wesentlichen Bestandteile zerlegt. Von dem verwandelten Stoff wird ein Teil vom Körper aufgenommen, also gebunden, der unbrauchbare Teil wird ausgeschieden und zum wichtigen Dünger für neues Wachstum.[47]
Die alchimistische Umwandlung von Grobstofflichem in

47) Man beachte in diesem Zusammenhang auch die sprachliche Verwandtschaft von Odel (Mistjauche), Adel und Veredlung.

Feinstoffliches ist auch und vor allem ein Bewußtseinsprozeß, ein spiritueller Vorgang. Die Fähigkeit zur Wandlung steht in direktem Zusammenhang mit dem Entwicklungsstand des Alchimisten, ist sozusagen ein Spiegel seiner Seele. Ist die innere Entwicklung des Alchimisten vollendet und er damit auch fähig, Gold zu machen, hat er dementsprechend die Hürden, die mit dem Thema Reichtum verbunden sind, wie Machttrieb, Gier, Geiz, Neid, hinter sich gelassen.

Äußere Werte stehen also in direktem Zusammenhang mit inneren Werten. Der Umgang mit materiellen bzw. finanziellen Dingen ist in diesem Sinn Spiegel für die seelische Auseinandersetzung mit Themen wie Eigenwert, Bewertung, wahre bleibende Werte, Geben und Nehmen. Auf der körperlichen Ebene werden diese Themen im Verdauungsvorgang bearbeitet. Es wird Nahrung *genommen* und Kot *gegeben*. Es wird *bewertet*, was verdaut und aufgenommen wird, was als *bleibender Wert* in den Körper integriert wird und so zu *Eigenwert* wird.

So wie die Probleme, die man im Umgang mit Geld als einem unserer Bilder für Wert hat, zeigen, an welchem Punkt der eigene innere »alchimistische« Entwicklungsprozeß stagniert, so zeigen das auf der Körperbühne die Verdauungsprobleme. Sowohl Verdauung als auch der Umgang mit Geld oder materiellen Gütern sind Lehrstücke, die verdeutlichen, daß alles im Fluß bleiben muß, alles Irdische einem ständigen Stirb-und-werde-Prozeß unterworfen ist. Alle materiellen Werte sind ein Werkzeug für die wahren, weil bleibenden Werte der seelischen Entwicklung. Nach alchimistischer Auffassung müssen wir das, was wir gehortet haben, weggeben, während wir hinabsteigen: die Kleidung und das, womit wir unseren Wertbegriff definieren. Den Weg in die Unterwelt begleitet das Gefühl der Wertlosigkeit, der

Abscheu vor der eigenen inneren Leere, die Desillusionierung hinsichtlich der Wertlosigkeit all des äußeren Schmuckes, der uns soviel bedeutet.
Wie es dem Alchimisten um das Gold als äußeres Zeichen eines geistig-seelischen Prozesses geht, ist auch der Umgang mit Geld das äußere Bild des Umgangs mit seelischen Werten. Ebenso geht es bei der Verdauung nicht nur um Nahrungsaufnahme, Verdauen und Ausscheidung, sondern um die Verwandlung von Welt in Leben.

5. Dickdarm-Krankheitsbilder

a) Colitis ulcerosa

Die Colitis ulcerosa ist eine Entzündung des Kolons (Grimmdarm), deren Hintergrund trotz zahlreicher Forschungsanstrengungen bis heute weitgehend im dunkeln geblieben ist. Es gibt kaum eine Ursache, die bezüglich der Colitis nicht angeschuldigt würde, von Ruhr- über Typhusbis zu Syphiliserregern, aber auch Tb, Aktinomykose und eigene »pathologisch gewordene Kolibakterien«. Walter Siegenthaler zieht Bakterien- und Gewebegifte in die engere Wahl. Überwiegend geht man davon aus, daß es sich um eine hyperallergische Erkrankung handelt, eine Art Allergie, die sich gegen körpereigenes Gewebe richtet. Dafür spricht, daß sich im entzündeten Gebiet große Mengen von eosinophilen Zellen finden, die ein untrügliches Zeichen für allergische Prozesse sind. Hinzu kommen große Mengen an Lysozym, einem Enzym, das sich auf aggressive Auflösungsprozesse spezialisiert hat. Tatsächlich kann der Dickdarm weitgehend (in neunzig Prozent bis zum Rektum) in Auflösung geraten bei diesem Krankheitsbild. Es wird in drei Formen unterteilt, deren erste relativ gutartig verläuft. Die fulminant (vom lat. »fulminare« = »blitzen [und donnern]«) toxische Verlaufsform dagegen führt schubartig in kürzester Zeit zu massiven Gewebsuntergängen, während die dritte Variante, die ein Drittel der Fälle ausmacht, in chronischen Schüben kommt und geht. Bei ihr kommt es im Laufe der Jahre bei zehn Prozent der Patienten zur bösartigen Entartung auf dem Boden der chronischen Reizung des Gewebes.

Das Krankheitsbild beginnt in den mikroskopisch kleinen Schleimhautnischen, den Kolonkrypten, mit winzigen Entzündungsherden. Ganz im geheimen also und in der Heimat der Darmbakterien, jener Unterweltdämonen, die hier ihr Süppchen kochen, aus dem neben giftigen Gasen auch so lebensfördernde Stoffe wie die Vitamine hervorgehen, beginnt der schleichende oder auch fulminante Konflikt. Denn um einen solchen handelt es sich ohne Zweifel, die Entzündungszeichen sind überall. Lymphknoten, die im Darmbereich sowieso massiert auftreten, sind überaktiv (geschwollen) und produzieren Abwehrzellen in Mengen. Es ist noch recht unklar, gegen wen sich ihr Kampf richtet, am herrschenden Krieg aber gibt es keinen Zweifel. Die Darmwand ist geschwollen vor Blutandrang, sie blutet in den Darm und produziert gleichzeitig auf Hochtouren Schleim. Darin dürfte der Versuch zum Ausdruck kommen, sich, so gut es geht, zu schützen, hat Schleim doch generell eine einhüllende, bewahrende Funktion. Er repräsentiert sozusagen ständig neue Verbände, die aber genauso schnell wieder verschmutzt werden vom Blut und den Abfällen der Auseinandersetzung.

Da die Heimat der Darmbakterien zunehmend von Narben, Kratern und Entzündungsherden verwüstet wird, kommt ihre Vitaminproduktion weitgehend zum Erliegen.

Der resultierende Vitamin-K-Mangel fördert physiologischerseits noch die Blutungsneigung, da Vitamin K ein wichtiger Faktor bei der Blutgerinnung ist. Wenn er ausfällt, können Blutungen nicht mehr so schnell gestillt werden, das Blut ist sozusagen *flüssiger* und fließt noch leichter davon. Von der Schleimhautoberfläche kann sich die Entzündung bis in die Tiefe des Gewebes fressen. Unregelmäßige löchrige Geschwüre, deren Grund von wucherndem, stark durchblutetem Entzündungsgewebe überzogen ist, erreichen nicht selten die Muskelschicht des Darmrohres (Muscularis) und leisten dann dem sogenannten Megakolon Vorschub. Dabei handelt es sich um eine gigantische Ausbuchtung des Darmes bei gleichzeitiger Ausdünnung seiner Wand. Auf diesem Boden kann es noch leichter zum Durchbruch in die Bauchhöhle kommen.
Der Darm wird durch die Narbenbildungen verkürzt, sein Durchmesser eingeengt. Die krampfartigen Kontraktionen der Darmwand (Tenesmen) führen zu einem Stau in den venösen Gefäßen, wodurch wiederum die Blutungsneigung gefördert wird. Man bekommt beinahe den Eindruck, als unternähme der Körper alles, um das Blutopfer noch zu vergrößern. Eine entsprechend rasch auftretende Blutarmut (Anämie) ist die Kosequenz.
Die Symptome sind fast noch dramatischer als die Befunde. Im Vordergrund stehen massive Durchfälle mit bis zu dreißig Entleerungen täglich. Kein Wunder, wenn der Po recht bald zum wunden Punkt wird. Bei den Durchfällen spielt Kot die geringste Rolle. Wo sollte er auch noch herkommen, wenn der Darm täglich viele Male gleichsam mit dem Eisenbesen durchgekehrt wird. Hellrotes Blut wird bei den Entleerungen zutage gefördert, große Mengen an Schleim und natürlich viel Flüssigkeit und Salze. Dadurch kommt es recht bald zu Austrocknungserscheinungen und Elektro-

lytmangel, was wiederum zu Schwäche- und Erschöpfungsgefühl führt. Während der Krankheitsschübe kommt zumeist Fieber hinzu. Der Körper wird tatsächlich in hohem Maße geschwächt. Er verliert an Gewicht und Kraft, wird ständig zur Ader gelassen. Dem entspricht auf der seelischen Ebene ein Gefühl von Resignation, Selbstaufgabe und Hoffnungslosigkeit. Trotzdem sind die Patienten immer noch leichter zur Mitarbeit an ihrer Gesundung zu bewegen als etwa Crohn-Patienten, was sicher nicht nur an ihrem reiferen Alter liegt. Der Erkrankungsschwerpunkt liegt hier im dritten und vierten Lebensjahrzehnt.
Der Körper kämpft einen verlustreichen Kampf letztlich gegen sich selbst. *In der Hölle* ist im wahrsten Sinne des Wortes *der Teufel los.* Krieg in der Unterwelt ist Krieg im Schatten und damit ein besonderer Krieg. Die offene Aggressivität des Kriegsgottes Mars ist hier weniger gefragt als die hintergründige, undurchsichtige Art des plutonischen Prinzips. Typischerweise ist der Feind kaum richtig bekannt, wahrscheinlich sind es eigene Anteile, die hier (nach dem Sündenbockprinzip?) ausgegrenzt und bekämpft werden, ein Bürgerkrieg also eher mit undurchsichtigen Fronten. Schlachtfeld und Lazarett sind schon körperlich kaum zu trennen. Das Krankheitsbild ist zudem ausgesprochen sprunghaft, wo gerade noch rosige Schleimhaut war, kann kurz darauf schon eine Schlacht im Untergrund toben, genauso schnell können aber auch großflächige Geschwüre wieder abheilen. Unberechenbar müßte man diesen Gegner nennen, der sich nie richtig stellt und doch immer präsent ist. Selbst die Kampfpausen sind trügerisch, kann das Ganze doch jeden Augenblick mit Blitz und Donner, eben fulminant, von neuem explodieren. Diese Augenblicke sind allerdings so charakteristisch, daß das Krankheitsbild auch der Schulmedizin als ein klassisch psychosomatisches

gilt. Es handelt sich praktisch immer um Momente, wo ein Abhängigkeitsverhältnis in Bewegung kommt, etwa durch Verlust einer Bezugsperson.

Mit dem Fortschreiten des Krankheitsbildes verschafft sich der Schatten massiv Aufmerksamkeit und wird so seinem Namen kaum mehr gerecht. Alles dreht sich um das Totenreich, das durch die tobende Schlacht höchst lebendig wirkt. Dem Ort entsprechend wird auch intensiv gestorben, wie schon der abtransportierte Kriegsmüll zeigt. Durch die Entzündungen ist ein Großteil des zur Verfügung stehenden Blutes im Reich der Schatten *gebunden*, d. h., die Lebenskraft konzentriert sich in der Unterwelt. Das aufgeblähte Megakolon demonstriert obendrein ihren Wichtigkeitsanspruch. Alle Zeichen weisen in dieselbe Richtung und ziehen die Energie nach unten. Selbst das tägliche Leben dreht sich ganz wesentlich um diesen Pol, spielt es sich doch weitgehend auf der Toilette ab. Der wunde Po erinnert an die Babyzeit mit ihren Windeln, als man eben noch nicht sauber war. Nun ist man wieder *nicht ganz sauber*, und manche Patienten kommen tatsächlich nicht um Windeln herum.

In diesem Fall kann man sich des Eindrucks nicht erwehren, die Betreffenden seien in dieser frühen Phase hängengeblieben bzw. zu ihr zurückgekehrt. Man kehrt aber im allgemeinen nur zurück, wenn einen etwas anzieht, wenn es an diesem Ort oder in dieser Zeit etwas zu erledigen gibt. Das aber scheint bei den Colitispatienten der Fall zu sein. Sie sind sozusagen nicht richtig sauber geworden, brauchen immer noch Windeln. Die Zeit des Sauberwerdens ist ein wesentlicher Punkt in der menschlichen Entwicklung. Es ist die Zeit, in der das kleine Kind seine erste Macht an seinem ersten Besitz spürt.

In der Lebensgeschichte der Colitispatienten finden sich

nun überhäufig Hinweise, daß sich bereits hier ein Konflikt anbahnt. Die Eltern, vor allem die Mutter, werden als kontrollierend und drohend erlebt, Unterwerfung mit drastischen Mitteln einfordernd. Die physische Unterlegenheit des Kindes, seine äußerliche Abhängigkeit, wird ausgenutzt, das Kind gefügig und auch innerlich abhängig zu machen. Solche Mütter neigen dazu, die Trotzphase des Kindes *mit harten Bandagen* zu brechen, so daß sich das Kind ausgeliefert und ohnmächtig fügen muß. Eigenwille und Aggression, die sich im Trotz ausdrücken, werden sabotiert, das Kind lernt, sich äußerlich der überlegenen Macht zu fügen, der Trotz aber sinkt in den Schatten. Es gibt dann auf dem Töpfchen, was erwartet wird, aber nicht freiwillig und nur unter Schmerzen. Zugleich entsteht jene innere Abhängigkeit, die sich bei den meisten erwachsenen Patienten immer noch zeigt. Da das Kind nicht selbständig werden konnte, klammert es sich selbst an ihm wenig gut gesinnte Eltern in verzweifelter Weise. In einem tieferen Sinn haltlos, nimmt es jeden sich bietenden Strohhalm. Es krallt sich an die Mutter, so wie diese aus ihrer eigenen Abhängigkeitsproblematik seine Seele *krallt*. Wer nicht gelernt hat, sich auf die eigenen Kräfte zu verlassen, und wem der eigene Wille wie ein böser Geist *ausgetrieben* wurde, der bleibt im tiefsten Sinne abhängig.

Eigentlich müßte man nach dem gängigen psychoanalytischen Modell erwarten, daß so kontrollierte und unterdrückte Kinder mit Protest und Zurückhaltung des Stuhlgangs im Sinne einer Verstopfung reagieren, und tatsächlich gibt es bei manchen Patienten auch solch verstopfte Frühphasen und selbst während der Colitis noch verstopfte Zwischenepisoden. In den Symptomen der Colitis tritt die entsprechende Ambivalenz später sehr deutlich zutage. In den Verkrampfungen des Darmrohres, in der Einengung des

Lumens und der Angst des Patienten wird noch die Enge deutlich, die hier herrscht. Der Darm ist eigentlich gar nicht offen, um zu geben. Er gibt dann auch nur unter großen Schmerzen gezwungenermaßen und äußerst widerwillig. Es reißt ihm ja beinahe die Gedärme mit aus dem Leib. Sein Festhalten zeigt sich am augenfälligsten am Blut, das am Stuhl klebt. Was bei Reisedurchfall so locker »flutscht«, geht hier gar nicht reibungslos, sondern ist ein bis in die Tiefe schmerzender Verlust. Herausgeben und behalten sind einen schmerzlichen und letztlich faulen Kompromiß eingegangen. Die Unterwerfung in der Kindheit ist so zwingend, daß sich die Kinder nicht einmal den Protest der Kotzurückhaltung leisten können. Sie würden wohl am liebsten zumachen, werden aber zu Offenheit genötigt, die Eltern *wollen etwas haben von ihren Kindern*, und so werden sie einerseits früh mit zu schweren Verantwortungslasten gedrückt und andererseits zum Hergeben, gleichsam zum Durchfall gezwungen, auch wenn der sich als Symptom erst viel später zeigen wird.

Dabei entwickelt sich natürlich Aggression gegen den »Zwinger«, die sich nur sehr schwer Luft machen kann, weil ja der Unterdrücker zugleich der einzige Halt ist. Die erzwungene Symbiose ist oft so eng und alternativlos, daß Aggression gegen die Mutter wie ein Angriff auf sich selbst empfunden würde. In der Autoaggression des Krankheitsbildes taucht auch dieses Thema später wieder auf. Lange Zeit mag das Muster im stillen ruhen, irgendwann aber wird eine entsprechende Situation es wiederbeleben und den unbewältigten Konflikt aufbrechen lassen.

Obwohl die Kindheitssituation alles andere als angenehm war, übt sie doch auf die Betroffenen große Faszination aus als derjenige Punkt, wo sie hängengeblieben sind. Zu gern wären sie nochmals klein und könnten den Dingen einfach ihren Lauf lassen, ohne sich um das ganze Thema kümmern zu müssen, sie könnten dann einfach alle Verantwortung loslassen und auf alle Probleme und die ganze Welt *scheißen*.

Der Kindheitssituation entspricht ziemlich genau die Situation des erwachsenen Colitispatienten. Er gibt ständig, aber nicht leicht und bereitwillig, sondern nur unter Krämpfen und Schmerzen. Es klebt Blut an den erzwungenen Gaben, und er *droht* gleichsam (damit) daran zu verbluten. Was sonst so selbstverständlich ist, geht bei ihm alles andere als reibungslos. Er gibt mehr, als ihm guttut, und zerreißt sich fast dabei. Der Volksmund kennt den Ausdruck »sich den Arsch aufreißen«, wenn man sich für etwas besonders überwinden und anstrengen muß. Der Colitispatient tut es im ganz konkreten Sinn. Insofern ist der Po wirklich sein wunder Punkt, bringt er doch das Thema Hergeben auf den Punkt und demonstriert schmerzhaft, wie es unter inneren Krämpfen übertrieben wird.

Als Kind wurde der Betreffende gefügig und abhängig gemacht. Als Erwachsener ist er es entweder geblieben, oder aber er ist in den Gegenpol geflohen und hat sich total unabhängig, sprich selbständig, gemacht. Dann wird er aber nicht selten dazu neigen, nun seinerseits andere abhängig zu machen. Seine eigene Unabhängigkeit steht auf einem kranken Fundament, sie ist nicht Ausdruck innerer Eigenständigkeit, sondern Kompensation einer verzweifelten Abhängigkeit. In dieser Situation ist es ihm kaum möglich, z. B. Untergebene, die ja letztlich Ausgelieferte sind, freizugeben und sie zu animieren, ihren Weg zu gehen. Wann immer ihm jemand ausgeliefert ist, wird er im Gegenteil dazu neigen, ihn sich gefügig zu machen.

Auch wenn die beiden, das gefügige Opfer der Umstände und der über Opfer Herrschende, gesellschaftlich auf ganz verschiedenen Etagen landen, lassen sie auch dann noch ihr gemeinsames Thema erkennen. Was der Volksmund so respektlos als »Schleimscheißer« beschreibt, steht zumeist bei beiden im Hintergrund. Dem *Schleimer* wird unterstellt, er wolle anderen, über ihm Stehenden *in den Hintern kriechen*, um sich bei ihnen *lieb Kind* zu *machen*. Die Tendenz, sich wieder zum Kind zu machen, war uns ja schon begegnet. Dahinter steckt in diesem Fall der Wunsch, nur ja keine Aggressionen aufkommen zu lassen, weshalb man mit seinen Wünschen auch so vorsichtig von hinten kommt. An der vorderen Tür müßte man ganz anders zu sich und seinen Forderungen stehen. Da macht man lieber den Buckel krumm, wie beim *Radfahren* und *schleimt sich* (mit einer sicheren Schutzschicht) *ein*.

Bei Tieren nennt man solch devote Haltungen Demutsgebärden. Bei den Colitispatienten steht hinter diesen Gesten aber nicht echte Demut, sondern die Unfähigkeit, sich gerade zu machen für die eigenen Ansprüche. Sie haben nie gelernt, für sich einzutreten, und so treten sie ständig aus. Wenn sie aber kommen, dann durch die Hintertür, aus Angst, nicht willkommen zu sein, Aggressionen abzubekommen und wieder nicht zu erhalten, was sie brauchen.

Angst ist überhaupt von zentraler Bedeutung in ihrem Leben, sie *schwitzen* ständig *Blut und Wasser*. Diese Angst strahlen sie so spürbar aus, daß sie sich nicht selten erfüllt: Sie sind dann nicht sehr willkommen, weil andere den direkten Weg mehr schätzen und den verbreiteten Schleim nicht mögen oder sich gar davor ekeln. Ähnlich wie die physischen Ausscheidungen der Patienten sind oft auch die verbalen (Einschmeicheleien) eher ekelerregend. Dieser Ekel hat sicher damit zu tun, daß sich in den Schmeicheleien und Speicheleien vielfach der Mensch, der da vor ei-

nem steht, gar nicht mehr erkennen läßt, sondern sich viel mehr als *armer Wurm* darstellt.
Wer einem anderen hinten hineinkriecht, opfert natürlich sein Eigenprofil für diese schützende Symbiose. Das wiederum fällt den Colitispatienten nicht so schwer, weil sie zumeist nie die Chance zur Entwicklung einer entsprechenden Eigenpersönlichkeit hatten. Wenn sie sich unbewußt für die typische Opferrolle entschieden haben, fällt die devote Haltung gar nicht so auf, in der Rolle des Abhängigmachenden und Einflußnehmenden dafür um so mehr. Andererseits ist auch sein Verhalten konsequent, so wie er nach oben *buckelt*, sollen die unter ihm vor ihm *dienern*. Wer abhängig gemacht worden ist, versteht es gut, andere abhängig zu machen.[48]
So teilen die beiden auch von der klassischen Psychosomatik beschriebenen »*grund*verschiedenen« Gruppen von Colitispatienten in Wirklichkeit natürlich denselben Grund, die Thematik von Abhängigkeit und Unabhängigkeit. Lediglich an der Oberfläche haben sie sich anders entschieden: Die eine Gruppe lebt ihr Problem weiterhin in der gewohnten Opferrolle, die andere neigt mehr dazu, in den Gegenpol zu gehen und damit tendenziell in die Täterrolle zu wachsen. All das geschieht unbewußt und ist (z. B. im Rahmen einer Psychotherapie) bewußtzumachen, aber nicht mit moralischen Wertmaßstäben zu messen. Die Situation entspricht genau jener alltäglichen Erfahrung, daß man das, was man um jeden Preis vermeiden will, weil man es schon in der eigenen Kindheit als so schlimm erlebt hat, dann doch in ähnlicher Form (an seinen »Kindern«) selbst wiederholt.

48) Eine Erfahrung, die z. B. auch die Drogenszene prägt und hier die Unterscheidung zwischen Opfer und Täter fast unmöglich macht. Zumeist findet man beides in derselben Person *zwanghaft* vereint.

Ein weiterer Aspekt in der Symbolik des vielschichtigen Krankheitsbildes liegt in dem Umstand, daß Durchfall u. a. auch als Reinigungsmaßnahme des Organismus zu verstehen ist. Der Körper versucht damit, Unbekömmliches, wenn er es schon nicht mehr zurückschicken kann, wenigstens so schnell wie möglich hinter sich zu lassen. Bei der Colitis muß es sich demnach um besonders Unbekömmliches und Giftiges handeln, wenn der Körper so verzweifelt versucht, sich bis aufs Blut zu reinigen. Das Bild erinnert geradezu an einen Waschzwang auf der unteren Ebene. Immer wieder wäscht sich der Zwanghafte die Hände, als hätte er sie sich wirklich schmutzig gemacht, ja als klebte Blut daran. Tatsächlich klebt für sein Unbewußtes Schuld daran, so daß er ständig versucht, sie sich in Unschuld zu waschen. Einen ganz ähnlichen Reinigungsversuch scheint der Colitispatient an sich vorzunehmen, allerdings noch unbewußter, wie es sich für das Schattenreich gehört. Vergeblich müssen solche Reinigungsanstrengungen bleiben, weil das eigentliche Problem und der eigentliche Schmutz nicht auf der körperlichen, sondern auf der übertragenen Bedeutungsebene liegen.
Neben dem Reinigungsaspekt fällt vor allem der Opferaspekt der Symptome auf, wobei man bereits die Reinigung hier einbeziehen könnte. Denn insgesamt betrachtet opfert der Patient seinen Toilettenaktivitäten und der Pflege seines wunden Punktes ein gut Teil seiner Lebenszeit. Noch deutlicher wird der Opferaspekt, wenn man die Durchfälle betrachtet. Mit ihnen wird alles geopfert, was wichtig ist im Leben: zuerst einmal das Blut, der Lebenssaft selbst. Ein Blutopfer galt in den alten Zeiten als eines der größten und wertvollsten. Darüber hinaus wird auch eine Menge Schleim dargebracht. Dessen Bedeutung mag auf den ersten Blick als gering erachtet werden, bei genauerem Hinsehen

ist aber auch Schleim einer der wesentlichen Körpersäfte. Wann immer Leben entsteht, ist Schleim im Spiel. Manchen Indianerstämmen gilt er wohl deshalb als der Sitz des Lebens und damit als über dem Blut stehend.[49] Der Colitispatient geht diesbezüglich kein Risiko ein und opfert beide Säfte in eindrucksvollen Mengen. Zusätzlich bringt er auch das Wasser und das Salz des Lebens auf dem Opferplatz in seiner Schattenwelt dar. Wenn er die Insignien des Lebens (in) der Unterwelt unbewußt opfert, kann man auch von einer unbewußten Erwartung ausgehen. Niemand opfert ohne Erwartung.
Im allgemeinen wollen die Menschen mit ihren Opfergaben die Götter versöhnen oder gnädig stimmen. Was erwartet der Colitispatient von den Unterweltgöttern[50] für seine so großzügig dargebrachten Gaben? Bezahlt er eine Blutschuld mit Blut? Eine Schuld am Leben mit seinen Lebenssäften? Diese Fragen mögen zu dramatisch klingen, aber immerhin setzt der Patient sein Leben aufs Spiel. Daß es ein Spiel auf Leben und Tod mit dem höchsten Einsatz ist, belegen neben den Opfergaben auch die Statistiken, zehn bis fünfzehn Prozent der Patienten sterben an diesem Krankheitsbild.
Fassen wir das Krankheitsbild zusammen, was wir bisher über Colitis-ulcerosa-Patienten gesagt haben:

1. Es herrscht grausamer Krieg in der Unterwelt, und alles dreht sich darum.
2. Der Patient ist (noch) nicht sauber (in der Unterwelt).

49) Je patriarchaler eine Kultur ist, desto mehr wird sie die Bedeutung des Blutes betonen, je matriarchaler sie empfindet, desto wichtiger wird der Schleim.
50) Neben Pluto/Hades wäre hier an die dunkle Hekate zu denken, aber auch an so (ehr)furchtgebietende Gestalten wie die indische Kali.

Deshalb gibt es eine harte Reinigungskampagne nach der anderen.

3. Seine ganze Vitalität (Blut) und Aufmerksamkeit hängen in bzw. an der Unterwelt und ihrer Thematik.
4. Seine Aggression richtet der Patient gegen sich selbst. Sie wird sichtbar in der Selbstzerfleischung im Dickdarm, in den immunologischen Autoaggressionsprozessen im Gewebe, in der Selbstvergiftung durch die Bakterientoxine, die über unzählige offene Stellen in die Blut- und Lebensbahn dringen können. Ferner spiegelt sie sich in der selbst zugefügten Wundheit seiner Afterschleimhaut, die ihm das *Sitzenbleiben* erschwert, und nicht zuletzt in der hoffnungslos resignierten Stimmung. Auch Depression ist ja zumeist gegen sich selbst gerichtete Aggressionsenergie.
5. Der Patient scheint ein Verlierer von Anfang an zu sein. Später zeigt es sich im Verlust aller für das Leben wichtigen Dinge.
6. Sein frühestes Lebensthema ist Abhängigkeit. Später ist er selbst abhängig oder »hält sich Abhängige« bzw. hält andere abhängig.
7. Der Patient opfert seine Lebenssäfte. Er muß *bluten* über Jahre, oft Jahrzehnte. Mit dem Blutzoll setzt er sein Leben aufs Spiel, weiht es letztlich dem Schattenreich.

Es ist in diesem Zusammenhang fast eine Binsenwahrheit, daß sein Problem im Schatten liegt. Bei ihm ist das in einem viel tieferen Maß der Fall als bei allen anderen Patienten, deren Symptome wohl auch im Schatten liegen, aber nicht der Schatten sind. Das Unbewußte hat hier eine immense Bedrohlichkeit angenommen. Das wird sowohl an der langen chronischen Leidenszeit als auch an den Komplikationen deutlich. Beim Dickdarmdurchbruch verschaffen sich die Dämonen des Totenreiches Zugang zur Oberwelt und vergiften sie auf lebensbedrohliche Art und Weise. Bei der bösartigen Entartung[51] stellt sich auch sehr schnell die Überlebensfrage. »Prophylaktische« oder Operationen aus akutem Anlaß zwingen häufig zur Anlegung eines sogenannten Anus praeter. Die ganze Unterwelt wird hier zwar umgangen, die Thematik aber dem Patienten dabei noch deutlicher unter die Nase gerückt. Der Chirurg schneidet bei der Operation ein mehr oder weniger großes Stück, im Notfall sogar die ganze Hölle weg. Dem Teufel ist der Patient damit aber längst nicht entkommen, im Gegenteil wird der, seines angestammten Reiches beraubt, auf andere Wege sinnen, zu seinem Recht zu kommen.

Betrachtet man die Auslösesituationen, so steht am Anfang der allermeisten Krankheitsgeschichten das Thema Abhängigkeit. Im seelischen Muster der Patienten spielt es auch späterhin die entscheidende Rolle, entweder sie sind abhängig und leiden unbewußt darunter, oder sie haben andere abhängig gemacht und leiden darunter. Beide Arten von Bindung machen die eigene Seele unfrei und behindern die Selbstverwirklichung, da man unbewußt ständig versucht, durch die anderen zu leben. In der Vorliebe, anderen hinten reinzukriechen, wird die Tendenz zu extremen Symbiosen deutlich, die keinerlei Raum für die eigene *Entfaltung* der Seele lassen. Die Seele kann nicht frei fliegen, weil sie durch zu enge Bindungen gefesselt ist. Die Fesseln, in die man andere geschlagen hat, binden einen dabei genauso wie jene, in die man selbst geschlagen ist. Nicht selten finden sich auch beide Arten nebeneinander. Die Thematik dieser Bin-

51) Auf die Entartung zum Krebs und die Problematik des Anus praeter wird im Kapitel über den Darmkrebs ausführlicher eingegangen.

dungen findet sich in der Unterwelt, denn schließlich kommt es hier zum Konflikt. Es ist ein Krieg mit allen Mitteln um die Herrschaft in der Hölle. Auf der einen Seite die Bakteriendämonen mit ihren Toxinen und giftigen Gasen und all den anderen *reizenden* (Antigen-)Einflüssen dieses Krankheitsbildes, auf der anderen die eigenen Abwehrkräfte mit ihren Antikörpern, Lymphozyten und den versammelten Lenkwaffen der Körperarmee.

Zwischen wem sollte er ausgetragen werden, dieser grausame Kampf, wenn nicht zwischen den Kräften der Unterwelt, symbolisiert im »Herrn dieser Welt«, und dem Betroffenen? Er muß sich auf einen Handel mit den dunklen Kräften, auf eine vielleicht zu höllische Symbiose mit ihnen eingelassen haben. Wenn das Geschäft in Ordnung wäre, müßte er auch sein tägliches *Geschäft auf einen Sitz* und problemlos verrichten können. Offensichtlich ist etwas schiefgegangen bei dem Handel.

Mitten in der Unterwelt und bei diesem Thema, wem fiele da nicht wieder der Faust ein und sein Pakt mit dem »Herrn dieser Welt«? Und auch der wird mit Blut besiegelt, jenem ganz besonderen Saft. Vieles weist darauf hin, daß bei der Colitis eine Paktproblematik in der Tiefe liegt, die um die Themen Seelenmacht und Macht über Seelen kreist. Die blutig schleimigen Durchfälle sind dann einerseits der fällige Blutzoll, die Bezahlung einer Paktschuld, andererseits wohl auch Ergebnis verzweifelter Reinigungsversuche einer verseuchten Unterwelt, die einen mit ihren Forderungen umzubringen droht. Zu stoppen wäre der Aderlaß an vitalen Kräften, mit denen der Patient die Unterweltskräfte füttern muß, nur durch eine reguläre Ein- bzw. Erlösung der Paktschuld. Die anderen Symptome unterstützen diesen zentralen Punkt und sind ihm in ihrer Be-Deutung nachgeordnet. So ist etwa die dunkle Aggres-

sion in den Schatten verdrängt und lebt sich nun stellvertretend in der körperlichen Schattenwelt aus.
Interessant ist auch noch die Tatsache, daß die Colitis ganz eindeutig eine Erkrankung moderner Wohlstandsgesellschaften ist. In archaischen Kulturen, aber auch in der antiken Gesellschaft war sie gänzlich unbekannt. Der Grund dürfte in deren völlig anderem Weltverständnis liegen. Abhängigkeiten wurden dort viel brutaler und offener gelebt, etwa in der Sklaverei und anderen Formen der Leibeigenschaft, die es ja auch im klassischen Athen durchaus gab. Die Abhängigkeiten über das Blut waren ebenfalls recht offen, aber von viel geringerem Einfluß. Obwohl es keinerlei Proklamationen der Menschenrechte gab, waren die Heranwachsenden z. B. bestens durch die Stammesgebräuche und Gesellschaftsregeln geschützt. So gab es ganz eindeutige Rituale, die den Übergang von einer Entwicklungsstufe zur nächsten regelten und in einer Weise sicherstellten, wie wir es uns heute nicht mehr vorstellen können. Man überließ derart entscheidende Schritte keineswegs den einzelnen Eltern, sondern die ganze Gemeinschaft garantierte dafür zur Sicherheit aller. Die Abhängigkeit zwischen Eltern und Kindern war dadurch kein Thema. Beim Pubertätsritual vieler Stämme etwa betrauerte die Mutter ihren Sohn, als wäre er gestorben, und er war damit gestorben für sie. Statt dessen gab es wenig später einen neuen Mann in der Runde der Männer. In solch einem Rahmen war es kaum möglich, bestimmte Entwicklungsschritte nicht zu schaffen, damit aber fielen auch viele neurotische Entwicklungen weg.
Was bleibt zu tun für den Colitispatienten? Als Wesentlichstes müßte er die Bedingungen des Paktes zu ergründen suchen, der ihn an die Unterwelt fesselt. Dann gilt es, diesen Pakt überflüssig zu machen. Dies aber kann nicht durch

Flucht vor der Bindung geschehen, sondern im Gegenteil gerade dadurch, daß er sich ihr stellt. Er muß ganz hinein in diese Abhängigkeit von der Unterwelt, seine Fesseln überhaupt erst einmal in Augenschein nehmen. Dazu wird er praktisch immer der Hilfe eines Therapeuten bedürfen, liegt vor ihm doch der Abstieg in die Unterwelt, wie er in so vielen Mythologien beschrieben ist. Erst wenn er sich die beiden Seiten des Handels, der ihn bindet, bewußtgemacht hat, kann er an die *Lösung* denken. Wenn er will, daß die Krallen aus seiner Seele verschwinden, muß er auch seine Krallen aus anderen Seelen nehmen. Das Krankheitsbild zeigt dabei den Weg, der offenbar große Opfer fordern wird, der sanft und fließend zu gehen ist, eine tiefgreifende seelische Reinigung erfordert, der Thematik des plutonischen Reiches mit radikaler Umwandlung Rechnung zu tragen hat. Ganz konkret wären natürlich auch die Blutsbande zu den Blutsverwandten zu lösen, um sie danach bei Bedarf auf freierer Basis neu zu knüpfen.

Es mag der Eindruck entstehen, dieses Kapitel sei, verglichen mit anderen, ungebührlich lang ausgefallen. Es ist deshalb so zentral, weil es zwei Grundthemen dieses Buches konkret darstellt: die Problematiken des Schattens und des Paktes. Diese spielen letztlich bei jedem Krankheitsbild eine Rolle, werden von der Colitis ulcerosa aber in so weitgehend konkreter Form dargestellt, daß diesem Bild exemplarische Be-Deutung zusteht.

b) Divertikulose

Bei der Divertikulose handelt es sich um viele kleine Taschenbildungen in der Wand des Dickdarms, die zumeist voller Kot sind. Ihre physiologische Basis ist einerseits Bindegewebsschwäche, andererseits hoher Druck im Dickdarm mit Kotstau. Die Bindegewebsschwäche ermöglicht das Nachgeben der Darmwand, der wachsende Druck im Stau *drückt* dann kleinere Kotmassen *an die Wand* und schließlich in die Wand. Dort bleiben sie liegen, sind zwar raus aus dem Stau, aber auch abgeschnitten vom Weitertransport und damit von den anstehenden Umwandlungsprozessen.

Die kleinen »Seitentaschen« können über lange Zeiten symptomlos bestehen und werden dann höchstens zufällig als Nebenbefund auf Röntgenbildern entdeckt. Sie sind auch insofern harmlos, als sie praktisch niemals bösartig werden. Nur wenn man eine entsprechende Entzündung über lange Zeit ignorieren würde, bestünde die Gefahr eines Durchbruchs in den Bauchraum mit all den ernsten Problemen einer Bauchfellentzündung.

Wenn sich die Divertikel entzünden, führen sie zu Bauchschmerzen, Völlegefühl und Durchfall im Wechsel mit Verstopfung. Die Entzündung signalisiert wiederum einen Konflikt in der Unterwelt. Das Thema des Konflikts sind die vielen kleinen Misthaufen in den Nischen der Darmwand, die dunklen Ecken in einem Bereich, wo man nie hinkommt und wo sich nicht viel bewegt. Taschen hat man, um etwas hineinzustecken. Insofern handelt es sich bei diesen Darmtäschchen um kleine verschwiegene Plätze abseits vom Strom, wo man Dinge wegstecken kann, dunkle Dinge zwar, aber wiederum auch nicht sehr gefährliche.

Andererseits ist im Auge zu behalten, daß die Basis des Krankheitsbilds die Verstopfung ist mit ihrer zwanghaften Problematik des Festhaltens bis zu Sparsamkeit und Geiz. Insofern ist auch an lauter kleine, aber pralle Hamstertaschen zu denken für die geheimen Schätze der Tiefe. Im Röntgenbild sehen die kleinen Gebilde wie sehr ordentlich aufgereihte kleine Beutel aus oder Strümpfe auf der Leine. Da läge natürlich der Gedanke an unbewußte Sparstrümpfe nahe und der nicht eingestandene Wunsch nach Reserven. Man sammelt sozusagen alten Mist auf vielen kleinen Misthaufen ähnlich dem Eichhörnchen, das überall seine Reserven für harte Zeiten verscharrt. So könnte dieses Krankheitsbild anzeigen, daß man vornehmlich materiellen Reichtum hortet und hamstert und ihn damit dem Fluß des Lebens und seinen Möglichkeiten vorenthält.

Der entstandene Konflikt, wie er sich in der Entzündung einiger der kleinen Depots kundtut, könnte sich um diese Situation ranken, vor allem wenn man bedenkt, daß Durchfall mit dem Krankheitsbild einhergeht. Insofern wäre das Symptom die ideale Lösung, bringt es doch Fluß in die verstockte Situation und wieder in Umlauf, was nicht stagnieren sollte. So wie das Geld bringt auch der Kot nur etwas, wenn er an Umwandlungsprozessen teilnehmen kann. Beides über lange Zeit an einer Stelle festzuhalten ist eine durchaus *abwe*gige An*wand*lung. Der Abweg in die Wand des Darmes ist allerdings noch problematischer als der Sparstrumpf unter dem Teppich, weil noch unbewußter.

Das Zurückhalten und Horten von Unbewußtem und Geld führt hier zum Konflikt, Durchfluß bringt ihn wieder in Ordnung. In diesem Fall hat die Diarrhoe ganz eindeutig reinigende und belebende Funktion. Das Abschieben von dunklen Themen in dunkle Ecken endet über kurz oder lang in Problemen, die einem Bauchschmerzen bereiten können, wenn sie auch mit einiger Konsequenz gut in den Griff zu bekommen sind. Auf der ganz konkreten Ebene heißt das: Die Betroffenen müssen ballaststoffreich essen, ihrem Darm also genug Überflüssiges zur Verfügung stellen, damit er in Fluß bleiben kann. In diesem Fall fallen die Ratschläge aller therapeutischen Richtungen ausnahmsweise zusammen. Es kommt nur Homöopathie in Frage: Man gibt demjenigen, der Ballast *bunkert*, Ballast in der Nahrung. Wenn man davon ausgeht, daß es sich bei den Betroffenen um Verstopfte handelt, wäre es auch für ihr übriges Leben durchaus angezeigt, sich mehr Überflüssiges zu gönnen und damit mehr in (den Lebens-)Fluß zu kommen. Der Wechsel von Durchfall und Verstopfung könnte anraten, an der richtigen Stelle loszulassen, dafür aber auch die richtigen Dinge für sich zu behalten. Die Hamstertaschenthematik an sich rät dem Betreffenden, ruhig mal eine Kleinigkeit bewußt für sich zu behalten, sich sozusagen mal etwas in die eigene Tasche zu stecken, sich sein Sicherheitsbedürfnis einzugestehen, seine Sparsamkeit und seine Enge. Der Anstoß »Leg dir was zurück«, und zwar ganz bewußt, könnte seinen Darm entlasten. Zudem könnte er ihm helfen, später auch einmal etwas auszugeben für etwas Überflüssiges, vielleicht sogar etwas, das noch mehr Spaß macht als das gute Gefühl, überall kleine Depots zu haben. Selbst eine Aktion Eichhörnchen im eigenen Keller zu Hause macht noch mehr Sinn als das Spiel mit den Seitentaschen im Keller des Körperhauses.

c) Polypen

Polypen entziehen sich weitgehend der Deutung, weil sie kaum Symptome machen. Lediglich zu Blutungen kann es hin und wieder kommen. Polypen könnte man als die Gegenpole der Divertikel sehen. So wie diese sich nach außen ausbuchten, ragen die Polypen wie kleine Pilze ins Darmlumen, vornehmlich, und zwar zu siebzig Prozent, in das des Rektums. Allerdings sind sie nicht hohl, sondern massiv. Verschiedene Formen vom breitbasigen bis zum zartgestielten kommen vor. Auch was die Gefährlichkeit anbelangt, sind sie der Gegenpol zu den Divertikeln: Achtzig Prozent neigen zur bösartigen Entartung.

Insofern muß man sie durchaus ernst nehmen, was nicht so leicht ist, da man meist nichts von ihrer Existenz weiß. Es bereitet sich sozusagen etwas Dunkles vor in der Unterwelt. Symbolisch handelt es sich um Auswüchse des Unbewußten, massive Wucherungen sogar, die lange Zeit im dunkeln bleiben und ständig in sich die Gefahr des bösartigen Aus-der-Art-Schlagens tragen. Die Deutung dieses Themas wird im Zusammenhang mit dem Krebs erörtert.

Die Schulmedizin würde die Polypen, sobald sie entdeckt werden, chirurgisch abtragen. Auf der Bewußtseinsebene wäre es ebenfalls am sinnvollsten, diesen Gewächsen auf den Grund und an den Kragen zu gehen. Die unbewußten Wucherungen und Auswüchse bewußtzumachen, sie anzunehmen und ins Bewußtsein zu integrieren hieße die Aufgabe. Auch die eigenen Tendenzen zu bösartigen Auswüchsen sollte man kennen, um mit der eigenen Gefährlichkeit besser umgehen zu lernen.

d) *Blinddarmentzündung*

Entwicklungsgeschichtlich ist der Blinddarm für uns Menschen eine Sackgasse, die wir längst verlassen haben. Wahrscheinlich ist er ein Überbleibsel aus grauer Vorzeit, wo wir in der Lage waren, Zellulose zu verdauen und deren Energie auch aufzunehmen. Wenn sie heutzutage in unserem Dickdarm mittels Gärung verarbeitet wird, dient die gewonnene Energie lediglich der Illumination und Vertonung des zelebrierten »Höllenspektakels«. Bei einem ausgedehnten Blinddarm ist es möglich, unter Mitarbeit von zellulosespaltenden Bakterien sehr viel Energie aus diesem billig zu erhaltenden Material zu ziehen. Die Kühe verfahren nach diesem Schema und können sich deshalb an einfachem Gras so gütlich tun. Schön war es vielleicht einmal, als Menschen noch grasten, inzwischen sind diese Zeiten längst vorbei und der Blinddarm sozusagen Erinnerungsstück an eine entwicklungsgeschichtlich überwundene Phase. Offenbar hat der Blinddarm nicht nur die Struktur einer Sackgasse, sondern hat sich für die Menschheit auch zu einer solchen entwickelt, sonst wäre er kaum in seiner Funktion aufgegeben worden.

Bei der Diagnose »Blinddarmentzündung« ist praktisch niemals der Blinddarm entzündet, sondern der Wurmfortsatz des Blinddarms. Dieser sogenannte Appendix ist ein lymphatisches Organ und wird als solches auch Darmtonsille genannt. Erfahrungsgemäß herrscht in diesen auf Abwehr spezialisierten Lymphstationen wirklich oft Krieg; man spricht dann von einer Entzündung, hinter der man zu Recht einen Konflikt erwarten kann. Bedenkt man, daß der Wurmfortsatz seinerseits wiederum eine Sackgasse ist, so ist die Entzündung desselben ein Konflikt in der Sackgasse einer Sackgasse. Oder banaler ausgedrückt: Im Wurm-

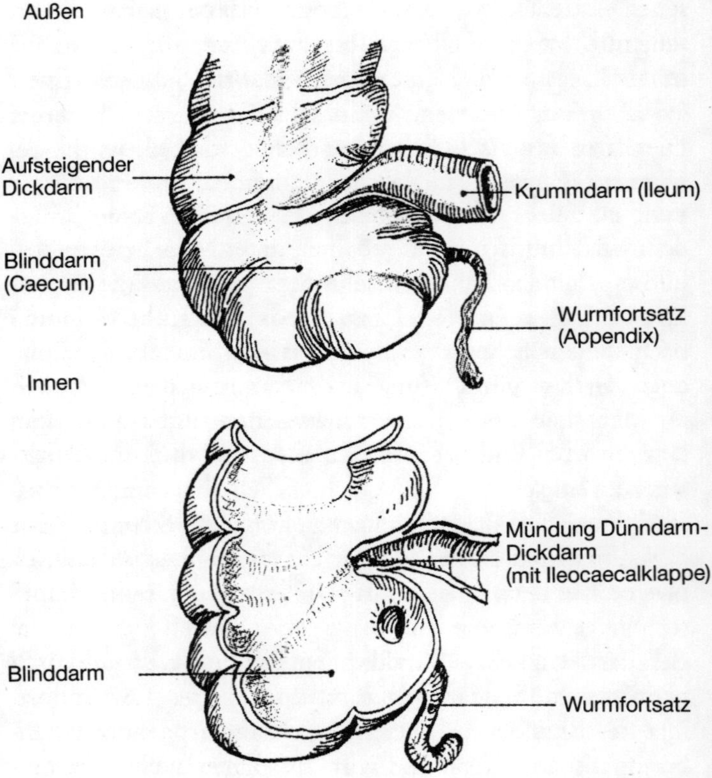

Abb. 6: Blinddarm

fortsatz »ist der Wurm drin«. Die Gefahr dabei ist, daß die Entzündung durchbricht mit dem Ergebnis einer Bauchfellentzündung, die lebensgefährlich werden kann. (Der Blinddarm wird dabei nie durchbrechen.) Bei der geringen Risikobereitschaft unserer modernen Medizin und ihrer überschwenglichen Freude, alles, was sie kann, auch möglichst oft zu praktizieren, wird zumeist beim geringsten Verdacht operiert. Das mag einerseits recht menschenfreundlich klingen, andererseits bleibt zu bedenken, daß in keinem Land der Welt auch nur annähernd so viele »Blinddärme« dran glauben müssen wie in unserem und dem großen Vorbild USA. Beispiele wie Rußland zeigen, daß man solche Entzündungen sehr wohl konservativ behandeln kann und sie nicht gleich wegschneiden muß. Konflikte im Schattenreich machen uns offenbar besonders nervös. Wir wollen nicht einmal im Ansatz versuchen, sie auszutragen, sondern bevorzugen es, sie lieber gleich mit Stumpf und Stiel auszurotten.

Jeder in den Körper gesunkene Konflikt verursacht eine Entzündung an dem für dieses Thema prädestinierten Ort, so tendieren Kommunikationskonflikte zur Lunge, weltanschauliche zur Leber und Geborgenheitskonflikte zum Magen. Insofern ist jede Entzündung wie überhaupt jedes Körpersymptom Schattenmanifestation.[52] Eine Entzündung im Dickdarm hat aber einen noch viel stärkeren Schattenbezug, ist doch der Dickdarm das körperliche Schattenreich. Es geht hier also um einen (nichtbewußten) Konflikt um den Schatten selbst. Das allerdings gilt auch für die Colitis ulcerosa. Das Spezielle beim Blinddarm ist die Tat-

52) Der Umkehrschluß ist allerdings nicht zulässig: Nicht jede Schattenmanifestation muß sich als Körpersymptom zeigen. Neben den inneren (Symptom-)Feinden stehen dafür z. B. auch noch die äußeren Feinde zur Verfügung.

sache, daß dieser unbewußte Konflikt um den Schatten in einer Sackgasse gekämpft wird, die auf eine Sackgasse hinführt. Man ist also ein gutes Stück entfernt vom Hauptstrom des Lebens mit seinem Konflikt. Entsprechend weit ist auch der Weg zum Bewußtsein. Das Ganze spielt sich im Grenzbereich ab zwischen dem »unschuldigen Reich der Kindheit«, das man zu verlassen hat, und dem »gefährlichen Reich der Erwachsenen«, das es zu erobern gilt. Das Reich der Kindheit steht für die Vergangenheit, »die gute alte Zeit«, die zur Sackgasse wird, wenn man hier hängenbleibt. Das Reich der Erwachsenen ist jene Welt, in der man sich der Polarität und damit dem Schatten zu stellen hat. So ist die Appendizitis meistens eine erste schwere Schattenkonfrontation des Kindes, bei der es zumindest früher auch oft um Leben oder Tod ging.

In dieser Hinsicht ist es lohnend zu untersuchen, woran sich der Konflikt entzündet. In den infizierten Wurmfortsätzen[53], die chirurgisch zutage gefördert werden, finden sich fast immer unverdaute Nahrungsreste, zum Teil auch Unverdauliches wie vor allem Obstkerne. Wie Unverdautes generell Unbewältigtes meint, stehen die Kerne im speziellen für das Zentrum des betreffenden Dinges. Das Zentrum einer bestimmten Sache entspricht ihrem jeweiligen Wesen, in welchem wiederum alle Probleme zusammenkommen. Der harte Kern der Dinge kann hier im Verdauungsprozeß nicht weiter bearbeitet werden, fällt heraus und wird zum Konfliktherd.

53) Wegen unserer Operationsfreudigkeit ist das nur ein kleiner Teil. Die überwiegende Zahl ist »jungfräulich«, wie die Chirurgen zu sagen pflegen. Genaue Zahlen über dieses Phänomen gibt es verständlicherweise nicht bzw. nur jene Gesundheitsstatistiken, die besagen, daß nirgendwo sonst auf der Welt so viele »Blinddärme« operiert werden.

Beim Übergang vom Kind zum Erwachsenen geht es ebenfalls darum, allmählich zum Kern der Dinge vorzustoßen, auch die *härteren Brocken* zu *schlucken* und zu verdauen. Der Kampf an der Schwelle zwischen Kindheit und Erwachsenenwelt wird hier zum Thema. Das Wesen des Kampfes aber ist Aggression. Und tatsächlich ist es die Zeit dieses Übergangs, in der die Kinder ihre Waffen erproben müssen. Ist ihnen das im übertragenen Sinn nicht ausreichend möglich, sinken die Impulse in den Schatten und werden an den entsprechenden Stellen im Körper sichtbar. Vor allem die Lymphorgane im Dienste der Abwehr sind Austragungsstätte der notwendig gewordenen Ersatzkriege. Die Mandelentzündungen stehen dabei für die Auseinandersetzung mit der oberen Welt, die Blinddarmentzündungen für jene mit den Themen der Unterwelt wie eben vor allem Schatten. Der Blinddarm mit seinem Wurmfortsatz gehört entwicklungsgeschichtlich zur Kindheit der Menschheit. Eine Entzündung in ihm bedeutet folglich, daß man auf kindlichem Boden kämpft. Die Sehnsucht nach der guten alten Zeit mit ihrer selbstverständlichen Bemutterung durch die Umwelt und ohne die Notwendigkeit, seine Aggressionen verantwortungsvoll auszudrücken, hält einen zurück. Der nun ausbrechende Krieg im Land der Kindheit wird dieses verwüsten und weniger gemütlich machen und insofern den Schritt hinaus in die Erwachsenenwelt zwingender nahelegen. Auch der Chirurg arbeitet letztlich in diesem Sinne. Wenn er den »letzten Rattenschwanz« der Kindheit einfach abschneidet, muß sich der Betroffene einen neuen Schauplatz für seine Auseinandersetzungen suchen. Im Idealfall wird er das weite Feld des Bewußtseins wählen. Schlechterenfalls sucht er sich ein anderes körperliches Schlachtfeld.

Die Kindheit ist klassischerweise die Zeit der Bauchschmerzen, und es sind bevorzugt die kommenden Erwachsenenthemen, die dem Kind Bauchweh bereiten. Sinnvoller, als beim ersten oder zweiten Bauchzwicken zum Messer (Aggression!) zu greifen, wäre es, das Kind auf die kommenden Reifeprüfungen vorzubereiten, ihm deren Notwendigkeit verständlich zu machen und ihm zugleich die *Mitte*l zu ver*mitte*ln, die Prüfungen auch zu bestehen.

Wenn man als Erwachsener seinen Appendix noch hat, aus beschriebenen Gründen bei uns eher die Ausnahme, kann das ein gutes Zeichen sein. Man hat die Schwelle zwischen den beiden Welten und die dazugehörigen Konflikte im Bewußtsein gelöst, oder man hat sie seelisch noch gar nicht überschritten... Im letzteren Fall oder auch wenn sich nach geglückter Emanzipation aus dem Kinderland Regressionstendenzen ereignen, ist es möglich, auch im Erwachsenenalter noch von dieser »Kinderkrankheit« eingeholt zu werden.

Wären die Chirurgen nur ähnlich zurückhaltend wie die Hals-Nasen-Ohren-Ärzte[54] bei den Mandeln, würde sich an der Übergangsstelle von der Oberwelt der Verdauung zu ihrer Unterwelt eine Situation ergeben wie ein Stockwerk höher, am Übergang zwischen Außen- und Innenwelt. Mandelentzündungen kommen und gehen, heilen aber auch nach massiven eitrigen Prozessen zumeist wieder ab, oder aber sie werden chronisch. Selbst bei ganz massiven, eitrigen Prozessen kommt es nur äußerst selten zum Durchbruch eines Abszesses.

Im Blinddarmbereich haben wir eine ganz analoge Situation, allerdings der größeren Tiefe entsprechend auf wesentlich gefährlicherem Niveau. Bricht hier ein Konfliktherd

54) Dieser Vergleich ist insofern nicht ganz gerecht, als sich die HNO-Kollegen wesentlich leichter tun, da das Gebiet der Mandeln so außerordentlich leicht in direkten Augenschein zu nehmen ist.

tatsächlich in die freie Bauchhöhle durch, ist im wahrsten Sinne des Wortes der Teufel los. Der folgende totale Krieg entwickelt sich zur entscheidenden Schlacht um das Weiterleben des Betroffenen. Der Herr der Unterwelt wird zum Nabel der Welt. Er kämpft mit Hilfe all seiner Dämonen darum, diesen Menschen in sein Reich, den Hades, zu bringen. Auf der anderen Seite steht in diesem ver*zwei*felten Kampf auf Leben und Tod die Abwehr des Körpers und hinter ihr (hoffentlich) die Schulmedizin mit ihren potenten Waffen. Der Mensch allein hätte weniger Chancen, hat der Tod doch Heimvorteil in dieser Region. Mit Millionen Einheiten von Antibiotika steht die Medizin der Abwehr des Körpers zur Seite, und gemeinsam vernichten sie Milliarden von Bakteriendämonen in einem gigantischen Schlachtfest. Die Bakterien setzen auf ihre ungeheure Fruchtbarkeit und unglaubliche Vermehrungsgeschwindigkeit, um sich überallhin auszubreiten. Die Gegenseite setzt auf ihre größere Raffinesse, liefert sie doch z. B. in Form des Penicillins falsche Bausteine für die Wand der Bakterien. Diese sind im ursprünglichen Sinne antibiotisch[55], lassen sie doch das solcherart ausgetrickste Bakterium kaum geboren schon wieder elendig zugrunde gehen[56].

Ist der Konflikt bereits aus der Sackgasse ausgebrochen, gibt es keine Alternative mehr zum körperlichen Kampf. In dieser Situation müßte man sich eingestehen, daß der Schattenbereich ausgebrochen ist aus der Unterwelt und mit seinen dämonischen Kräften dabei ist, den ganzen Kör- in Form eines großen (Körper-Welt-)Krieges in ein Toten-

55) Vom griech. »antí« = »gegen« und »biotikós« = »zum Leben gehörig«.

56) Die Bakterien bauen das Penicillinmolekül, das äußerlich dem benötigten Material haargenau gleicht, in ihre Wand ein, ohne den Schwindel zu bemerken. Wenn das neue Bakterium dann fertig ist, zeigt das Penicillinmolekül sein wahres Gesicht und bringt das Bakterium von innen heraus um.

reich zu verwandeln. Was man auf der Bewußtseinsebene verweigert hatte, das Eindringen in die polare Welt mit ihren Schattenseiten, geschieht nun auf der körperlichen Ebene: Die polare Welt dringt mit ihrem dunkelsten Aspekt ins Leben ein. Der große Krieg zwischen dem Kinderreich mit seiner *heil*en Welt und der Erwachsenenwelt von Gut und Böse ist ausgebrochen. Die reifere polare Welt wird ihn auf jeden Fall gewinnen. Aufgabe der Medizin ist es, dafür Sorge zu tragen, daß es nicht auf der körperlichen Ebene geschieht, sondern im Bewußtsein.

e) Hämorrhoiden

Das griechische Wort »haimorrhoídes« (= »Blutfluß«) nimmt Bezug darauf, daß Hämorrhoiden leicht bluten, besonders bei der Stuhlentleerung. Anatomisch handelt es sich um Erweiterungen der analen Venen, die oft als Knoten tastbar sind. Bei den äußeren Hämorrhoiden sind die perianalen (= »um den Anus herum«) Gefäße erweitert, bei den inneren das sogenannte Corpus cavernosum recti, ein venöses Geflecht am Ende des Rektums, das zur Feinabdichtung (des Anus) dient und z. B. das Heraustropfen von Flüssigkeit verhindert. Im Anfangsstadium sind die Venen wie Krampfadern (am Bein) lediglich erweitert, in chronischen Situationen kann es, wie bei anderen Krampfadern auch, zu Thrombosen kommen. Besonders diese wirklich harten Knoten führen nicht selten zu Schmerzen, vor allem bei der Stuhlentleerung. Ansonsten verursacht hauptsächlich ein unangenehmer Juckreiz Beschwerden.

Vor der Konfrontation mit diesem unangenehmen, zu einer wahren Volksseuche angeschwollenen Problem lohnt es, den Schauplatz der Handlung genauer unter die Lupe zu nehmen. Es ist der Anus (»Ring«), jener höchst anrüchige Ring(muskel), der die Unterwelt nach draußen verschließt. Er bezeichnet gewissermaßen den negativen Höhepunkt unserer gesellschaftlichen Schmutzphobie, einen wirklichen Tiefpunkt sozusagen. Wenn wir einem Menschen anbieten, er solle uns *am Arsch lecken*, kann er in unseren Augen nicht mehr tiefer hinabsinken. Der Einschluß dieses heiklen Bereiches in sexuelle Praktiken deutet an, daß einem an dem betreffenden Menschen wirklich alles, sogar das zuhinterst Rangierende lieb ist. Die Benennung »du Arschloch« ist schließlich die gröbste denkbare Beleidigung und dafür von erstaunlicher Popularität. Der *Arsch der Welt* ist sozusagen der allerletzte Platz auf dieser (Körper-)Welt.

Dieser schattige, von allen gemiedene und aus dem Bewußtsein verdrängte Ort ist ausgerechnet die Heimat der Hämorrhoiden. Über sie holt er sich viel von jener Aufmerksamkeit, die ihm bewußt verweigert wird. Das penetrante Jucken führt nicht wenige Hände zur Besänftigung in jene verbotene Region – ganz heimlich und verstohlen natürlich, wie es sich für solch einen verachteten Platz gehört.

Die gestauten Gefäße der Hämorrhoiden sprechen dafür, daß es im Leben des Betroffenen ein Hindernis gibt, vor dem sich seine im Blut symbolisierte Vitalität staut. Tatsächlich sitzt dieser Mensch auf seinen Knoten, anstatt sie zu lösen. Auf Problemen zu sitzen ist selbstverständlich unangenehm, und so zeigt der Körper nicht nur die Situation in schonungsloser Offenheit, er sorgt auch gleich für einen Ausweg, indem er den Betroffenen auftreibt. Sitzenbleiben tut in dieser Lage einfach zu weh, er kann sich im wahrsten Sinne des Wortes nicht *durchsetzen*. Vor Unbehagen richtet er sich auf und entlastet so seinen überstrapazierten Hinterausgang. Genau darum geht es letztlich, allerdings im Über-

tragenen: sich aufzurichten, aufzustehen für die eigene Sache und sich gerade zu machen.
Die typische Haltung des Hämorrhoidenpatienten entlarvt aber die diesbezüglichen Schwierigkeiten, neigt er doch vielmehr dazu, die Pobacken zusammenzukneifen und überhaupt zu *kneifen*. Es ist das die typische Haltung des Schwanzeinziehens. Aus der direkten Konfrontation ver*drückt* er sich lieber, und so gerät die »verdruckste« Energie ins Hintertreffen. Die Schüsse, die nach vorn nicht gewagt werden, gehen auch nach hinten noch nicht los, werden aber hier schon mal gestaut. Und bevor dem Betroffenen der Kragen platzt, platzen noch eher die Knoten, die seinen Hinterausgang blockieren. Typischerweise bringt das eine gewisse Entlastung, Druck und Juckreiz lassen vorübergehend nach. Dauerhaftere Erleichterung allerdings würde das Druckablassen im übertragenen Sinne und an der richtigen Stelle verschaffen.
Die Versuche, den Druck hintenherum abzulassen, werden vom Körper als Umweg entlarvt. Sie sind nicht nur schmerzhaft, sondern bringen auf die Dauer auch keine Entlastung. Andererseits juckt dieser indirekte Weg hintenherum den Patienten (in seinem Hauptsymptom) unverkennbar. Der direkte Weg ist ihm zu gefährlich, und so versucht er den Druck immer wieder hinterrücks abzulassen. Er erleidet das Schicksal aller klassischen *Drück*eberger. Bei dem Versuch, sich vor dem Druck zu drücken, wird dieser immer erdrückender, und jeder scheinbare Ausweg erweist sich letztlich nur als Abweg(ig).
Um aber nach vorn zu agieren, ist der »Druckauslöser« bzw. die Angst vor ihm zu mächtig. Betrachtet man die klassischen Situationen, in denen sich Hämorrhoiden bilden, so findet sich praktisch immer von einer Übermacht ausgehender Druck, der nicht nach außen abgeleitet werden

kann. Typisch ist etwa die Hämorrhoidenentstehung beim Militär während der Grundausbildung. Die medizinische Erklärung für diese auffällige Häufung wird zumeist in kausalen Gründen gesucht, z. B. oft auf kaltem Boden sitzen zu müssen. Sicherlich ist das Hinterteil von jungen Soldaten weder warm noch weich gebettet. Andererseits ist eine entsprechende Symptomhäufung bei Pfadfindern in ähnlichen Situationen unbekannt.

Viel eher als der kalte Boden dürften die kalten Füße der Soldaten im übertragenen Sinne von Bedeutung sein, die Angst nämlich vor den Vorgesetzten und der übermächtigen Maschinerie. Sie haben keinerlei Chance, den auf sie ausgeübten Druck zurückzugeben, und so geht der Schuß bzw. Druck nach hinten[57]. Der typische preußische Soldat, bis zur Selbstaufgabe gedrillt und mit Kadavergehorsam begabt, knallt die Hacken und kneift die Pobacken zusammen, damit ihm ja kein echtes Gefühl aus seiner Beckenschale entweicht. Er ist der Prototyp des Hämorrhoidenträgers.

In einer ganz anderen Kultur unter ganz anderen Umständen gibt es ebenfalls eine auffällige Häufung von Hämorrhoiden: bei jungen Mönchen während ihrer ersten Zeit im Zenkloster. Die wesentliche Parallele liegt hier in der druckvollen, absolute Disziplin erfordernden Autorität, der beide Gruppen ausgesetzt sind. Im ersten Fall können

57) In Extremsituationen können sogar konkrete Schüsse nach hinten gehen. Die sehr hohe Zahl gefallener Einsatzoffiziere im Vietnamkrieg soll vor allem auf solche Schüsse zurückzuführen sein. In eine ausweglose Situation gebracht, für ein Ziel in den Kampf gezwungen, an das sie nicht glauben konnten, den eigenen Tod vor Augen, drehte eine Minderheit der Soldaten einfach um; wenn es nicht anders ging, auch ihr Gewehr. Die Mehrheit folgte ihren Offizieren bzw. ging ihnen in Vietnam folgsam voraus. Sie ließen ihren Druck nach vorne ab, wo er sich in vielen Massakern entlud, oder sie nahmen ihn nach innen. Eine der dann noch harmloseren Folgen dürften Hämorrhoiden gewesen sein.

sich die Soldaten nicht wehren, im zweiten wollen es die Mönche nicht, schließlich sind sie freiwillig gekommen, um sich der Autorität zu unterwerfen. Sie sollen nicht lernen, sich durchzusetzen, sondern ihre Probleme im Zazen, der klassischen Sitzmeditation, durchzusitzen. Manch unbewußter Geistesknoten wird da mobilisiert, und wenn er nicht konfrontiert wird, hinterrücks spürbar. Auch wenn solche Knoten noch so drücken, können sie mit dieser Meditationstechnik mit der Zeit auch wieder gelöst werden. Auch die jungen Soldaten finden nach überstandener Grundausbildung zumeist andere Ventile, um sich Luft zu verschaffen. Diese sind zumeist genausowenig elegant wie die Orte der Entlastung, aber insofern wirksam, als sie die Knoten am Hintern wieder (über)flüssig machen.

Die Grundsituation ist eine der Unterdrückung durch eine übermächtige Autorität, die nicht akzeptiert, sondern vielleicht sogar gehaßt wird. Hämorrhoiden stellen gleichsam einen (unbewußten) »Autoritätskonflikt unter der Gürtellinie« dar. Die Autorität erscheint den Betroffenen dabei so überlegen, daß eine direkte Kon*front*ation für sie nicht in Frage kommt, sondern nur der indirekte Weg durch die Hintertür. Aber selbst dieses Aufbegehren kann sich der Patient in seiner Situation des Ausgeliefertseins nicht eingestehen und drängt es ins Unbewußte ab. Das Gefühl von ohnmächtiger Angst muß so stark sein, daß er sich auch nicht erlauben kann, seinem Druck in lautstarkem Stänkern Luft zu verschaffen. Er versucht im Gegenteil noch in dieser Situation die verräterischen Abgase zurückzuhalten und seinen Hinterausgang hermetisch zu verriegeln, indem er die normalen Verschlußmechanismen durch zusätzliche Barrikaden verstärkt.

Von seinem Druck loszulassen fällt dem Patienten andererseits auch deshalb »blutig« schwer, weil in diesem Bereich die zweite Wurzel seines Problems liegt. Die Angst und damit Enge steht ihm im Weg, wie er bei jedem diesbezüglichen Versuch auf der Toilette schmerzhaft erleben muß. Häufig ist er verstopft, und viele Mediziner halten das sogar für die »Ursache« der Hämorrhoiden. Tatsächlich ist es nur ein Glied in der Kette, die da heißt »Nicht-loslassen-Können«. Wie ein Stöpsel versperren die Knoten den Ausgang. Bei den inneren Hämorrhoiden ist es der natürliche Absperrmechanismus, der hier seine Aufgabe erheblich übertreibt. Aber auch äußere Knoten versperren noch sehr drastisch und effektiv den Hinterausgang der Körperwelt.

Trotz aller vor den Ausgang gebauter Barrieren muß der Betroffene zumindest körperlich hin und wieder etwas los- und damit passieren lassen. Wie hart ihn das ankommt, zeigen die damit verbundenen Schmerzen. Wie sehr er an dem hängt, was er geben soll, verrät sein Stuhl. Wenn der es schließlich geschafft hat, sich unter Mühsal an den Knoten vorbeizudrücken, klebt nicht selten Blut daran. Zwar blutet dem Patienten nicht wirklich das Herz, sondern der Allerwerteste, aber letztlich kommt doch alles Blut vom Herzen. Außerdem kann es in diesem Fall gut sein, daß der Allerwerteste — nomen est omen — mit seinem Bezug zur Materie als wertvoller empfunden wird als das Herz. Schließlich handelt es sich bei den Verstopften in der Regel um Menschen, denen der im Kot symbolisierte materielle Reichtum besonders am Herzen liegt. Wie man von Blutgeld spricht, böte sich hier der Ausdruck »Blutstuhl« an. Blutgeld bekommt man für einen Verrat an den Lebensrechten von jemand anderem, »Blutstuhl« durch einen Verrat an den eigenen Lebensrechten. Jemanden bluten lassen meint ihn materiell ausnehmen, sich selbst bluten lassen bedeutet folglich, die eigene materielle Basis des Lebens davonfließen zu lassen.

Noch deutlicher wird die Thematik im chronischen Stadium, wenn das Blut in den Knoten gerinnt. Der Lebensfluß, die Vitalität, sitzt dann nicht nur fest, man sitzt auch noch selbst darauf.

Hinzu kommen die Probleme, die sich hinter Bindegewebsschwäche, Krampfader- und Thromboseneigung verbergen, die eine wesentliche körperliche Voraussetzung für Hämorrhoiden bilden. Etwa die beunruhigende Tatsache, daß man seine ganze Vitalität zwar bereitwillig von Herzen ausschickt, daß sie aber nicht in angemessener Weise zurückfließt, sondern tatsächlich am *Arsch der* (Körper-)*Welt* landet.[58]

Die eigene Verstocktheit kann in dieser Lebenssituation schmerzlich bewußt werden. Man bemüht sich zwar, aber es kommt im wahrsten Sinne nichts dabei heraus, sosehr man sich den »*Arsch* auch *aufreißt*«. Diese verkrampfte Bemühung, letztlich am verkehrten Ort, zeigt auch der Ausdruck »Krampfadern am Hintern«. Bei jedem Toilettenbesuch kann der blutige Konflikt ums Hergeben akut aufbrechen.

Ein ganz normaler Autoritätskonflikt, bei dem man gehörig unter Druck gerät und in seinem Lebensfluß eingeengt wird, wird sich am ehesten in der Einengung der Gefäße und entsprechendem Hochdruck zeigen. Druck dagegen, dem man nicht ausweichen und den man geradeheraus nicht wieder ablassen kann, der indirekt ausgeübt oder von einer unangreifbaren, übermächtigen Instanz ausgeht, wird die Tendenz entwickeln, sich nach hinten zu befreien. Man stinkt dann gegen die Autorität an oder stänkert an anderer Stelle herum. Traut man sich auch nicht, diesen anrüchigen Ausweg zu benutzen, ist man reif für Hämorrhoiden. Der letzte Ausweg ist einem dann verbaut, auch die unterste

58) Eine ausführliche Bearbeitung der Bindegewebs-, Krampfader- und Thromboseproblematik findet sich in R. Dahlke: *Herz(ens)-Probleme*, München 1990 (Knaur-Tb. 4228).

Ebene ist versperrt und verklemmt. Die bayerische Mundart würde hier von einer wahrhaft *hinterfotzigen* Lösung sprechen.

Die erlöste Ebene dieses Symptoms zeigt die sich blutig entleerende Hämorrhoide. Es geht einem der Knopf auf, bzw. der Knoten platzt einem. Auch der Chirurg therapiert in dieser Hinsicht stimmig und auf den Spuren von Alexander dem Großen, der den Gordischen Knoten mit einem Hieb durchtrennte. Der Stich mit dem Skalpell bringt Entleerung der gestockten Lebensenergie und so wieder Fluß ins System. Konservative Therapiemethoden sorgen ebenfalls für Durchfluß, indem sie das Hergeben erleichtern und für künstlichen Durchfall bzw. sehr weichen Stuhl sorgen. Alle Methoden, die mit Bädern den beleidigten Anus versöhnen wollen, lenken genauso wertvolle Aufmerksamkeit an diesen verachteten Ort wie einerseits dessen Jucken und andererseits das Kratzen des gestörten Besitzers. Letztlich geht es darum, aufzustehen, sich zu stellen und, statt sitzen zu bleiben, Druck abzulassen. Oder aber wirklich bewußt sitzen zu bleiben wie der Zenmönch, um mit wachem Geist die Konfrontation mit dem Problem auszuhalten. Würde solch ein Mönch aufstehen und die gestaute Energie in Bewegung und Kampf ausdrücken, würde er einen typisch östlichen Kampfstil wie etwa Aikido wählen. Die Kampfenergie »hintenherum« ist charakteristisch für die östlichen Kampfkünste, die niemals direkt und frontal angreifen, sondern immer die Energie des Gegners für ihren Kampf nutzen. Es ist das auch bei uns nicht unbekannte Prinzip, jemand mit dessen eigenen Waffen zu schlagen. Zu einem ähnlichen Umgang mit Energie zwingen Hämorrhoiden ihre Be*sitzer*. Auch für den Autoritätskampf unter der Gürtellinie gibt es dabei, wie die Kampfkunst des Ostens verrät, faire Regeln.

XI. Krebs

Das Krebsgeschehen ist viel zu komplex, um es nur bezogen auf das befallene Organ zu betrachten. Schon die Ausbreitungstendenzen über den ganzen Körper zeigen, daß es hier auch um den ganzen Menschen geht. Als Schreckgespenst unserer Zeit betrifft der Krebs letztlich die ganze Gesellschaft und nicht nur unsere. Obwohl es kaum eine Kultur gibt, die Krebs nicht kennt — bereits in 500 Jahre alten Inka-Mumien konnte man ihn nachweisen —, ist er doch ein besonderes Kennzeichen moderner Industrieländer geworden. Nirgends sonst gewinnt er so rasant an Boden. Lediglich von den Hunzas im Himalaja muß man annehmen, daß ihnen Krebs gänzlich fremd war bis zu ihrem Anschluß an die moderne Zivilisation Mitte dieses Jahrhunderts. In der alten chinesischen Kultur taoistischer Prägung war Krebs extrem selten, obwohl die Menschen durchschnittlich älter wurden als heute. Hundertjährige galten durchaus als normal und widerlegen das Argument, Krebs sei nur deshalb in Industrieländern häufiger, weil die Menschen dort älter werden als anderswo. Von den indianischen Ureinwohnern Nordamerikas weiß man, daß sie vor ihrer Unterwerfung durch die Weißen älter wurden als in den »zivilisierten« Zeiten danach. Krebs kannten sie vorher kaum, danach aber mußten sie sich auch diesbezüglich dem Trend der modernen Zeiten anpassen.

Krebs bereitet uns von allen Krankheitsbildern das größte Grauen. Wir bezeichnen und empfinden ihn als bösartig. Selbst der Herzinfarkt, der zahlenmäßig weit mehr Leben fordert und mit dem schrecklichsten Schmerz, den Men-

schen kennen, verbunden ist, kommt in der allgemeinen Einschätzung nicht so schlecht weg. Letztlich kann das nur daran liegen, daß uns Krebs mit einem tief in unserem Schatten liegenden Thema konfrontiert.
Kein anderes Krankheitsbild macht auch den Zusammenhang zwischen Körper, Seele, Geist und Gesellschaft *deutlicher*. Ob wir von der Zellebene, der Persönlichkeitsstruktur oder der sozialen Situation ausgehen, immer wieder lassen sich analoge Muster auffinden.

1. Krebs auf der Zellebene

Medizinisch wird Krebs am sichersten in den Zellverbänden diagnostiziert. Krebszellen fallen durch ihr ungeordnetes, chaotisches Wachstum auf. Die einzelne Zelle beeindruckt durch ihren zu großen Kern. Im übertragenen Sinne kann man den Zellkern, der alle Informationen für die Zelle und ihren Betrieb enthält, als Kopf des ganzen Unternehmens Zelle betrachten. Diese Kopflastigkeit ist das typische Diagnosekriterium für den Pathologen. Sie kommt durch die enorme Teilungsaktivität der Zelle zustande, der es nicht mehr um die Erfüllung ihrer Aufgaben im Verband der anderen Zellen, sondern nur noch um die Vervielfältigung ihrer selbst geht. Selbst die eigene Regeneration bleibt auf der Strecke zugunsten der unablässigen Produktion neuer Zellgenerationen. Das erinnert an die jugendliche Zelle bzw. das embryonale Wachstumsstadium, wo es auch vor allem um Vermehrung geht. Die Zellen der Morula, jenes Zellhaufens, in dem sich das frühe menschliche Leben konzentriert, haben noch keine spezialisierten Aufgaben zu erfüllen, sondern nur für ihre Vermehrung zu sorgen. Dem werden sie durch rege Teilungen und entsprechendes Wachs-

tum gerecht, wobei sie allerdings wesentlich geregelter vorgehen als die rücksichtslosen Krebszellen.
Nicht nur bezogen auf den überdimensionalen Zellkern und die überzogene Teilungstendenz erinnert der Krebs an jugendliche Zellstadien. Er entwickelt sich auch in anderer Hinsicht zurück zu unreifen Frühformen. Da die entsprechende Zelle neben ihrer Fortpflanzungsaktivität alles andere vernachlässigt, verliert sie häufig die Fähigkeit zu komplizierten Stoffwechselprozessen wie der Oxydation und kehrt zurück zur primitiven Vorstufe der Gärung. Diese ist zwar wesentlich weniger effizient, dafür aber weitgehend unabhängig von Zulieferern. Während alle anderen Zellen auf normale Atmung, d. h. Versorgung mit Sauerstoff bzw. frischem Blut, angewiesen sind, ist die auf Gärung zurückschaltende Zelle in dieser Hinsicht autark. Sie ist folglich viel weniger auf Kommunikation mit ihren Nachbarn angewiesen, was ihr, bei ihren schlechten nachbarschaftlichen Beziehungen, nur recht sein kann. Da sie keinerlei Grenzen respektiert und rücksichtslos in fremde Territorien eindringt, hat sie verständlicherweise nur Feinde um sich herum. Selbst gegenüber den eigenen Kindern und Eltern ist sie skrupellos auf ihren eigenen Wachstumsvorteil bedacht, und nicht selten bleiben eigene Verwandte, von jeglicher Versorgung abgeschnitten, auf der Strecke. In größeren Tumorknoten finden sich daher häufig tote Zellen im Zentrum und zeigen symbolisch, daß die zentrale Botschaft dieses neuen Wachstums der Tod ist.
Die Regression der Krebszelle in ein frühes Lebensmuster zeigt sich auch in ihrer Schmarotzerhaltung. Sie nimmt, was immer sie bekommen kann an Nahrung und Energie für ihren eigenen Bedarf, ist aber nicht bereit, auch nur eine Kleinigkeit zurückzugeben und sich an den sozialen Aufgaben, die in jedem Organismus anfallen, zu beteiligen. Auch

in dieser Hinsicht übertreibt sie exzessiv, was für die embryonale Zelle durchaus angemessen ist. Was aber dem Kleinkind selbstverständlich erlaubt ist, wird beim Erwachsenen zum Problem.

Im Ignorieren aller Grenzen enthüllt sich ein weiterer Rückschritt auf unreife Stufen. So wie jedes Kind allmählich lernen muß, Grenzen zu respektieren, lernen auch die Zellen in ihrem Reifungs- und Differenzierungsprozeß, gegebene Strukturen zu respektieren und in dem für sie vorgesehenen Rahmen zu bleiben. Krebszellen lassen dagegen all das im Laufe der Entwicklung Gelernte hinter sich. Sie durchbrechen alle Grenzen und lassen sich kaum durch andere Körperstrukturen im Zaum halten. Darüber hinaus verlieren sie vollkommen den Bezug zu jenem Muster, für das sie ursprünglich gemeint waren. Eine normale Darmschleimhautzelle wird sich wohl hin und wieder teilen, so wie es die Bedürfnisse des größeren Organismus Darm erfordern, sie wird aber niemals aus dem für sie und ihresgleichen vorgesehenen Rahmen ausbrechen und über den Darm hinausstreben. Die krebsartig entartende Darmzelle schlägt dagegen im wahrsten Sinne des Wortes aus der Art, gibt alles Darmspezifische auf und geht ihre eigenen egoistischen Wege. Das vorgesehene Muster Darm wird ihr zu eng und so sprengt sie in ebenso revolutionärer wie destruktiver Weise ihren Rahmen.

Sie will die ganze (Körper-)Welt erobern und alles zu ihrer Art machen. Zu diesem Zweck dringt sie überall ein und sendet ihre aggressiven Erobererzellen bis in die entferntesten Bereiche des (Körper-)Landes. Die Medizin nennt diese winzigen bösartigen Ableger Filiae, was soviel wie Töchter heißt, oder Metastasen. Letzteres kommt aus dem Griechischen und meint Umwandlung, Versetzung oder Wanderung. Auch der Anspruch, überall bis in entfernteste Körperabschnitte »mitmischen« zu können, ist für die embryonale Zelle angemessen, die in ihrer Undifferenziertheit noch fast alle Möglichkeiten in sich trägt. Entwicklung bedeutet aber u. a. Einschränkung und Spezialisierung. Die Krebszelle gibt dergleichen auf.

Die Unreife ihrer Haltung ergibt sich im Vergleich von erwachsenem und kindlichem Verhalten. Ein Kind hat noch das Recht, sich in allen Berufen und Lebensarten zu sehen, und glaubt ganz selbstverständlich, daß sein Papa, als Vergrößerung des eigenen Ich, alles kann. Es träumt davon, überall auf der Welt hinzureisen, ohne sich im geringsten über irgendwelche konkreten Versorgungsfragen zu kümmern. Sein Anspruch auf alles Spielzeug auf dem Spielplatz und darauf, bei allen Spielen mitzumachen, mag den Eltern einigen Ärger einbringen, ist aber in dieser frühen Zeit noch kein wirkliches Problem.

Ein Erwachsener mit dieser Haltung wird dagegen für seine Umwelt sehr rasch zur unübersehbaren Gefahr. Es gibt dann eigentlich nur zwei Möglichkeiten: Die Umwelt paßt ihn mit Überzeugungskraft oder Gewalt ihren Bedürfnissen an und zwingt ihn so zu einer Art verspäteten Nachreifung. Dies wäre etwa die Idee hinter den Resozialisierungsversuchen im Strafvollzug. Die zweite Möglichkeit ist, daß dieser Mensch sich gegen seine Umwelt durchsetzt und ihr seinen Willen aufzwingt. Diese zweite Möglichkeit ist gar nicht so selten, wie sie auf den ersten Blick erscheinen mag; allerdings werden ihre konkreten Ausformungen gänzlich verschieden bewertet. Auf der geistig-seelischen Ebene werden solche Versuche einzelner als Größenwahn abgetan, praktisch immer niedergeschlagen und in psychiatrischen Anstalten »erfolgreich« ausgegrenzt. Nur relativ selten gelingt es einem Verrückten, wirkliche Macht zu erlangen. Im politischen Bereich werden die entsprechenden Versuche als Terrorismus bekämpft und zumeist mit Gewalt, manchmal auch mit Überzeugungskraft, niedergeschlagen. Die Terroristen, die sich selbst Revolutionäre nennen, gelten als Schwerverbrecher und haben weder Gnade noch Achtung zu erwarten. Sollten sie allerdings siegen, ist ihnen alle Achtung sicher, sind sie doch die neuen Herren im Lande. Ihr größtes Problem ist dann, die revolutionären Geister, die sie riefen, so schnell wie möglich wieder kaltzustellen und eine neue Ordnung durchzusetzen.

Im wirtschaftlichen Bereich schließlich bekommen die Vertreter der entsprechenden Haltung von Anfang an Applaus, verdeutlicht der Krebs doch jene Haltung, die wir von einem erfolgreichen Unternehmer erwarten. Er geht seinen eigenen Weg, setzt sich über bestehende Grenzen hinweg, schlägt die Konkurrenz aus dem Feld durch Verdrängung, Infiltration ihrer Märkte oder indem er sie schlicht an die Wand drückt[59]. Statt Metastasen und Filiae werden hier Filialen, Tochtergesellschaften und Dependancen gebildet — landesweit, noch besser weltweit. Man will überall präsent sein und am besten auch alles selbst in den Griff bekommen. Verständlich, daß man dabei aggressiv und rücksichtslos vorgeht. Die Absiedlungen des Krebses und die Niederlassungen von Konzernen haben ganz ähnliche Ziele, nämlich möglichst viel vom eigenen Programm abzusetzen und den einheimischen Kräften keine Chance zu lassen.

Wie vor*bild*lich der Krebs diesbezüglich ist, verdeutlicht eine Weltkarte in einem Firmenbüro. In der Mitte ist als dicker roter Kreis die Muttergesellschaft markiert, die ihre nähere Umgebung mit entsprechend kleineren rot markier-

59) Expansives Wachstum findet sich auch bei gutartigen Tumoren. Infiltration und Metastasierung fehlt ihnen dagegen.

ten Filialen infiltriert hat. Zur Peripherie hin nehmen diese Metastasen ab. Einige Länder sind noch ganz frei davon, während es in anderen größere Kolonien gibt, die ihrerseits wieder kleinere Filialen um sich scharen. Die solcherart markierte Landkarte ähnelt in verblüffender Weise jenen mit modernen Diagnoseverfahren wie etwa der Szintigraphie erhaltenen Bildern der krebsbefallenen Körperwelt.

Eine weitere Parallele zum Krebsgeschehen, die weniger Emotionen hervorruft, weil sie schon weitgehend von der Geschichte überholt wurde, ist der Kolonialismus. Die Bildung von Kolonien außerhalb des eigenen Landes war, vom einzelnen Imperium aus gesehen, eine der Krebsausbreitung vergleichbare Strategie. Möglichst die ganze Welt sollte unter den eigenen Einfluß gebracht werden. Praktisch geschah es durch gewaltsame Überfälle auf zumeist intakte und lediglich weniger aggressive Kulturen. Grenzen und fremde Lebensverhältnisse wurden weder respektiert noch am Leben erhalten. Das jeweilige Imperium war von seinem eigenen Größenwahn so überzeugt, daß es überall auf der Welt England oder Frankreich oder Deutschland machen wollte. Lediglich die anderen krebsartig wuchernden Imperien setzten dem invasiven Wachstum Grenzen. Wie ihr anatomisches Pendant bekamen die nationalen Krebsgeschwulste nicht selten Versorgungsprobleme, ging es ihnen doch vor allem um Expansion und wenig um die dafür notwendige Infrastruktur. Ähnlich wie in Tumoren findet man noch heute in den Resten etwa des portugiesischen Kolonialreiches einen auffälligen Mangel an Infrastrukturen. Vieles ging zugrunde bei dieser Art undifferenzierten Wachstums in den metastasierenden Kolonien wie auch im Mutterland der vielen ungeratenen Töchter. An winzigen »Muttergeschwülsten« wie Spanien oder England hingen schlußendlich riesige, immer weiter wuchernde und kräftezehrende Imperien. Besonders England kam mit seinen sich völlig von der »Muttergeschwulst« lossagenden Kolonien (USA, Kanada, Australien, Rhodesien oder Südafrika) dem Krebsbild nahe. Daß es auch den nationalen Geschwülsten mehr um Ausdehnung und imperiale Machtentfaltung ging als etwa um Handel und Austausch, macht die Geschichte der Kolonialzeit eindrucksvoll deutlich. Wie Wasserköpfe schmarotzten aufgeblähte Kolonialverwaltungen in wirtschaftlich darbenden und ihrer Eigenstruktur beraubten Ländern.

Mit dem Überwinden der Kolonialzeit war das zugrunde liegende Prinzip aber längst nicht außer Kraft gesetzt. Der leicht durchschaubare Imperialismus dankte zusammen mit dem Adel ab, der diese Krebsform vor allem getragen hatte. Mit der Machtergreifung des Bürgertums kam dessen neue, prinzipiell nicht weniger »krebsige« Wirtschaftsform zu Weltmacht. Besonders im Frühkapitalismus wurde die aggressive Zerstörungskraft dieser Doktrin deutlich, die nun statt auf politischer auf wirtschaftlicher Ebene dem Starken alle Macht zuschanzte. Um nicht zuviel Leid und Tod in den Zentren der neuen Wachstumsideologie zu verursachen, wurden die Wirtschaftstumore mit der Zeit etwas gezügelt und in tendenziell (und jedenfalls für die eigene Heimat) gutartige Geschwülste umgewandelt. Hatten sie sich früher rücksichtslos gegenseitig verdrängt und aufgefressen, wurden allmählich gewisse Regeln eingeführt, um das ungehemmte Wachstum zu bremsen. In den Heimatländern der Primärtumore wurde das Leben dadurch lebenswerter, ja durch die Umwandlung der bösartig wachsenden Gebilde in mehr oder weniger gutartige wurde sogar ein beträchtlicher Reichtum angehäuft. Der Krebs konnte über weite Strecken domestiziert und so zum Motor einer eindrucksvollen Entwicklung gemacht werden.

Diese positive Einschätzung berücksichtigt aber nur einen kleinen Teil der Wirklichkeit. Innerhalb des zuerst betroffenen Organs ist sozusagen wieder Ruhe eingekehrt auf dem Boden einer Art Waffenstillstand zwischen Geschwulst und Abwehr. Für den ganzen Organismus bleibt die Lage aber prekär. So wie die Krebszelle den Körper nur als Wirt für ihre Eigeninteressen sieht, hat unser Wirtschaftssystem die Erde zum Wirt erklärt. Ein anschauliches Bild unserer krebsartigen Expansionsbestrebungen bietet das Wachstum moderner Großstädte. Von Satelliten fotografiert, erkennt man, wie sie sich geschwürig in die umgebende Landschaft fressen. Ähnlich wie die Krebsgeschwulst vertrauen sie dabei an ihrer Peripherie auf verdrängendes, infiltrierendes Wachstum. Gleichzeitig schieben sie ihre Sendboten des Todes weiter vor in Form von Trabantenstädten, Gewerbezonen und anderen metastatischen Aktivitäten.

Betrachtet man die Erde als Ganzes, wie sie auf diese Art an allen Ecken und Enden angefressen, ohne Rücksicht ausgebeutet und ihrer Widerstandskraft beraubt wird, entspricht ihr Bild dem eines vom Krebs befallenen Körpers, der sich dem Siechtum ergeben hat. In der Einschätzung, ob die Erde sich noch im Stadium des Abwehrkampfes befindet oder bereits jenes der Kachexie erreicht hat, sind sich die Öko-, Bio- und anderen Logen uneins. Kachexie bezeichnet einen Zustand, in dem der Körper vor der jugendlich-vitalen Kraft des Krebses resigniert hat und sich dem Stadium der Auszehrung und eigentlich des Aufgefressenwerdens ergibt. Er symbolisiert neben Ergebenheit bereits die Offenheit für den Übergang in die andere Welt, den Tod.

Aber nicht nur die Prinzipien unseres Denkens ähneln denen der Krebszelle, wir teilen auch den entscheidenden

Denkfehler bzw. übersehen die Konsequenzen unseres Verhaltens: Der Tod des Gesamtorganismus zieht unweigerlich den Tod aller seiner Zellen nach sich.
Dabei beginnt das ganze Unternehmen recht vielversprechend für die Krebszelle. In ihrem Autarkiebestreben wird die Tendenz zu Omnipotenz und Allgegenwärtigkeit deutlich. Und tatsächlich kommt sie diesem Ideal ziemlich nahe. Wie der Einzeller, der, ganz auf sich gestellt, alle Funktionen in einem Körper vereint, wird die Krebszelle, mitten in einem Zellverband lebend, zum annähernd unabhängigen Einzelkämpfer. Sie erreicht sogar dieselbe potentielle Unsterblichkeit. Solange die Nahrung reicht, bleiben Einzeller und Krebszelle am Leben. Alle anderen Zellen haben eine natürliche, in ihrem Erbgut festgelegte Lebenserwartung, die z. B. (genetisch) verhindert, daß der Mensch über 140 Jahre alt wird. Krebszellen haben diese Schranke offenbar außer Kraft gesetzt und zeigen keinerlei Alterungstendenzen, wie ein über Jahrzehnte angelegtes Experiment belegt. Bis heute teilen sich die Zellen eines Tumors, dessen Besitzer Anfang des Jahrhunderts an ebendiesem Tumor gestorben war. Daß Krebszellen in aller Regel doch recht bald nach ihrem Wirt sterben, liegt am knapper werdenden Nahrungs- und Energieangebot. Während der Einzeller nämlich wirklich unabhängig und unsterblich in seiner Wasserwelt lebt, unterliegt die Krebszelle einem tödlichen Denkfehler. Sie übersieht, daß sie lediglich potentiell unsterblich und schon gar nicht unabhängig werden kann, da sie immer auf ihren Wirt angewiesen bleibt.
Die in all den angeführten Punkten deutlich werdenden Regressionstendenzen des Krebses zeigen sich bis in seinen Namen, ist doch der Krebs jenes Tier, das vor allem für seinen Rückwärtsgang bekannt ist. Andere leiten den Namen

von einer Form des Brustkrebses ab, die sich scherenförmig ins Gewebe frißt[60].

Bezüglich der Krebsentstehung auf dem Zellniveau sind sich die Forscher heute weitgehend einig, daß hier Mutationen im Vordergrund stehen[61]. Das Wort kommt aus dem Lateinischen und bedeutet Veränderung. Wenn eine Zelle lange genug gereizt wird, ist sie offenbar zu drastischen Veränderungen bereit. Diese gehen von ihrer tiefsten Ebene, dem Erbgut, aus. Die wegbereitenden Reize können dabei vielfältig sein, von mechanischen durch dauernden Druck über chemische Reize wie etwa den Teer der Zigaretten bis hin zu den physikalischen Reizen eindringlicher Strahlen. Diese sind durchaus keine Erfindung moderner Nukleartechnik, sondern kommen seit dem Anfang der Zeiten in Form der kosmischen Strahlung auf die Erde hernieder.

Voraussetzung für die Mutationen sind chronische Reizungszustände. Lange mag es den entsprechenden Gewebszellen gelingen, sich gegen die anhaltende Reizüberflutung zur Wehr zu setzen, irgendwann aber reagiert eine überreizt und entartet. Sie schlägt im wahrsten Sinne des Wortes aus der Art und geht nun ihren eigenen Weg, der allerdings eher ein Egotrip ist.

Jetzt kommt alles darauf an, ob der Körper über genügend Stabilität und Abwehrkraft verfügt. Krebsforscher gehen heute davon aus, daß relativ häufig Zellen entarten, aufgrund einer guten Abwehrlage aber wieder unschädlich gemacht werden. Bei der endgültigen Krebsentstehung ist folglich die Schwäche der Abwehr von ausschlaggebender Bedeutung.

60) So mag auch noch diese symbolisch aggressive Eigenschaft des Krebses mit Pate gestanden haben, wobei fraglich ist, ob zu jener frühen Zeit, als der Name entstand, überhaupt schon mikroskopische Untersuchungen durchgeführt wurden.

61) Für einige bösartige Krebsformen wie bestimmte Leukämieformen glaubt man inzwischen allerdings mehr an eine virusbedingte Entstehung.

2. Die Be-Deutungsebene

Das Verhalten der Krebszelle enthüllt als Grundthema ein Wachstumsproblem. Überschießendes chaotisches Wachstum, das weder Vorsicht noch Rücksicht kennt, nimmt seinen Lauf und schont weder fremde Territorien noch die eigene Basis. Die Krebszelle erklärt alle Gesetze gesunden Wachstums für ungültig, setzt sich über alle Regeln des normalen Zusammenlebens im Zellverband hinweg und überschreitet alle Grenzen. Die des Anstands, des gutnachbarschaftlichen Verhaltens ebenso wie die der gebotenen Zurückhaltung. Statt ihren Platz einzunehmen und auszufüllen, schlägt sie auf gefährliche Weise über die Stränge. In ihrer wilden egoistischen Teilungsaktivität teilt sie nach allen Seiten ordentlich aus. Die ganze Nachbarschaft und noch die entferntesten Gebiete bekommen ihre Aggression ab.

Dieser Egotrip zeigt sich bildlich eindrucksvoll in der Kopflastigkeit der Krebszellen mit ihren übergroßen Kernen und der Hektik in diesen wasserkopfartigen Zentren. Tatsächlich muß ja nun alles nach dem Kopf der Krebszelle gehen, sie geht im wahrsten Sinne des Wortes *mit dem Kopf durch die Wand*. Mit Recht unterstellt man ihr auch ein massives Kommunikationsproblem, reduziert sie doch alle nachbarschaftlichen Beziehungen auf zerstörerisch-verdrängende Ellbogenpolitik. Sie setzt einseitig auf das Recht des Stärkeren und drückt ihre schwächeren Nachbarn an die Wand. Tatsächlich scheint sie nicht den geringsten Zugang zum Muster der gewachsenen Strukturen zu haben. Die lebendige Kommunikation mit dem Entwicklungsfeld, für das sie bestimmt war, die jede andere Zelle auszeichnet, bei der Krebszelle ist sie erloschen. Auf dem Gewebeniveau drückt sich das symbolisch in der gestörten Atmung aus.

Dieses Bild scheint nur einem geringen Teil der Krebspatienten gerecht zu werden, fallen diese doch meistens durch gegenteilige Verhaltensmuster auf. Hierbei ist zu beachten, daß die Persönlichkeitsstrukturen von Krebspatienten praktisch immer die Zeit vor dem Ausbruch des Krankheitsbildes beschreiben. Für dieses Stadium liefert aber auch der Körper ein ganz anderes Bild. Es ist jene Phase der Dauerreizung, auf die das Gewebe nicht reagiert. Es schottet sich vielmehr ab und versucht durch Stillhalten, das Problem auszuhalten (draußen zu halten). Wenn doch einmal eine Zelle auf den Reiz mit wildem Um-sich- und Aus-der-Art-Schlagen reagiert, wird sie sofort von der Abwehr ausgeschaltet.

In diesem physischen Muster findet sich die typische Krebspersönlichkeit treffend charakterisiert. Handelt es sich doch meistens um Menschen, die äußerst angepaßt und unauffällig leben, sich allen Normen fügen und Herausforderungen zu Wachstum und Entwicklung weitgehend ignorieren. Sie führen ein reizloses Leben in des Wortes Doppelsinn: einmal durch Vermeiden aller Reize, indem sie sich nicht an ihre Grenzen herantrauen, zum anderen durch Ignorieren jener Reize, die doch durch ihren Abwehrpanzer hindurchgelangt sind. Die Unterdrückung aller Möglichkeiten zu Grenzerfahrungen spiegelt die unbemerkt im Körper ablaufende Abwehrschlacht. Über-die-Stränge-Schlagen und grenzüberschreitende Erfahrungen werden im Keim erstickt und die normale neutrale Situation um jeden Preis erhalten.

Wie hoch dieser Preis ist, zeigt das nächste Stadium, in dem der Damm der Unterdrückung bricht und die über Jahre aufgestaute Flut der Wachstumsimpulse auf einmal unkontrolliert losbricht. Nun gibt es kein Halten mehr, und der Körper landet weit in jenem anderen Extrem, das er bisher bis aufs Blut bekämpft hat. Dieses Unterdrückungsphänomen zeigt sich nicht nur in den seelischen Lebens-, sondern häufig auch in den körperlichen Krankengeschichten. Hier finden sich nicht selten sogenannte leere Anamnesen, d. h., Jahre bis Jahrzehnte vor dem Ausbruch des Krebses waren die Betroffenen ohne das geringste Symptom. Nicht nur seelische, sondern auch körperliche Abweichungen von der Norm hatten sie vollständig unterdrückt. Der Arzt und Psychotherapeut Wolf Büntig spricht in diesem Zusammenhang von »Normopathie«, d. h., das unbedingte und inflexible Festhalten an der Norm wird zur Krankheit. Was der Umwelt als angenehme Zurückhaltung erscheinen mag, ist doch in Wahrheit Unterdrückung von Lebensimpulsen. Die Grundstimmung in solch einem unterdrückten Leben ist entsprechend niedergedrückt. Allerdings ist ihre latente depressive Verfassung den Betroffenen zumeist gar nicht bewußt, wie ja auch die Unterdrückung aller körperlichen Ausbruchsversuche unbemerkt bleibt. Die Umwelt wird nichts merken, da die Betroffenen kaum Tendenzen zeigen, sich mitzu*teilen*, und noch weniger Bereitschaft haben, ihr Leben wirklich mit anderen Menschen zu teilen. Erst wenn der Damm gebrochen und das unterdrückte Leben befreit ist, kommt die Teilungsaktivität in vehementer Form zum Zuge — nun allerdings auf der unerlösten Körperebene.

In der Vorbereitungsphase vor Ausbruch des vollen Krankheitsbildes ist der Betroffene tatsächlich schon »Patient«, fällt er doch durch erstaunliche Geduld und Duldungsbereitschaft auf. Er ist weitgehend abhängig von seiner Umwelt, auf gutnachbarliche Beziehungen aus, versucht, sich rundherum freundlich zu zeigen, und ist voller Rücksicht auf seine Umwelt. Zudem ist er berechenbar und verläßlich, wehrt er doch Veränderungen schon im Keim ab.

In seinem Bestreben, nicht auf- und erst recht niemandem zur Last zu fallen, fällt es dem Patienten schwer, echte Freunde zu gewinnen, da er selbst in seiner Individualität eigentlich gar nicht auftritt. Er steht nicht zu sich selbst, und so ist es auch für andere zunächst nicht leicht, zu ihm zu stehen. Andererseits hat der normopathe Patient zumeist Menschen um sich, die ihm verpflichtet sind. Da er stets bemüht war, es allen recht zu machen, und dafür sein eigenes Wachstum zurückstellte, werden Menschen mit einer entsprechenden Resonanz nun für ihn dasein.

Hinter dem sozial vorbildlichen Verhalten lauern allerdings all jene konträren Eigenschaften, die dann mit Ausbruch des Krebses zutage treten, jetzt allerdings auf der Ersatzebene des Körpers. Was im Bewußtsein nie zum Zuge kam, findet hier nun seine Bühne, eine Bühne, auf der vor allem »Schattenstücke« gegeben werden. Jene überreizten Körperzellen, die bisher auf die deutlichsten Herausforderungen überhaupt nicht reagiert hatten, setzen nun auf bedingungsloses Wachstum, sie machen sich völlig unabhängig, breiten sich ohne die geringste Rücksicht über alle Grenzen hinweg aus, kümmern sich nicht einen Deut um die Bedürfnisse ihrer Nachbarn, ja nicht einmal um die der eigenen Familie. Die über Jahre abgewehrten Veränderungen machen sich im Körper in Mutationen breit. Was *man tut* und *nicht tut*, ist vergessen, es zählt nur noch der eigene Egotrip. Aus der perfekten sozialen Anpassung wird eine egoistische Schmarotzerhaltung ohne Respekt für Tradition und fremde Rechte. Hatte man sich vorher nicht einmal eine eigene Meinung geleistet, kommt jetzt aus dem Schatten der lange verdrängte Anspruch, die ganze (Körper-)Welt nach seinem eigenen Bild zu formen. Der Organismus wird mit den Filiae, jenen todbringenden Töchtern, übersät. Die lange zurückgehaltene Saat geht in Rekordzeit

auf und zeigt, wie stark der bisher ungelebte Wunsch nach rücksichtsloser Durchsetzung der Eigeninteressen ist.
Tatsächlich wird ein unterschiedlich großer Teil dieses verdrängten Egoanspruchs mit Ausbruch des Krankheitsbildes auch im Verhalten des Patienten deutlich. Je tiefer die Egokomponente allerdings in den Schatten gedrängt war, desto schwächer wird der nun hervorbrechende Anteil sein. Daher bleibt bei vielen Patienten die Dulderhaltung erhalten, und das Egoprinzip lebt sich lediglich auf der Körperebene aus. Bei einigen wenigen aber kommt nun Schatten an die Oberfläche des Bewußtseins. Plötzlich soll sich alles um sie und ihre Krankheit drehen. Unter dem Druck des Symptombildes und mit diesem als Alibi trauen sie sich, den Spieß umzudrehen und nun einmal die anderen nach ihrer Pfeife tanzen zu lassen. Dabei können bisherige Grenzen scheinbar rücksichtslos überschritten werden. Die zurückhaltendsten Menschen tanzen plötzlich aus der Reihe und schlagen über die Stränge. So unangenehm solcher Gesinnungswandel für die Umwelt sein mag, für den Betroffenen liegt hier eine große Chance. Werden die Prinzipien der Wandlung und der Durchsetzung nämlich nun auf geistig-seelischer Ebene gelebt, wird die Körperebene entlastet.
Nach der langen Phase der totalen Zurückhaltung und der folgenden des Krebsausbruchs bei gleichzeitigem Abwehrkampf des Organismus bringt die letzte Phase der Kachexie noch ein drittes Muster hervor. Der Körper zeigt nun ein deutliches Sichergeben in die Aufzehrung seiner Kräfte durch den Krebs. Er läßt sich im wahrsten Sinne des Wortes auffressen, ohne länger dagegen anzukämpfen. Ergebenheit und Offenheit für den Lauf des Schicksals wird nun vom Körper gelebt. Schlußendlich wird dieses Thema von jedem Krebspatienten erlebt, entweder bewußt, wenn es ge-

lingt, die Thematik zurück auf die geistige Ebene zu heben, oder unbewußt im Körper.

Ein Grundthema der Krebserkrankung, die Regression, macht deutlich, daß auch dieser Bereich in den Schatten gesunken ist und nun vom Körper stellvertretend gelebt werden muß. Regression ist das Zurückgehen zu den Uranfängen, zum Ursprung. Der betroffene Mensch hat die Rückverbindung zu seinem Urgrund aus dem Bewußtsein verloren, die Zellen des Tumors zeigen körperlich das Thema auf lebensgefährliche Art. Jeder Mensch braucht offenbar diese »religio« zu seinen Wurzeln, braucht eine lebendige Verbindung zu seiner Herkunft.

»Religio« meint aber nicht Rückschritt, sondern Rückbindung, und diese ermöglicht zugleich Fortschritt. Hier scheint ein Widerspruch zu liegen, der sich auch im Symptombild des Krebses ausdrückt. Einerseits demonstriert das Zellverhalten Rückschritt zu jugendlich-primitiven Formen, andererseits einen rasenden Fortschritt mit der Tendenz zu Omnipotenz und Unsterblichkeit.

Um diesem scheinbaren Widerspruch gerecht zu werden, muß man sich dem Ursinn der »religio« stellen. Religion und Esoterik verbinden diesen scheinbaren Widersinn schon immer. Religion meint tatsächlich die Rückverbindung zum Ursprung. Dieser Ursprung ist die Einheit, im christlichen Bereich Paradies genannt. Dieses ist aber andererseits auch das Ziel des christlichen Entwicklungsweges. Laut Bibel kommen die Menschen aus dem Paradies und sollen dereinst dorthin zurückkehren. Es ist der Weg von der unbewußten Einheit zur bewußten. Wie tief dieses archetypische Muster des Weges in den Menschen verankert ist, zeigt die Tatsache, daß etwa die indische Religion den Weg ganz analog beschreibt: »Von Hier nach Hier.«

So umfaßt »religio« zugleich Rückbindung und Fortschritt, wobei dieser natürlich nicht in einem linearen Sinne zu verstehen ist. Religionen beschreiben den Weg zur Erleuchtung bzw. Unsterblichkeit immer als ein Vorwärtsgehen zum Ausgangspunkt und den Weg also als eine Kreisbewegung bzw. Spirale. Rücksicht und Vorsicht sind gleichermaßen *not*wendig und richten sich letztlich auf dasselbe Ziel, die Einheit.

Die Rückbesinnung auf den Ursprung mit der Frage »Woher komme ich?« wie auch die Voraussicht mit der Frage »Wohin gehe ich?« sind bei den betroffenen Krebspatienten aus dem Bewußtsein in den Schatten gesunken und müssen nun körperlich dargestellt werden. Wie *kurz*sichtig in des Wortes direkter Bedeutung sie geworden sind, zeigen ihre übertriebene *Vor*sicht und *Rück*sicht, die sich auf den engen Rahmen der ganz konkreten Nachbarschaft und Zukunft be*schränken*. Sie nehmen so viel Rücksicht auf andere Menschen, deren Moral und Lebensregeln und begegnen dem Morgen sowie allem Neuen und Fernen mit so viel Vorsicht, daß für die großen menschlichen Fragen an die Vergangenheit und Zukunft nichts bleibt. Der Krebsprozeß mit seiner Regression ins Bodenlose und seinem heillosen Fortschritt ist ein ebenso furchtbarer wie ehrlicher Spiegel der Situation. Die Rückkehr zum Anfang mit all seinen unbegrenzten Möglichkeiten und die Suche nach Unsterblichkeit wären durchaus der sinnvolle Weg, nur eben im Bewußtsein. Erst die Verdrängung ins Unbewußte führt zur »Krankheit als Weg«. Und auch dieser Weg ist immerhin ein Weg, der neben seiner Furchtbarkeit die Chance von Fruchtbarkeit in sich birgt[62]. Es ist so etwas wie ein letzter Anstoß zum Aufwachen des Patienten für seine eigenen Bedürfnisse.

62) Siehe hierzu die Veröffentlichungen der Sterbeforscherin Elisabeth Kübler-Ross.

Zu Obengesagtem paßt die psychotherapeutische Erfahrung, daß Krebspatienten in diesem tiefen Sinn zumeist »areligiöse« Menschen sind. Wenn Persönlichkeitsprofile von Krebskranken deren Religiosität und Schicksalsergebenheit betonen, handelt es sich zumeist um jene Kirchengläubigkeit, die mit echter »religio« kaum Berührungspunkte hat, sondern das Leben von der Amtskirche verwalten und reglementieren läßt. Das Klammern an religiöse Formen ist eher das Gegenteil von »religio« und läßt die Herzen leer und kalt. Diese Leblosigkeit im Zentrum bilden viele Tumoren mit ihren zentralen Nekrosen (abgestorbene Bereichen) anatomisch ab. Genauso ist die von Medizinsoziologen gefundene Schicksalsergebenheit nicht mit jener religiösen Haltung im Sinne des »Dein Wille geschehe!« zu verwechseln. Hier spiegelt sich eher Resignation gegenüber einem als übermächtig empfundenen, aber eben nicht akzeptierten Schicksal wider. Im tiefsten Herzen ist nicht Vertrauen auf Gott und seine Schöpfung die Basis für die Ergebenheit, sondern im Gegenteil Verzweiflung und Ohnmacht. Statt sich dem Leben auszuliefern, ist der potentielle Krebspatient seinen kurzsichtigen Rück- und Vorsichten und einer tiefen Existenzangst ausgeliefert.
Berichte über den Krebskranken, der »in der Blüte seiner Jahre, auf dem Höhepunkt seiner Karriere und Verantwortung von der heimtückischen Krankheit unerwartet aus dem Leben gerissen« wurde, scheinen dem diametral zu widersprechen. Betrachtet man die dahinter verborgenen Leidensgeschichten allerdings genauer, spiegeln solche Ausdrücke eine erstaunliche Blindheit für Schattenthemen. Bei eingehender Betrachtung zeigt sich, daß das Ereignis unerwartet nur für die am linearen Fortschritt Hängenden eintrat. Gerade das Fehlen jeglicher körperlicher Reaktionen und Symptome ist ja ein Zeichen der »Normopathie«.

Die Betonung der hohen Verantwortung, die der Betroffene trug, sagt bei genauerem Hinsehen, daß er seinen Verpflichtungen nachkam. Ver*antwort*ung[63] meint dagegen die Fähigkeit, zu antworten auf die Bedürfnisse des Lebens. Diese Fähigkeit mangelt aber gerade dem potentiellen Krebspatienten. Da er sich jedoch kaum abgrenzen und schlecht nein sagen kann, läßt er sich leicht Verpflichtungen aufbürden, übernimmt sie oft auch gerne, um seinem Leben äußeren Sinn zu geben in Ermangelung des inneren.

Die aufgeführten Leistungen und Erfolge sind oft lediglich gute Verschleierungen der dahinter wuchernden Sinnlosigkeitsgefühle und der tiefen Depression. Die Psychiatrie kennt den Begriff der larvierten Depression für jene Depressionen, die sich hinter körperlichen Symptomen verbergen. Beim Krebsgeschehen finden sich nicht selten hinter äußerem Erfolg versteckte Depressionen. Die Larve ist hier gesellschaftlich so hoch geschätzt, daß man gar nicht so schnell an ein Krankheitsbild denken mag. Wie sich schon früher zeigte, gilt die typische Krebspersönlichkeit in dieser Gesellschaft in vieler Hinsicht als Vorbild. Sie ist brav und gar nicht aggressiv, still und ausgeglichen, opferbereit und so sympathisch, weil gar nicht egoistisch, dafür selbstlos und hilfsbereit, pünktlich und ordentlich usw. Gesellschaftlicher Erfolg, trotz oder gerade wegen der inneren Starre, verläßt zwar den Bereich dieser Untergebenenideale, paßt aber natürlich nahtlos ins Idealbild des modernen Menschen. Auch dem Krebs kann man beeindruckenden Erfolg auf dieser vordergründigen Ebene nicht absprechen. Kaum ein anderes Krankheitsgeschehen kann einen Organismus so schnell übernehmen und den eigenen Vorstellungen unter-

63) Dieser Zusammenhang wird am englischen »responsability« noch deutlicher, heißt es doch wörtlich »die Fähigkeit zu antworten« (»the ability to respond«).

ordnen, keines auch ist so hartnäckig und widerstandsfähig gegenüber allen Abwehrmaßnahmen.
Kein Wunder, daß diese Gesellschaft so gewaltigen Schrecken vor Krebs hat, ist doch kein Krankheitsbild so geeignet, ihr den Spiegel vorzuhalten. Krebs demonstriert das Umschlagen der liebsten Untergebenenideale in den Gegenpol, das totale Egoprinzip und damit das Herrschaftsideal dieser Gesellschaft. Die körperliche Karikatur dieser Ideale wird wie jede Karikatur gern übelgenommen. Wann immer aber einer Karikatur dieses Schicksal widerfährt, so geschieht es nicht, weil sie falsch wäre, sondern im Gegenteil, weil sie zu*trifft* und dabei auch noch übertreibt.
Das besonders Herbe an der Karikatur unserer Ideale durch den Krebs ist die Erkenntnis, daß wir zusammen mit unserer Erde bereits in die Phase des Krankheitsausbruchs eingetreten sind. Es gibt vielfältige Hinweise, daß das Wachstum unser Wirtschaft ein ebenso wahnsinniges ist wie das des Krebses. Das Tempo des Fortschritts ist rasend, und es gibt kein Ziel für das ganze Unternehmen. Das Ziel unseres Fortschritts ist jeweils neuer Fortschritt und folglich prinzipiell unerreichbar. Auch der Krebs hat kein erreichbares Ziel, bzw. das Ziel liegt in seinem Schatten verborgen und ist der Untergang des Organismus. Wenn wir ehrlich wären, müßten wir uns eingestehen, daß das eigentliche Ziel unseres Fortschritts ebenfalls der Untergang des Organismus Erde ist. Es bräuchten ja nur die frommen Wünsche der Politiker in Erfüllung gehen und die Entwicklungsländer ihren technologischen Rückstand aufholen. Allein das würde wohl der Ökologie den Todesstoß versetzen. Nun kann man davon ausgehen, daß diese Wünsche nicht ernst gemeint sind, jene aber, die bei uns weiteren linearen Fortschritt anpeilen, sind es durchaus. Ohne jede Rückbesinnung auf unsere Herkunft aus der Natur dieser Erde und ohne Vorausschau auf

ein Ziel im spirituellen Bereich werden wir aber zum nicht mehr beherrschbaren Krebs dieses Planeten. Die Prinzipien des Krebses erfüllen wir bereits jetzt. Wenn uns diese bösartige Krankheit ihr furchtbares Angesicht zeigt, erschrecken wir, weil wir uns selbst erkennen. So ehrlich aber wollen wir uns nicht sehen. Das haben wir als Menschheit mit jedem individuellen Patienten gemeinsam.

Aus den bisher besprochenen Befunden, Symptombildern und Metaphern stellt sich Krebs als ein in den Körper gesunkener Wachstums- und Regressionsprozeß dar. Es kommt aber noch eine dritte Komponente hinzu, die der Abwehr. Die Grundsituation des Krebses kann über Jahre bestehen, ohne daß es zur Tumorbildung kommt. Die Naturheilkunde kennt diese Situation gut und spricht von Präkanzerose. Die beschriebenen seelischen Voraussetzungen mögen seit langem, oft seit Beginn des Lebens, bestehen, die physischen Voraussetzungen in Form der entsprechenden Karzinogene vorhanden sein, und doch wird der Krebs erst bei bestimmten Auslösereizen *ausbrechen.* Bis dahin ist er tatsächlich wie gefangen und beherrscht von einem dominierenden Immunsystem. Erst der Zusammenbruch der Körperabwehr wird dem auf seine Chance lauernden Krebs die Möglichkeit geben, einen Primärtumor zu bilden. Dieser kann dann allerdings rapide wachsen und in kürzester Zeit tastbare Größe erreichen. Der Kollaps der Immunabwehr ist für manche Patienten sogar spürbar und wird rückwirkend als eine Zeit besonderer Spannungs- und Angstzustände charakterisiert.

Die Frage, wie es zum Versagen der Abwehr kommt, ist generell zu beantworten und nicht auf den Krebsprozeß beschränkt. Jede Erkältung zeigt das Phänomen: Sobald man im übertragenen Sinne die Nase voll hat und zumacht, geht auch die konkrete Nase zu. Das aber geschieht, weil der Körper sich den entsprechenden Erregern öffnet, d. h., über eine Abwehrschwäche wird er anfällig für sie. Wo sich das Bewußtsein erregenden Themen verschließt, wird sich die Körperebene den entsprechenden Erregern ersatz- und zwangsweise öffnen. Die Immunabwehr wird also immer dann schwächer, wenn die Abwehr[64] im Bewußtsein stärker wird. Dabei ist mit Abwehr nicht jene gesunde Fähigkeit, sich gegen Überforderungen zu verteidigen, gemeint, sondern das angstvolle Sichverschließen vor der Welt.

Grundsätzlich ist der Mensch mit einer gesunden Abwehr auf beiden Ebenen ausgerüstet. Es ist offensichtlich wichtig, seine Körpergrenzen mit Hilfe eines vitalen Immunsystems gegenüber einer fremden Welt voller Gefahren zu schützen. Genauso bedarf der Mensch einer gewissen seelischen Abwehr, um nicht von allen Eindrücken über- und weggeschwemmt zu werden. Die Mitte zwischen totaler Offenheit und absoluter Verschlossenheit auf beiden Ebenen ist das Ziel. Geht man auf der einen Ebene zu weit, zwingt man auch die andere aus dem Gleichgewicht. Wer im Bewußtsein zu verschlossen, d. h. zu konfliktfeindlich, ist, läßt die Offenheit in den Schatten sinken, wo sie sich im Körper als Anfälligkeit für alle möglichen Erreger ausdrückt. Natürlich kann man auch im Bewußtsein zu sehr »aufmachen« und dann etwa von der psychotischen Flut der Bilder weggerissen werden. Die häufigste Situation in unserer relativ konfliktfeindlichen Welt ist allerdings übertriebene Verschlossenheit im Bewußtsein und damit verbunden zu große Of-

64) Grundsätzlich gibt es auch eine gesunde Abwehr im seelischen Bereich. Sich gegenüber Eindrücken zu verschließen, die man nicht verkraften kann, weil sie einen in die Psychose treiben würden, ist natürlich eine sinnvolle Funktion. Gemeint ist hier jeweils die schnelle Abwehr im Sinne von ängstlicher Starre, die versucht, alles Neue und das alte Problematische aus dem Leben fernzuhalten.

fenheit im Körper. Das konfliktfeindliche Nicht-nein-sagen-Können sinkt etwa in den Körper und wird hier sichtbar als Unfähigkeit, sich abzugrenzen.
Die tägliche Lebenserfahrung bestätigt dieses Prinzip. Ein dem Leben offen gegenüberstehender (vitaler, lebendiger) Mensch ist wenig anfällig für Infektionen, hat er doch eine gesunde körperliche Abwehr. Ein verängstigter und deshalb enger Mensch, der dem Leben eher beleidigt und häufig seelisch verschnupft ist, wird sich aufgrund seiner schlechten Abwehrlage häufig Erreger »einfangen« und die entsprechende Erkältung kultivieren. Umgekehrt kann sich ein begeisterter Mensch, der Feuer und Flamme für sein Thema ist, in dieser Situation praktisch überhaupt nicht erkälten. Dazu müßte ihn schon das Thema und seine Umgebung kaltlassen. Fast jeder kennt die Erfahrung, daß selbst ein fulminanter Schnupfen sich in nichts auflöst, wenn man sich nur zwei Stunden von einem spannenden Film begeistern läßt. Erst am Ende des Films, wenn man sich erinnert, daß man ja eigentlich verschnupft ist, hat man die Nase dann schnell wieder voll.
Damit die Abwehr so vollständig zusammenbricht, daß ein Tumor zu wachsen beginnt, ist eine tiefsitzende Blockade und Verschlossenheit gegenüber dem Leben schlechthin nötig. Diese wird verstärkt dann auftreten, wenn ein Mensch sich einem wesentlichen Aspekt seines Lebens nicht mehr öffnen kann, mit dem er bisher noch verbunden war. Wenn etwa einem depressiven Menschen, der kaum Kommunikation mit seiner Umwelt hat, die einzige Bezugsperson stirbt, kann es soweit sein. Er ist nicht in der Lage, diesen unerhörten Verlust an sich heranzulassen, da er nicht in der Lage ist, ohne diesen Menschen weiter am Leben(sfluß) teilzunehmen. Folglich verschließt er sich im Bewußtsein diesem Verlust. Im selben Maße wie seine seelische Abwehr, die hier

eher einer Blockade gleicht, zunimmt, wird seine körperliche abnehmen. So ist das Immunsystem geradezu ein Anzeiger für die seelische Offenheit gegenüber dem Leben[65], für die Vitalität schlechthin.

Bei Krebspatienten, die sehr häufig mit einer offen zutage liegenden Depression oder einer durch äußeren Erfolg maskierten zu tun haben, kann alles, was diese mehr oder weniger überdeckte Situation aktualisiert, zur Schwächung der Immunabwehr beitragen. So kann die Kündigung einer Arbeit, die zum Lebensinhalt geworden war, die seelische Abwehr (Starre) hoch- und die körperliche Abwehr (Kraft) heruntertreiben. Wenn eine jahrelange Täuschung etwa bezüglich einer Partnerschaft in Enttäuschung endet, könnte das zu mehr Ehrlichkeit führen. Andererseits kann sich der Betroffene aber auch weigern, die Situation zu konfrontieren, sich statt dessen (der Lebensenergie) verschließen und damit gleichzeitig seinen Körper gegenüber Angriffen öffnen.

Der typische Krebspatient wird aus seinem Verhaltensmuster heraus dazu neigen, in solche Situationen zu geraten. Sein angepaßtes und dabei niedergedrücktes Wesen hat natürlich die Tendenz, sich hin und wieder unter dem Druck zu rühren und einen Wiederbelebungsversuch zu riskieren. Jeder solche Versuch kann aber das mühsam niedergehal-

65) Hier ergibt sich insofern die Möglichkeit für Mißverständnisse, als Offenheit in unserem Sprachgebrauch eine grundsätzlich positive Wertung hat, wohingegen Verschlossenheit eine eher negative Einschätzung erfährt. Erschwert wird das noch durch die Tatsache, daß Offenheit auf einer übergeordneten Betrachtungsebene mit dem letzten Ziel der Entwicklung gleichgesetzt werden kann. Ein verwirklichter oder erleuchteter Mensch lebt eine bedingungslose Offenheit gegenüber allen Aspekten des Lebens in geistig-seelischer Hinsicht bei intakter körperlicher Fähigkeit der Abgrenzung. Seine »Durchlässigkeit« ist auf allen Ebenen wunderbar, im Körperlichen aber wohl immer noch begrenzt. Allerdings gibt es auch für diesen Bereich viele Zeugnisse, die von einer unglaublichen physischen Offenheit wissen.

tene Sinnlosigkeitsgefühl aktualisieren und damit ein neuerliches »Zumachen« fördern. Auch der in den Gegenpol geflüchtete »erfolgreiche« Krebspatient findet eine Fülle von Möglichkeiten, um sich der Lebensenergie zu verschließen. Was immer die Maske seiner Depression, den Erfolg, in Frage stellt, eignet sich dazu.

3. Die erlöste Ebene

Die Schwierigkeit, selbst im Krebsgeschehen noch die Abbildung einer (Er-)Lösung zu sehen, ist durch unsere Betroffenheit einerseits und unsere Wertung andererseits erheblich erschwert. Wir haben kollektiv große Angst vor den eigenen Energien und Kräften. Folglich verdrängen wir sie in den Schatten, wobei wir uns auf eine Fülle von sozialen Alibis stützen können. Denn obwohl unsere Gesellschaft die freie Entfaltung des einzelnen und erst recht das freie Unternehmertum zur höchsten Maxime hochstilisiert, sind ihre einzelnen Mitglieder von erheblichen Ängsten bezüglich ihrer persönlichen Entfaltung geplagt. Die geistig-seelischen Zuwachsraten bleiben hinter den wirtschaftlichen weit zurück. Man könnte vermuten, unser grandioses Bruttosozialprodukt ist die in den Schatten gesunkene Demonstration unseres nichtgelebten inneren Wachstums. Mit gesellschaftlicher Rückendeckung, aber aus eigenen Kräften gelingt es vielen Menschen, ihre Selbstentfaltung abzublocken und sich in vorgegebene Strukturen zwanglos oder nicht selten auch zwanghaft einzufügen. Äußere Belohnungen erleichtern den Verzicht auf die *Ent*wicklung der Individualität und fördern die *Ver*wicklung zum Massenmenschen. Von diesem zum »Normopathen« ist es dann nur noch ein kleiner Schritt.

Da Selbstverwirklichung aber zum urmenschlichen Entwicklungsweg gehört, kann sie nicht aus der Welt geschafft, sondern höchstens be*seit*igt werden. Auf die *Seite* geschoben, landet sie aber im Schatten. Schatten ist zuerst einmal ein geistig-seelischer Bereich, der weitgehend dem Unbewußten entspricht. In der materiellen Welt hat er zwei Ausdrucksmöglichkeiten[66]: Zum einen die innere Körperwelt (Mikrokosmos), zum anderen die äußere (Um-)Welt (Makrokosmos). Der Weg der verdrängten Wachstumsprozesse geht also aus dem Bewußtsein in die Schattenwelt des Unbewußten und von hier auf die Körperebene oder in die äußere Welt.

Da das Prinzip bei jedem Schritt erhalten bleibt und sich in seinen Ausdrucksmöglichkeiten der jeweiligen Ebene anpaßt, muß es überall zu finden sein, entweder in seiner erlösten oder in seiner unerlösten Erscheinungsform. Je weiter es verdrängt wird, desto unerlöster wird es sich präsentieren, aber selbst in der unerlöstesten Form muß im Prinzip auch die erlöste Ebene noch durchscheinen.

Im allgemeinen gilt uns die stoffliche Ebene als unerlöster, die geistig-seelische als erlöster. Beim Krebsgeschehen erklären wir so z. B. für bösartig, was uns im übertragenen Sinne geradezu wunderbar vorkommt: das Prinzip der Expansion. Der Krebs überwindet alle Grenzen und Hindernisse, dehnt sich auf alles aus, dringt in alles ein, teilt sich allem mit, vereinigt sich mit allen auch noch so fremden Strukturen, macht vor nichts halt, ist durch fast nichts zu bremsen, ist unsterblich und fürchtet nicht einmal den Tod. Krebs ist in

66) Die meisten alten Kulturen wußten um diese Verbindung von Unbewußtem und stofflicher Welt. Auch die Mythologie unseres Kulturkreises betont den Zusammenhang zwischen Unbewußtem und Unterwelt. So galten etwa Theaterstücke in der Antike dem Versuch, innere Prozesse im Außen sichtbar und bearbeitbar zu machen.

den (Körper-)Schatten gesunkene Expansion. Dementsprechend ginge es darum, im Bewußtsein Expansion zu leben, die Grenzenlosigkeit und Unsterblichkeit der Seele zu entdecken. Daß durch dieses bösartigste aller Krankheitsbilder ein so hohes Prinzip scheint, braucht uns nicht zu verwundern. Der dunkelste Schatten wird immer durch das hellste Licht geworfen. Mit der *Selbst*verwirklichung ist beim Krebs jenes Thema in den Schatten gesunken, das auf das letzte Ziel aller Entwicklung, das Selbst, hinstrebt.

Obwohl die Mitte das letzte Ziel ist, ist es am Anfang des Weges trotzdem notwendig, sie zu verlassen und in die Extreme zu gehen. Wenn es in der Bibel heißt: »Ach, daß du kalt oder warm wärest! Weil du aber lau bist und weder warm noch kalt, werde ich dich ausspeien aus meinem Munde«, ist eine Stufe des Weges gemeint, dessen Ziel doch die Mitte bleibt. Die unbewußte Mitte als fauler Kompromiß ist es, die es zu verlassen gilt. Hier liegt — nach unserer Erfahrung — die schwerpunktmäßige Lernaufgabe der meisten Krebspatienten.

In diesem Sinne ist auch das ruhige *Mitte*lmaß, in dem es sich der Normopath bequem gemacht hat, kein endgültiger Platz. Hier herrscht statt der Harmonie der Mitte Scheinharmonie. Die (»bösartigen«) Egokräfte kommen zwar nicht zum Vorschein, aber sie leben im Schatten um so mehr. Zwar wird der Normopath niemanden durch ein kompromißloses egoistisches »Nein« verletzen, aber er wird auch niemanden durch ein bedingungsloses »Ja« beglücken. Er entschuldigt sich zwar laufend für sein Dasein, wird damit aber die urmenschliche Schuld (der Absonderung von der Einheit) nicht los. Schein ist ihm wichtiger als Sein. Schlußendlich aber geht es doch um das Sein, und so findet er in seiner bequemen Mitte, in die er auf dem Weg des geringsten Widerstandes gelangt ist, keine letzte Ruhe — bzw.

jene letzte Ruhe, die er hier finden kann, ist nicht die wirklich letzte.
Für ihn geht es zuallererst darum, sich wieder in Bewegung zu setzen, zu wachsen, sich zu wandeln und zu entwickeln. Dazu gehört auch, nein sagen zu lernen, seinen egoistischen Willen zu spüren und zu leben, den Aufstand zu proben gegen starre Regeln, auszubrechen aus zu engen Strukturen, anderen nahe und zu nahe zu treten, Grenzen zu sprengen, Schranken zu ignorieren, all die Dinge zu leben, die sonst im Schatten als Krebsgeschehen stattfinden. Statt Mutationen auf Zellniveau könnte es Veränderungen im seelischen, geistigen und sozialen Bereich geben, statt aus der Art könnte er über die (zu straffen) Stränge schlagen. Es geht darum, das eigene Ego kennenzulernen, auch und gerade wenn das kein sehr feiner Zeitgenosse ist und damit bei der Umwelt nicht viel Ehre einzulegen ist. Statt um Entartung geht es um das Finden der eigenen Art, der Eigenart sozusagen. Statt Absonderung ist Eigenständigkeit und Eigenverantwortlichkeit gefragt.
Die Therapierichtung des amerikanischen Radiologen Carl Simonton vertritt diese Richtung auf ganz körperlicher Ebene. Simonton läßt seine Krebspatienten mit erstaunlichem Erfolg täglich mehrfach Krieg führen. In gelenkten Meditationen bekämpfen sie mit ihrer ganzen wiederentdeckten Aggressivität den Krebs auf dem Zellniveau. Sie unterstützen mit Bildern und Vorstellungen in ihrer Phantasie das eigene Immunsystem in seinem Existenzkampf und leben dabei die so lange verdrängte Aggression aus.
Wenn diese erste Stufe des Erwachens für die eigenen Bedürfnisse auch sehr wichtig und durch nichts zu ersetzen ist, führt der Weg doch darüber hinaus. Es ist einerseits geradezu gefährlich, diese Weiterführung zu bringen, weil allen Erfahrungen nach gerade jene Patienten, die gut und noch lan-

ge mit den bisher beschriebenen Schritten der Selbstentdeckung und -verwirklichung zu tun hätten, dazu neigen, schnell in »höhere Ebenen« zu flüchten. Dahinter steckt die völlig irrige Annahme, daß ihnen die Verwirklichung so hehrer Themen wie der Liebe leichter fiele als die anstrengende Befreiung des Ego aus seinen Fesseln. Beim Überspringen oder zu schnellen Verlassen einer vorhergehenden Ebene aber hat die nächste gar keine Chance. Aus *der Liebe* wird dann eher ein lauwarmes Gefühl, aus dem Heil Scheinheiligkeit. Solche Fehler, wie sie gerade das Licht-und-Liebe-Gesäusel der Esoterikszene nahelegt, kann sich ein Krebspatient überhaupt nicht leisten.

Trotz dieser Gefahr ist es für einige Patienten *not*wendig, weitere Ausblicke zu haben, ein wenn auch noch so fernes Ziel doch schon ins Auge zu fassen. Die folgenden Aufgaben setzen aber das Bewältigen der vorherigen Schritte voraus, sonst werden sie zum Bumerang. So wichtig das Ego auf dem Weg ist, so wenig kann es letztes Ziel sein. Auch der weitere Weg und sogar das Ziel sind im Krebsgeschehen bereits ange*deutet*. Statt um körperliches Wachstum geht es um geistig-seelisches. Das aber zielt auf *Selbst*verwirklichung in einem höheren Sinn.

Das Selbst ist nur ein anderes Wort für Einheit. Letztlich geht es darum, eins mit allem zu werden, die Egokräfte zu überwinden zugunsten des Selbst, heimzukehren ins Paradies. Dieser Zustand, der so viele unterschiedliche Namen in unterschiedlichen Kulturen hat und doch immer dasselbe meint, läßt sich aus der Welt der Polarität heraus nicht stimmig beschreiben. Worte wie Ewigkeit, Nirwana, Himmelreich Gottes, Sein oder Mitte kommen ihm höchstens nahe. Darüber hinaus muß man auf dem Weg mit seinen vielfältigen Stufen recht vorsichtig mit solchen Begriffen umgehen.

Tendenziell über die Polarität hinaus weist auch die Suche nach der In-divi-dualität. Während sie gemeinhin für die eigene Besonderheit steht, könnte man sie doch auch als Unteilbarkeit (der Dualität) und damit letztlich Einheit verstehen.

Die im Krebsprozeß abgebildete Regression, die die Frage nach dem Ursprung, der »religio«, geradezu verkörpert, weist den Weg. Statt um Regression geht es um »religio«. Das chaotisch in alle Richtungen wuchernde, entartete Wachstum zeigt die Gefahr, daß der Fortschritt ohne Ziel im Tod endet. Auch das Sterben, das im Krebsgeschehen immer schon drohend im Hintergrund wartet, ist aber nur eine unerlöste Form des Übergangs aus der polaren Welt in die Einheit. Alle Hinweise gehen auf das eine Ziel, die Einheit. Diese aber ist mit den Egokräften nicht zu erreichen.

So wichtig es für den Patienten ist, sein Ego zu entdecken, so wichtig ist es, später darüber hinauszuwachsen. Nachdem er gerade gelernt hatte, sich durchzusetzen, geht es nun auch um den Gegenpol: zu lernen, sich der größeren Einheit bewußt einzufügen. Zunächst mag es wichtig gewesen sein, gegen die engen Regeln des Arbeits- oder Gesellschaftslebens aufzubegehren, zu erkennen, daß der eigene Chef kein Gott ist. Ist das Ego aber gut entwickelt und im Vollbesitz der gerade erworbenen Macht, geht es darum, zu erkennen, daß der Weg des Ego ebenso in die Katastrophe führt wie der seiner Unterdrückung. Nachdem die kleine Ordnung der kleinlichen Regeln gesprengt ist, gilt es, die große zu finden. »Dein Wille geschehe«, heißt es im Vaterunser, und das meint nicht wie früher den Vorgesetzten oder Partner oder dann später das Ich, sondern Gott oder wie immer man die Einheit nennen mag.

Hier liegt der Hauptirrtum des Krebses, und er ist ein perfekter Spiegel des Hauptirrtums der modernen Menschheit. Die Krebszelle versucht, ihre Unsterblichkeit im Alleingang und auf Kosten des restlichen Körpers zu erringen. Dabei verkennt sie, daß dieser Weg sie letztlich zusammen mit dem Körper umbringen muß, ebenso wie die Menschheit bisher verkennt, daß ihr Egotrip auf Kosten der Welt nur im gemeinsamen Untergang enden kann. Es gibt keine Unabhängigkeit von der größeren Einheit, zu der man gehört. Die berechtigten Ambitionen auf Selbstverwirklichung und Unsterblichkeit können nur in der spirituellen Erkenntnis gipfeln, daß das einzige Ziel das Selbst, die Einheit ist. Diese aber schließt nichts und niemanden aus und läßt sich nicht für sich persönlich erringen. Sie beinhaltet die Individualität und die höhere Ordnung gleichermaßen. Sie liegt in der eigenen Mitte und der jeder Zelle und jedes Menschen und ist doch nur die Eine. Es gibt weder mein Selbst noch dein Selbst, sondern nur das Selbst. So geht es darum, die Einheit, die Unsterblichkeit der Seele, in sich zu finden und zu erkennen, daß das Ganze bereits in einem ist, so wie man selbst im Ganzen ist. Das aber ist der Schlußpunkt oder eigentlich der *Mittel*punkt, den nur die Liebe erschließt. Und auch sie ist im Krebsgeschehen schon symbolisiert. Wie die Liebe überschreitet der Krebs alle Grenzen, überspringt alle Entfernungen, durchdringt alle Barrieren, überwindet alle Hindernisse, wie die Liebe macht er vor nichts halt, dehnt sich auf alles aus, dringt in alle Bereiche des Lebens, beherrscht das ganze Leben; wie die Liebe strebt der Krebs nach Unsterblichkeit, und wie sie fürchtet er dabei nicht einmal den Tod. Krebs ist auch in den Schatten gesunkene Liebe.

4. Therapieansätze

Die beste Therapie beginnt früh, nämlich mit der Erkenntnis, daß das Bild des Normopathen bereits ein Krankheitsbild ist, auch wenn es weitgehend dem Ideal dieser Gesellschaft entspricht. Daraus folgt umgekehrt, daß diese Gesellschaft tatsächlich einen Traum träumt, der krebsfördernd ist. Gemessen daran sind die fast täglich neu entdeckten Kanzerogene ziemlich harmlos. Wenn in einem solch frühen Stadium mit Schritten in Richtung Individuation begonnen würde, könnte man tatsächlich das Wort Vorbeugung benutzen, ohne es für die übliche Früherkennung[67] zu mißbrauchen. In diesem Stadium wären die notwendigen Schritte noch ohne den ganz großen Druck möglich.

Ist die Diagnose bereits gestellt, ist der Druck da und kann mitunter die Entwicklung auch in einem positiven Sinn mächtig vorantreiben. Nun geht es darum, dem Schattenbereich möglichst viele Schritte abzunehmen. Was immer ins Bewußtsein zurückgeholt wird, braucht nicht auf der Körperbühne dargestellt zu werden. Voraussetzung dazu ist ein nicht leicht zu erreichendes Anschauen der eigenen Situation, verbunden mit dem Eingeständnis, daß nichts zufällig geschieht, sondern alles Sinn macht, auch der eigene Krebs. Auf dieser Basis kann dann überhaupt erst die ganze Verzweiflung, die die Diagnose Krebs mit sich bringt, erlebt werden. So hart das klingen mag, ist es doch wesentlich für alle weiteren Schritte. Die Haltung einer Medizin, die dem Patienten seine Diagnose verschweigt und ihn »zu sei-

67) Um keine Mißverständnisse aufkommen zu lassen, sei hier ausdrücklich gesagt, daß Früherkennung noch wesentlich besser ist als Späterkennung, nur eben mit Vorbeugung nichts zu tun hat.

nem Besten« belügt, mag daneben geradezu human wirken. Allerdings sollte man sich zumindest eingestehen, daß sie alle durchaus noch gegebenen Entwicklungschancen blockiert.

Zu den Möglichkeiten, dem Körper abzunehmen, was eigentlich Aufgabe der Seele wäre, gehört die ganze Bandbreite der Bilder, die der Krebs dem Körper aufzwingt: vom Grenzüberschreiten bis zum Über-die-Stränge-Schlagen, vom vitalen Wachstum bis zur wilden Aggression. Es geht darum, die Position des Lauwarmen im biblischen Sinne aufzugeben zugunsten der eigenen Höhen und Tiefen. All der ungezügelten Kreativität, die sich im Krebsgeschehen ausdrückt, gilt es bewußten Lebensraum zu geben, von der körperlichen Ebene bis in geistig-seelische Bereiche. Veränderungen stehen mit Sicherheit an, und sie sind überall sinnvoller als im Körper. Jene Patienten, die das Blatt noch einmal gewendet haben, berichten jeweils, wie radikal sich ihr Leben durch die Krankheit geändert hat. An die Stelle von Fremdbestimmung wird Selbstbestimmung treten müssen, an die Stelle von subalterner Unterwürfigkeit der offene Aufstand. Umgekehrt kann es bei den äußerlich erfolgreichen Patienten aber auch sein, daß der bereits gelebte, aber von dem Betroffenen selbst nicht gesehene Egotrip bewußt wird. Bei der Therapie mag sich herausstellen, daß etwas ganz anderes eigentlich viel *wesen*tlicher ist.

Die angeführten Kriterien gelten in ganz analoger Weise auch für körperbezogene Therapien, von Lebensenergie mobilisierenden bioenergetischen Übungen bis hin zu Injektionen. Wann immer Therapien die Prinzipien, die der Krebs auslebt, aufnehmen, haben sie besondere Chancen. So bringt z. B. die anthroposophische Medizin mit der Mistel ein Gewächs ins Spiel, das dem Krebs in seiner Art weit-

gehend entspricht[68]. Darüber hinaus führen die Injektionen zu Infektionsreizen des Organismus, die ihn zum Kampf anregen. Auch Simontons erwähnte Form der Psychotherapie gehört hierher, schlägt sie doch ebenfalls zwei Fliegen mit einer Klappe. Neben dem Bekämpfen der Krebszellen kann der Patient auch seinen Aggressionen freien Lauf lassen. Allerdings wäre hier darauf zu achten, daß neben dem Kampf auf der Zellebene nicht auch ein Kampf gegen das eigene Schicksal entbrennt. Letztlich geht es darum, die Vitalität und Kreativität des Patienten zu stärken und nicht etwa sie zu untergraben wie durch Stahl, Strahl und Chemie. Wenn dergleichen trotzdem sinnvoll oder nicht zu umgehen ist, sollte man diese Maßnahmen lediglich als Möglichkeit für einen teuer erkauften Zeitgewinn sehen und die vitalitätsfördernden parallel und vor allem danach einsetzen. Simontons Methode ist ja z. B. auch eine optimale Unterstützung einer Chemotherapie. Allerdings gilt das durchaus nicht umgekehrt.
Zu einem sehr wesentlichen Punkt kann auch der Atem werden. Atmung ist Kommunikation, und diese ist ein Thema, das beim Krebs auf primitive und radikale Ebenen gestürzt ist. Insofern ist mit radikaler Atemtherapie einiges zu erreichen, zumal dabei der Körper auch jedesmal mit Sauerstoff überschwemmt wird. Das aber ist für sich eine Methode der alternativen Medizin zur Krebsbehandlung.

68) Von allen Pflanzen gleicht die Mistel in ihrem Wachstum am meisten einem Tumor. Sie befällt viele Arten von Bäumen, wächst in alle Richtungen und nicht etwa nur nach oben wie die übrigen Pflanzen, sie schmarotzt bei einem anderen größeren Gewächs, das sie als Wirt mißbraucht, ihr Wachstums- und Saftdruck ist dem des Wirtes immer überlegen. In ihrer relativen Gutartigkeit — sie bringt ja keinen Baum um — liegen allerdings auch die Grenzen der Analogie, und so entspricht sie mehr einem gut- als einem bösartigen Tumor und ist auch zumeist begrenzt in ihrer Wirkung.

Hinzu kommt, daß bei den meisten Krebspatienten der Atem als Ausdruck des Lebensflusses eingeschränkt und behindert ist. In der zunehmenden Befreiung des Atems liegt eine große Chance, wieder offen für den Lebensfluß zu werden.
All diese Therapieansätze sind noch leichter zu verwirklichen als jene, die sich nicht mehr auf die Mitarbeit des Ego stützen können. Gerade hier liegt aber der Schlüssel zur wirklichen Wandlung, die Mutation auf der Zellebene findet ihr wesentlichstes Pendant in der Metamorphose des Seelischen. Was immer auch den Bezug zur »religio« stärkt und dem Betroffenen Zugang zu seinen tiefsten Ebenen verschafft, liegt auf diesem Weg. Insofern sind aufdeckende Psychotherapien von entscheidendem Wert, vorausgesetzt, sie beziehen den Körper und die Gefühlsebene mit ein und bewegen sich nicht nur im Bereich des »Kopfdenkens«. Das Lebensmuster zu entschlüsseln, in dem der Krebs notwendig wurde, ist die große Chance. Alles Weitere ist eine Frage der Demut und der Gnade. Denn die allumfassende Liebe als Schlüssel zur Unsterblichkeit läßt sich nicht machen und erst recht nicht therapeutisch erzwingen. Man kann sich lediglich bereit machen, um wach zu sein, wenn es soweit ist. Einige wenige Krebspatienten haben zu allen Zeiten die Chance, auf den Tod hin erkrankt zu sein, genutzt, sich *aufzumachen* für diesen großen Schritt. Obwohl auch sie zumeist als Normopathen begonnen haben, wurden sie, gezwungen von ihrem Krankheitsbild, zu Menschen, die andere allein durch ihr »Sosein« beeindrucken.

5. Magenkrebs

Bei der Sterblichkeit stand der Magenkrebs lange Zeit an erster Stelle bei Männern und an dritter bei Frauen. Obwohl heute vom Lungenkrebs von der ersten Stelle verdrängt, bleibt er doch eine der häufigsten und gefährlichsten Krebsarten. Betrachtet man Häufigkeitsstatistiken von Krebs, fällt zweierlei auf. Besonders gehäuft tritt er dort auf, wo etwas zum Stillstand kommt, sich staut und jedenfalls nicht fließt oder in Bewegung ist. Bei Herz, Kreislauf- und Muskelsystem ist er äußerst selten, in allen Höhlenorganen dagegen häufig. Nun ist auch das Herz ein Höhlenorgan, aber durch seinen ständigen Durchfluß und die unablässige Bewegung gut geschützt. Da eine wesentliche Komponente der Krebsentstehung die Dauerreizung ist, bedarf es der Zeit bzw. einer längeren Verweildauer des jeweiligen Reizstoffes. Auch die Lunge ist natürlich in ständiger Bewegung, aber besonders in den Lungenbläschen weniger gut belüfteter Partien kann Stillstand auftreten. Hinzu kommt, daß mit dem Zigarettenrauch ein besonders aggressiver Reizstoff chronisch einwirkt. Bei Höhlenorganen wie dem Magen oder dem Darm fällt zudem die enorme Häufung der Krebsbildung an den Austrittsstellen auf. Allein siebzig Prozent der Dickdarmkrebse betreffen das Rektum, beim Magen ist der Pförtnerbereich ähnlich bevorzugt. An diesen Orten der Zurückhaltung und des Staus kommt es zu besonders langen Einwirkungszeiten der Reizstoffe. Krebs braucht demnach eine lange Vorbereitungsphase — oder anders ausgedrückt: Akutes Geschehen neigt wenig zur Entartung, chronisches dagegen sehr.
Diese Erfahrung findet auch im alltäglichen Leben Bestätigung. Beim Autofahren etwa sind es vor allem die an sich völlig harmlosen Stausituationen, die die Menschen zum

»Ausrasten« bringen, die viel gefährlichere Raserei macht ihnen dagegen sogar Spaß. Sobald etwas nicht mehr fließt, sich ein Hindernis auftut, der eigene Fortschritt, wenn auch nur in symbolischer Form, behindert wird, entsteht Wut. Wenn sich diese nicht entladen kann, weil eben nichts mehr geht, kommt es zur chronischen Reizung und schließlich zur Überreizung, der Mensch gerät in Gefahr durchzudrehen. Seine aggressive Energie läuft immer wieder an derselben Stelle auf und wird irgendwann einen Durchbruch erzwingen. Insofern könnte man Krebs als das »Durchdrehen« des überreizten Gewebes sehen. An Orten und Situationen der Ausweglosigkeit kommt es zum Durchbruch auf die primitivere Ebene, wo sich der Stau symbolisch entladen kann. Tatsächlich beginnt die gefährlichste Phase des Krebses dort, wo der erste Damm, die sogenannte Basalmembran, nachgibt. Wenn dieser erste Widerstand im Gewebe gebrochen ist, hat die lange gestaute Energie relativ leichtes Spiel.

Die Methode, sich im Notfall lieber einen Ersatzschauplatz zu suchen, als gar nicht zum Zuge zu kommen, ist wieder vom Beispiel des Autostaus bekannt. Wenn im dichtesten Reiseverkehr auch nach Stunden sich keinerlei Fortschritt abzeichnet, geht es im Auto los. Papa nimmt das Gequengel seiner Sprößlinge zum Anlaß, explodiert und sorgt so wenigstens für Ersatzbewegung. Müßte er sozusagen chronisch jede Woche in Urlaub fahren, könnte er durchaus aus der Art schlagen und grundsätzlichen Schaden nehmen.

Beim Magenkrebs wird die Voraussetzung einer chronischen Reizung durch die Häufung im fortgeschrittenen Lebensalter zwischen fünfzig und sechzig betont. Der gefährlichste Risikofaktor, die schrumpfende Schleimhautentzündung, erhärtet die Argumentation zusätzlich.

In der langen Kette, die schließlich zum chronischen Magengeschwür führt, ist dieses Symptom oft der Schlußpunkt unter eine jahrzehntelange Eskalation. Der Konflikt um die Geborgenheit und das eigene Nest ist längst im Schatten gelandet. Die Notwendigkeit, sich aggressiv aus dem goldenen Käfig zu befreien, wird vom Körper dargestellt in Angriffen auf die Magenschleimhaut und entsprechenden Entzündungen. Das aggressive »Sauersein« findet seinen Niederschlag in der Säureflut des Magens. Schließlich kommt es zum ersten Geschwür einer langen Folge. Eines nach dem anderen heilen sie wieder ab unter entsprechender Narbenbildung und kommen wieder, um noch einen Versuch des Anstoßes zu machen. Währenddessen erlahmen die Kräfte des Magens allmählich, die Säure erschöpft sich, ihre Produktionsstätten sind verwüstet und in eine narbige Kraterlandschaft als Folge des jahrelangen Stellungskrieges verwandelt. Ein großer Durchbruch (der Magenwand) ist in diesem resignativen Stadium, in dem der Säurestrom bereits versiegt ist und der Magen sich schrumpfend zurückzieht, gar nicht mehr möglich, dazu fehlt die Energie. In dieser Ausweglosigkeit erfolgt der Durchbruch auf der Zellebene. Die Frucht des Krebses reift heran als letzter Versuch des Körpers, dem in den Schatten gedrängten Wachstum zu seinem Lebensrecht zu verhelfen.

Auch ein weiterer Risikofaktor neben der schrumpfenden Schleimhautentzündung und den chronischen Magengeschwüren unterstützt diese Version. Die perniziöse Anämie (Perniciosa) beruht physiologischerseits auf einem Mangel an Vitamin B_{12} und muß als Vorstufe für Magenkrebs betrachtet werden, da fünfzehn Prozent der Patienten im Laufe der Jahre ein Magenkarzinom entwickeln. Zumeist kann bei der Perniciosa ein für die Vitaminresorption wesentlicher Faktor von der Magenschleimhaut nicht mehr gebildet werden. Auf dem Boden des oben beschriebenen

chronischen Kriegsschauplatzes ist das auch nicht zu erwarten.
Die noch diskutierte Erblichkeit des Magenkarzinoms kann auch durch das über die Generationen weitergegebene Muster vorgetäuscht werden. Wenn es Eltern nicht geschafft haben, sich aus ihrem elterlichen Nest zu lösen und auf eigenen Beinen zu stehen, werden sie dazu neigen, auch ihre Kinder in diesen Schritten zu behindern.
Aus der Verbindung des Magentyps mit seinen Nestproblemen und den allgemeinen Charakterzügen des Krebspatienten ergibt sich ein typisches Muster. Die Notwendigkeit, selbständig zu werden, ist in den Schatten gesunken. Eigene Fortschritte können nicht stattfinden, weil der Betroffene gar nicht auf den eigenen Beinen steht. Er ist eher bequem, ein verwöhntes Kind vielleicht, das keine Anstalten macht, erwachsen zu werden. Aus dieser Grundsituation folgt nicht selten ein gewisses Sinnlosigkeitsgefühl gegenüber dem Leben, das eigentlich noch gar nicht richtig begonnen hat.
Wenn schon die anstehende Selbständigkeit keine Chance bekommt, gerät die Selbstverwirklichung erst recht in den Schatten, da sie noch beängstigendere Anforderungen stellt. Der »Sitzengebliebene« ist in einer typischen Stausituation, in seinem Leben geht nichts weiter. Dem Normopathen entspricht er insofern, als er den Weg des geringsten Widerstandes allen Anstrengungen und vor allem jeder Eigeninitiative vorzieht. Aggression findet in seinem Leben nicht statt oder eben nur durch die Magensäure und im Extremfall durch die Krebszellen. Statt Entwicklung hat er Stillstand gelebt, und nun ist die Zeit der Evolution jener der Revolution gewichen. Für kleine Schritte ist es zu spät, jetzt geschieht auf jeden Fall grundsätzliche Veränderung. Entweder durch radikalen Ausbruch aus dem Nest

und auf den Weg der Individuation oder durch radikalen Aufbruch der Magenzellen, die sich ihrerseits für Veränderungen öffnen. Kurz gesagt, gibt es nicht mehr die Wahl, ob sich der Betreffende aufmacht oder nicht, sondern nur noch, ob er selbst auszieht, die Welt zu erobern, oder seine Magenzellen auf den Weg schickt, die Körperwelt zu erobern. Die Reise an sich ist in diesem Stadium unaufschiebbar geworden.

Daß es für die kleinen Schritte und frühen Themen zu spät ist, verraten die Symptome des fortgeschrittenen Magenkrebses. Das Ausleben der Aggression ist mit dem Ausbruch des Krankheitsbildes von den Magenzellen abgedeckt. Es steht dem Betroffenen hierfür gar keine Energie mehr zur Verfügung. In seiner Müdigkeit und Schlappheit bekommt er einen deutlichen Spiegel des Niveaus seiner Lebensenergie vorgehalten. Die Appetitlosigkeit zeigt seinen mangelnden Appetit auf das Leben im allgemeinen. Nichts schmeckt mehr richtig, besonderen Ekel aber löst Fleisch aus. In der Ablehnung dieser tierischen Nahrung wird die ganze Abwehr gegen das marsische Prinzip deutlich, gehört Fleisch doch zur typischen Raubtierernährung. Außerdem ist es die energetisch aufwendigste Nahrungsform. Der kalorische Nutzen ist bei tierischem Eiweiß am geringsten im Vergleich zum (Verdauungs-)Aufwand. Der Magenkrebspatient kann sich aber keinerlei energetischen Aufwand mehr leisten. Der Krebsprozeß verschlingt alles, was er diesbezüglich zu bieten hat. Auch in dieser Hinsicht liefert er ein treffendes Bild der Situation. Alle Lebensenergie wird vom Magenbereich und dem hier dargestellten Konflikt der ungelösten Ablösung und vermiedenen Selbständigkeit aufgefressen.

Kampf ist nun tatsächlich nur noch auf Zellniveau und im Bewußtsein möglich, was der u. a. von Simonton vorgeschlagenen Methode der bewußten Kriegführung auf Zellebene gute Chancen läßt. Die Tatsache, daß sich der Körper mit Energiemangel, Inappetenz und Unlustgefühlen schon weitgehend vom Leben zurückgezogen hat, betont, wie zentral nun die Aufgabe auf der geistig-seelischen Ebene drängt. Hier liegt die letzte Chance. »Konzentriere dich nun ganz; mit allem, was dir noch geblieben ist, auf dein ungelöstes Thema«, heißt die Aufforderung. Die Verlagerung des Kampfes vom Organ- aufs Zellniveau zeigt, daß von jetzt ab nur noch Schritte auf den innersten und zentralsten Ebenen zählen. Im familiären oder sozialen Bereich ist die Zeit des Kämpfens vorbei. Auf diesen Ebenen geht es jetzt um Ergebenheit und Hingabe, die der Körper bereits auf seine Art signalisiert. Das scheint der Grundforderung des Krankheitsbildes zu widersprechen und hat damit zu tun, daß die Zeit für die erste Stufe verstrichen ist, die zweite Stufe aber andere Gesetze hat.

Vor dem Hintergrund der allgemeinen Krebsbetrachtung mag der Unterschied deutlich werden. Die zum archetypischen Individuationsweg gehörende Phase der Hingabe und Unterordnung unter das große Gesetz macht wenig Sinn, wenn die vorherige Stufe des Aufstandes gegen die engen, begrenzten Regeln, in diesem Fall des eigenen Nestes, ausgefallen ist. Der zweite Schritt hängt notgedrungen in der Luft, wenn der erste fehlt. Selbst jetzt wäre Erlösung des Themas zwar noch möglich, wegen fehlender Voraussetzungen aber extrem schwer.

Die Entscheidung fällt auf der einzig verbliebenen innersten Ebene. Kann der Patient über seinen Schatten springen, die Schwelle seines Nestes überschreiten, oder zwingt er dem Körper weiterhin diese Schritte auf? Dann überschreiten die Zellen die Schwelle der Schleimhaut und drängen über den Magen hinaus. Im sich anschließenden Stadium der Kachexie werden auch die vollkommene Hingabe und Ergebenheit vom Körper gelebt. Selbst in diesem Stadium liegen noch Chancen für wesentliche Entwicklungsschritte, wie ja auch das Sterben, das diesen Weg vorerst beendet, eine große Metamorphose darstellt[69].

Wie sehr sich archetypische Muster in Gesellschaftsstrukturen widerspiegeln, demonstriert die Tatsache, daß Magenkrebs in Japan zehnmal so häufig ist wie in den USA. Die japanische Gesellschaft ist in auffälliger Weise durch die Gruppe und die Familie geprägt. Japaner heben als Andenken an die Geburt ihrer Kinder ein Stück getrockneter Nabelschnur auf, wohingegen bei uns eher die ersten Schuhe aufbewahrt werden. Schon in diesen kleinen Symbolen wird ein fundamentaler Unterschied deutlich. Die Nabelschnur betont die Verbindung, den Zusammenhang; die ersten Schuhe dagegen symbolisieren die ersten Schritte, die hinausführen in die Welt. Tatsächlich neigen Japaner wenig dazu, ihr Nest zu verlassen. Sie vertauschen das der Familie zumeist nahtlos mit dem der Schule, Universität und später Firma. Überall sind sie total versorgt und rund um die Uhr betreut. Sie werden ganz selbstverständlich von ihrer Gruppeninstitution nicht nur bezahlt, sondern auch täglich gefüttert, verbringen ihre Abende mit den Arbeitskollegen im zugehörigen Klubhaus und treten auch im Urlaub nur im Firmen-, Familien- oder sonst einem Verband auf, der sie zusammenhält. Individualität und Eigenständigkeit sind überhaupt nicht gefragt. Nirgendwo auf der Welt gibt es eine ähnliche Verbundenheit mit dem Betrieb, nirgendwo eine vergleichbar geringe Fluktuation. Japaner arbeiten nicht bei ihrer Firma, sie identifizieren sich mit ihr, wes-

69) Auch in diesem Zusammenhang sind die Arbeiten von Elisabeth Kübler-Ross sehr aufschlußreich, beschäftigt sie sich doch fast ausschließlich mit Sterbenden, darunter vielen Krebspatienten.

halb sie auch keine Probleme haben, den Urlaub zugunsten ihres Arbeitgebers zu opfern. In solch mangelnder Befreiung aus dem bergenden Nest liegt eine der wesentlichen Wurzeln von Magenproblemen.
Nimmt man ihre auffällige Weigerung hinzu, Gefühle zu zeigen, hat man die beiden Hauptschienen der Magenproblematik in einem Volk vereint. Das bei uns sprichwörtliche asiatische Lächeln geht ja vor allem auf Erfahrungen mit Japanern zurück. Dieses Lächeln, das nichts verrät, ist die perfekte Fassade, und in kaum einem Land der Welt ist es so wichtig, sein Gesicht um jeden Preis zu wahren. Ob sie gerade zum tödlichen Kamikazeflug starten oder zur Geburtstagsfeier versammelt sind, sie lächeln ohne Anstrengung. Uns dagegen kostet solches Keep-smiling Kraft und Überwindung, und so entgleist uns die Mimik schneller und macht uns ehrlich bezüglich unserer Gefühle. Wir drücken sie noch selbst aus und überlassen das nicht ausschließlich dem Magen. Auch bei der Entscheidung zwischen der Gruppe und unseren Einzelinteressen entscheiden wir uns eher egoistisch. Besonders deutlich wird der Gegensatz zwischen der japanischen Gruppenmentalität und dem amerikanischen Individualismus. In einem Land, in dem der Selfmademan die erste Stelle in der gesellschaftlichen Achtung einnimmt, sind die Themen Selbständigkeit und Selbstverwirklichung weniger in Gefahr, in den Magen verdrängt zu werden.

6. Darmkrebs

Fast die Hälfte aller bösartigen Geschwülste gehen vom Magen-Darm-Kanal aus. Von diesen fünfzig Prozent entfallen dreizehn Prozent auf den Darm. Der Dünndarm ist mit seiner raschen Passage und seinem Mangel an Nischen und damit Staustellen fast gar nicht beteiligt. Auch die oberen Kolonbereiche sind noch weitgehend verschont, erst gegen dessen Ende häufen sich die bösartigen Geschwülste. Im Mastdarm schließlich finden sich fast siebzig Prozent aller Darmkarzinome. Von ihnen lassen sich wiederum siebzig Prozent mit dem Finger tasten, d. h., sie liegen in der Mehrzahl im untersten Bereich in Anusnähe. Schon daher läßt sich schließen, daß die Thematik eine der Ausscheidung und des Loslassens ist, des verhinderten Übertritts auch von einer Welt in die andere.

Aus der allgemeinen Entstehungsgeschichte des Krebses geht hervor, daß ein chronischer Reiz über lange Zeit einwirken muß, um das Gewebe entarten zu lassen. Sowohl chronische Verstopfung als auch chronischer Durchfall bei der Colitis ulcerosa können dem Vorschub leisten. Der Stau ist allerdings wesentlich häufiger. In beiden Fällen ist die unterschiedliche Vorgeschichte wie in den entsprechenden Kapiteln an*gedeutet* zu berücksichtigen. Der Krebs stellt jeweils den letzten Versuch des Organismus dar, die verfahrene Situation noch einmal in Bewegung zu bringen.

Wie schon beim Magen ist hauptsächlich die Stauzone vor dem unmittelbaren Ausgang betroffen. Die Altershäufung liegt ebenfalls im sechsten Lebensjahrzehnt und spricht damit für die lange Entstehungsgeschichte und den chronischen Charakter der Situation. Als Risikofaktor gilt neben chronischer Verstopfung und Colitis vor allem faserarme Zivilisationskost. Diese führt ihrerseits wieder zu Verstopfung nach dem Motto »Je weicher oben hinein, desto härter unten heraus; je derber oben hinein, desto weicher hinten hinaus«. Nach dem Gastroenterologen Gerhard Rettenmaier sind unverdauliche Ballaststoffe im Darm notwendig, um Wasser zu binden und als Nahrungsgrundlage für die Darmbakterien. Fehlt der Ballast, wird folglich Wasser im Darm behalten, und die Stuhlmassen trocknen aus. Dadurch werden sie weniger leicht rutschen und vor allem mechanisch stärker reizen. Die Verlangsamung der Passage gibt obendrein den sowieso unterversorgten, d. h. hungrigen (vom Ballaststoffmangel), Darmbakterien mehr Zeit, auf dieselben Stellen der Darmschleimhaut einzuwirken. Da der Kot unvorstellbare Massen von Bakterien enthält, wird so ein riesiges Heer dieser »Darmdämonen« auf die Wände des Hades gehetzt, um hier sein reizendes Spiel zu treiben.

Aus der typischen Grundsituation des Verstopften und dem allgemeinen Bild der Krebsentstehung ergibt sich ein Muster des Darmkrebses. Der zwanghafte, verstopfte Patient ist von seiner Grundangst vor der Überschwemmung durch die Flut seines inneren Chaos geprägt. In einer Welt der Enge und Trockenheit, die durch die entsprechende Situation in seiner Unterwelt gespiegelt wird, hat er sich vorsichtig eingerichtet. Mit Hilfe von unzähligen Regeln, Vorschriften und Gesetzen ist es ihm gelungen, den gefährlich drängenden eigenen Unterweltsumpf trockenzulegen und seine weiblich-verschlingenden Kräfte in den Griff zu bekommen. Ängstlich hält er am Status quo fest. Jede Bewegung könnte die nur notdürftig gezähmte Unterwelt in Aufruhr bringen. Er bietet das Bild eines beinahe klassischen Normopathen, sind doch Normen sein wichtigster Sicherheitsfaktor.

Der zweite unbewußte Versuch, Sicherheit in sein bedrohtes Leben zu bringen, spiegelt sich im möglichst langen Bewahren des Kots, der ja auch Reichtum symbolisiert. Auf der übertragenen Ebene findet sich entsprechende Sparsamkeit bis hin zum Geiz. Was man hat, will man behalten, Hergeben wird zur schmerzhaften Qual (auf der Toilette und im Übertragenen). Die Devise heißt: Nehmen ist seliger denn Geben. Die einseitige Betonung eines Poles der Wirklichkeit bei gleichzeitiger Bekämpfung des anderen schließt einen aber vom Fluß des Lebens aus. Wer sein *Geschäft* nicht *macht*, bleibt auf seinem *Dreck* sitzen und ist ausgeschlossen vom lebendigen Austausch. So wird Wertvolles schließlich sogar gefährlich. Aus dem Kot können statt der üblichen Vitamine nun vermehrt Gifte resorbiert werden. Der mit der Zeit und dem Entzug des Seelischen (Wassers) immer härter werdende Besitz mit seinem unvorstellbaren Reichtum an Bakterien wird über die Reizung der Darmwand immer bedrohlicher. Auch im übertragenen Sinne stellen aufgehäufte Reichtümer einen dauernden Reiz dar durch die Möglichkeiten, die sie eröffnen könnten. Für den Geizigen, der sich diesem Reiz verschließt, wird der Besitz erfahrungsgemäß auf die Dauer ebenfalls zur Gefahr. Denn wenn ein Reiz über zu lange Zeit ignoriert und in den Schatten gedrängt wird, ist es wieder am Körper, ihn mit seinen Mitteln auszudrücken.

Es ist die für die Krebsentstehung typische Situation von Entwicklungsfeindlichkeit und Rückwärtsorientierung. Ein Zustand soll bewahrt werden, der erst einmal verlassen werden müßte, um später auf höherer Ebene die wirkliche Norm, das letzte Maß der Dinge, zu finden.

Die in der späten Phase des Dickdarmkarzinoms auftretenden Symptome entsprechen teilweise denen des Magenkrebses und anderer Karzinome in diesem Stadium, etwa Appetitlosigkeit, Müdigkeit und Schwächegefühl. In diesem Fall ist auch die Deutung entsprechend. Hinzu kommen beim Dickdarmkarzinom Veränderungen der Stuhlgewohnheiten in verschiedene Richtungen. Eine Verstopfung kann plötzlich in Durchfall umschlagen und umgekehrt. Der Krebs lebt hier die Notwendigkeit der Umpolung und Veränderung stellvertretend für seinen Besitzer. Auch Stuhldrang bis zum Stuhlzwang kann auftreten. Der Patient wird auf die Toilette genötigt, um dort bewußt nachzuholen, was er im Übertragenen zu lange versäumt hat. Bei bleistiftdünnem oder bandförmigem Stuhl wird deutlich, wie sparsam und zögerlich man beim Geben ist. Blut verrät natürlich auch in diesem Fall, daß es nun langsam *ans Bluten*, d.h. Bezahlen, *geht*, und zwar mit dem eigenen Lebenssaft.

Die schulmedizinische Therapie wird in jedem Fall versuchen, den Tumor mit allen seinen Anhängseln herauszuschneiden. Sofern er, wie meistens, in der Nähe des Ausgangs sitzt, macht das einen künstlichen Ausgang unumgänglich, den sogenannten Bauchafter oder Anus praeter. Dieser bringt das ganze Thema Loslassen dem Betroffenen schon körperlich näher. Von hinten unten wird der Ort des Abgebens nach vorn in die Mitte verlegt. Auch dem Bewußtsein ist der Vorgang der Entleerung und des Gebens von nun an stets sehr nahe, muß der Anus praeter doch sorgfältig betreut werden. Verständlicherweise *geht* dem Betroffenen diese Situation auch im übertragenen Sinne *nahe*. Was früher automatisch und ohne Sichtkontakt ganz nebenbei ablief, wird nun zu einem das Leben beherrschenden Thema. Ganz allmählich und von Grund auf muß der Betroffene wie ein kleines Kind wieder lernen, die Dinge ohne zuviel Aufhebens los und hinter sich zu lassen. Es fällt ihm nun insofern leichter, als ihm mit der Unterwelt sein »Staubereich« genommen ist. Ohne sein Dazutun hat er nun ständig weichen Stuhl, eine Art künstlichen und kontrollierten Durchfall zumeist für den Rest des Lebens.

Von der Symbolik her ist die Situation deutlich, die Unterwelt ist aus dem Leben ausgeschlossen. Zwar ist sie noch da, am Leben aber darf sie nicht mehr teilhaben. Ein Leben

ohne Unbewußtes ist natürlich auf dieser Stufe nicht möglich. Lediglich im Zustand der Erleuchtung, wenn der Schatten vollkommen durchlichtet und das Ego im Selbst aufgegangen ist, wäre ein voll bewußtes Leben denkbar. Für den Anus-praeter-Träger mag dieser Zustand zwar ein geheimer Wunsch sein, wird aber im allgemeinen ein viel zu weit entferntes Ideal darstellen. Immerhin müßte er sich klarmachen, daß er nun keinerlei Möglichkeit mehr hat, weiterhin in die (körperliche) Unterwelt abzuschieben, was im Bewußtsein bearbeitet werden müßte. Ist die körperliche Unterwelt ausgefallen, wird die seelische um so wichtiger. Schattentherapie im tiefsten Sinne läge nahe.
Auch zum Abschluß dieses Kapitels lohnt sich ein Blick auf Vergleiche unterschiedlicher Kulturen bezüglich des Dickdarmkrebses. Wie um die Häufigkeit des Magenkarzinoms in Japan wieder auszugleichen, kehrt sich hier das Ganze um: Dickdarmkarzinome sind in den USA zehnmal häufiger als in Japan. Sowenig die Japaner offenbar mit dem Mondbereich des Magens umgehen können, so gut kommen sie mit Plutos Unterweltreich zurecht.
Schon auf der vordergründigsten Ebene wird diese für uns ungewohnte Vertrautheit mit dem ganzen Themenbereich Plutos deutlich. Reichtum ist für Japaner mit keinerlei Schwierigkeiten verbunden. Sie schaffen ihn nicht nur, sondern lassen ihn auch in beeindruckendem Maße für sich arbeiten. Die magische Umwandlung von Geld in Güter und umgekehrt geht ihnen locker von der Hand. Ihre florierende Wirtschaft ist so beweglich, wie ihre Gruppenstrukturen starr sind. Zum Thema Metamorphose und Umwandlung, das in diesen Bereich fällt, gehört das Stirb-und-werde-Prinzip, und auch dieses ist ihnen vertrauter als etwa unserer Kultur. Der Tod gilt als eine Durchgangsstation wie die Geburt. Wo wir im Harakiri eine schauderhafte Metho-

de des Selbstmordes sehen, beginnt für den Japaner die Kunst des Sterbens. Auf rituelle Weise stößt er sich das Messer ins Hara, die Mitte des Körpers, und zieht es dann bei vollem Bewußtsein nach oben. Uns fehlt nicht nur der Sinn, sondern auch jedes Verständnis für solche Art (von »Scheußlichkeit«). Nur wer dem Stirb-und-werde-Prinzip völlig offen gegenübersteht, kann hier wohl auf die Klammerbemerkung verzichten.

Auch bei sehr viel alltäglicheren Themen wie der Körperhygiene kann man die Unterschiede drastisch feststellen. Wer mit Japanern in einem Bad oder Health-Club ist, kann mit Erstaunen feststellen, wieviel Wertschätzung auch die unteren Körperbereiche erfahren. Von der praktischen Reinigung bis zu den Geräuschen sind sie den oberen Zonen auf (für uns) abstoßende Weise gleichgestellt.

Selbst beim Essen wird der Unterschied deutlich. Japaner finden nichts dabei, Tiere fast noch lebend und nicht selten roh zu verspeisen. Während wir uns entrüsten, wenn der »arme Fisch« erst kurz vor dem ersten Happen getötet wird, ekeln sich die Japaner vor unserem alten Fleisch. Genausowenig wie wir ihre noch zuckenden Fische essen, würden sie die Kadaver anrühren, die wir als durchaus appetitlich empfinden. Wo wir vorschnell mit Tierquälerei argumentieren, handelt es sich doch eher um unser gestörtes Verhältnis zum Tod. Am liebsten würden wir gar nicht daran erinnert werden, daß unser Braten noch vor kurzem auf einer Weide das Leben genoß und für unseren Appetit sein Leben opfern mußte.

Der Bezug zum Opfer ist ein weiterer Unterschied, der im Zweiten Weltkrieg besonders deutlich zwischen Japanern und Amerikanern zutage trat. Die Idee des Kamikaze, was soviel wie göttlicher Wind heißt, konnten die amerikanischen Soldaten anfangs gar nicht fassen. Der Gedanke, sich so offensichtlich und direkt für sein Land zu opfern, war ihnen völlig fremd. Dabei opferten sie sich letztlich genauso, nur durfte es eben nicht wie ein Opfer aussehen. Die Amerikaner brauchten bei ihren Himmelfahrtskommandos zumindest die Illusion, doch noch entkommen zu können. Die Kamikaze verzichteten bewußt darauf. Sie hatten im Gegenteil bereits vorher ihre Beerdigung im Familienkreis gefeiert und sich auf den Übergang in die andere Welt bewußt vorbereitet.

An solchen Vorstellungen mag deutlich werden, wie fern uns ein entspannter Umgang mit der Unterwelt, dem Reich des Pluto/Hades, liegt. Was man aber nicht im Bewußtsein lebt, neigt dazu, in den Schatten und über diesen in den Körper zu sinken. Die aus unserer Sicht »entarteten« Verhaltensweisen der Japaner finden bei uns ihre Entsprechung in der Entartung des Dickdarms, der Unterwelt des Körpers.

Je »entarteter« eine Gesellschaft bezüglich eines Urprinzips lebt, desto eher verhindert sie, daß die Entartung in den Schatten sinkt und schließlich Krebs wird. Nach dem Motto »Was täglich staut, wird endlich Krebs« sind gerade die braven und gesitteten Gesellschaften und Menschen besonders gefährdet. Das aber betrifft nur die eine, wenn auch wichtige Seite der Krebsentstehung. Die andere bezieht sich auf den nächsten Entwicklungsschritt, der erkennen läßt, daß Fortschritt und »religio«, Vorsicht und Rücksicht letztlich dasselbe Ziel, die Einheit, haben. Es geht darum, rechtzeitig auszubrechen und sich rechtzeitig wieder einzuordnen. Das aber gelingt nur, wenn das Leben als ein Entwicklungsweg gesehen wird, dessen Ziel in den Anfang mündet, analog jenem uralten Symbol der Schlange, die sich in den eigenen Schwanz beißt.

XII. Schlussbetrachtung

Auf dem Weg vom Rachen der Verdauungsschlange bis zu ihrem Schwanzende haben sich eine Menge Symbole aufgetan und vielleicht auch Erkenntnisse über die eigene Art, mit der Verdauungsschlange auszukommen. Vieles wäre sicher noch zu ergänzen, Vollständigkeit aber ist im Reich der Symbole sowieso nicht zu erreichen. Es gibt keine zwei identischen Magengeschwüre, und über jedes einzelne ließ sich ein eigenes Buch schreiben. Anzuregen, die eigene Symptomgeschichte zu schreiben, auf jeden Fall aber bewußtzumachen, war unser Anliegen.

Wo das Buch betroffen gemacht hat, hat es sein Ziel erreicht. Die Symbolsprache ist trotz ihrer Verschlüsselung oft hart und direkt, die Umgangssprache in ihrer Ehrlichkeit sogar manchmal verletzend. Solche Verletzungen zeigen, daß man an seinem wunden Punkt getroffen ist, nur dort kann man verletzt werden und gegebenenfalls *einschnappen*. Hier vor allem neigt man dazu, die Dinge in den *falschen Hals* zu *kriegen*. Gerade hier aber wäre es wichtig, sich treffen zu lassen, seine Betroffenheit vielleicht sogar mit nahestehenden Menschen zu teilen, um herauszufinden, ob die Deutungen so falsch sind oder ob man dazu neigt, sich selbst falsch zu sehen. Die Blindheit bezüglich eigener Schattenthemen ist das größte Hindernis auf dem Weg zur Selbsterkenntnis.

Dessen eingedenk und mit den Erfahrungen der anderen Bücher dieser Reihe im Hinterkopf, haben wir uns bemüht, die Kapitel in sich abgerundet zu gestalten. Das führt notgedrungen zu Überschneidungen, und manchmal fehlt trotzdem einiges. Insofern ist es sinnvoll, sich die Einzelsymptome seines ganz persönlichen Krankheitsbildes aus den verschiedenen Kapiteln zusammenzusuchen. Diesem individuellen Muster gerecht zu werden ist einem Buch unmöglich.

Ein Buch kann auch niemals Ersatz für Therapie sein, schon weil es kaum über die Verständnisebene des Kopfes hinauskommt. Das aber wäre *not*wendig, um Symptome zu (er)lösen. Verstehen ist der erste Schritt, erst im Erleben aber kann wirkliches Annehmen geschehen. Insofern sind die Meditationen[70], die es zu diesem Buch auf Kassetten gibt, weiterführender als das intellektuelle Studium. Hat das Buch mit dem Bedeutungshintergrund der Krankheitsbilder bekannt gemacht, können meditative Reisen damit vertraut machen.

Je nach Schwere des Krankheitsbildes mag es auch notwendig sein, weiter- und vor allem tiefergehende Schritte zu unternehmen. Dazu ist es sinnvoll, die Hilfe eines Therapeuten in Anspruch zu nehmen, der den Ein- und Abstieg in die Welt der eigenen Bilder begleiten kann.

In vielen Fällen aber wird der eigene »innere Arzt« noch gut in der Lage sein, die entsprechenden therapeutischen Maßnahmen zu ergreifen, sofern man ihm die Chance dazu gibt. Eines der ältesten Mittel, das Körper und Seele und Geist einbezieht, ist das Fasten. In einer Zeit, die am Zuviel erkrankt ist, gewährt es tiefe Erholung für alle drei Bereiche, für die Verdauungsorgane aber in ganz besonderem Maße. Nicht umsonst haben alle Religionen darauf zurückgegriffen bei ihren Versuchen, die Menschen auf den Heilsweg zu führen. Fasten ist aus der Mode gekommen in dem

70) Verdauungsprobleme, Leberprobleme, Krebs. Alle drei von R. Dahlke bei Edition Neptun, München 1990.

Maße, wie andere Methoden, etwa die der Psychologie, in Umlauf kamen. Zumeist sind sie nur ein schwacher Ersatz für Fasten, das Exerzitium, Ritual, Psycho- und Körpertherapie in einem sein kann. Uns erweist es sich seit Jahren in Fastenseminaren und als Begleitmaßnahme bei der Reinkarnationstherapie als ideale Unterstützung von Selbsterkenntnisprozessen; darüber hinaus aber als das beste Mittel, um mit Verdauungsproblemen *ins Reine* zu *kommen.* Der typische Zivilisationsdarm, der unten nur etwas herausgibt, wenn oben etwas nachgeschoben wird, reagiert prompt und offensichtlich erleichtert darauf. Als Therapiemaßnahme, die wie kaum eine andere in die Mitte führt, ist es sowohl bei Verstopfung als auch bei Durchfällen und den meisten anderen Symptomen von gleichermaßen großem Wert.[71]

Weltessen, die Verdauung des Lebens, war unser Thema. Hier eine bewußte Ruhepause einzulegen kann der entscheidende Schritt zu einem Neuanfang werden, zu einem bewußten Weg in Richtung Heil(ung).

An keinem Punkt des Weges ist es zu spät loszugehen. Es ist mehr in unsere Hand gegeben, als wir gemeinhin glauben, gerade weil wir mehr in Gottes Hand gegeben sind, als wir gemeinhin glauben. Die Entscheidung, ob er den Weg der Bewußtwerdung und Selbsterkenntnis gehen will, kann jeder nur für sich treffen. Die eigenen Körpersymptome wären die naheliegendsten Impulse, sich *aufzumachen.* Jedes Symptom läßt sich weiterhin als Bosheit des Schicksals oder als wichtiger Wegweiser interpretieren. Es liegt in der eigenen Hand, wie sich die Schlange nach der Lektüre dieses Buches in den eigenen Schwanz beißt — ob man sich wei-

71) Nähere Informationen zum Fasten im Sinne der Philosophie dieses Buches finden sich in: R. Dahlke: *Bewußt Fasten*, Waakirchen 1980.

ter im Kreise dreht oder in jenem anderen Sinn: daß sich der Kreis schließt.

»Es gibt jene, die von dem Vielen, das sie haben, wenig geben — und sie geben um der Anerkennung willen, und ihr verborgener Wunsch verdirbt ihre Gaben.
Und es gibt jene, die wenig haben und alles geben.
Das sind die, die an das Leben und an die Fülle des Lebens glauben, und ihr Beutel ist nie leer.
Es gibt jene, die mit Freude geben, und die Freude ist ihr Lohn.
Und es gibt jene, die mit Schmerzen geben, und der Schmerz ist ihre Taufe.
Und es gibt jene, die geben und keinen Schmerz beim Geben kennen: weder suchen sie die Freude dabei, noch geben sie um der Tugend willen;
Sie geben, wie im Tal dort drüben die Myrte ihren Duft verströmt.
Durch ihre Hände spricht Gott, und aus ihren Augen lächelt Er auf die Erde.
Es ist gut zu geben, wenn man gebeten wird, aber besser ist es, wenn man ungebeten gibt, aus Verständnis;
Und für den Freigebigen ist die Suche nach einem, der empfangen soll, eine größere Freude als das Geben.
Und gibt es etwas, das ihr zurückhalten werdet?
Alles, was ihr habt, wird eines Tages gegeben werden;
Daher gebt jetzt, daß die Zeit des Gebens eure ist und nicht die eurer Erben.
Ihr sagt oft: ›Ich würde geben, aber nur dem, der es verdient.‹
Die Bäume in eurem Obstgarten reden nicht so, und auch nicht die Herden auf euren Weiden.
Sie geben, damit sie leben dürfen, denn zurückhalten heißt zugrunde gehen.

Sicher ist der, der würdig ist, seine Tage und Nächte zu erhalten, auch alles anderen von euch würdig.
Und der, der verdient hat, vom Meer des Lebens zu trinken, verdient auch, seinen Becher aus eurem Bach zu füllen.
Und welcher Verdienst wäre größer als der Mut und das Vertrauen, ja auch die Nächstenliebe, die im Empfangen liegt?«[72]

72) Khalil Gibran: *Der Prophet*, Olten 1988.

Veröffentlichungen von Ruediger Dahlke

Fasten Sie sich gesund. Hugendubel, München 2004
Entgiften – Entschlacken – Entspannen. Hugendubel, München 2003
Aggression als Chance. Bertelsmann, München 2003
Krankheit als Symbol – Handbuch der Psychosomatik. Bertelsmann, München 2000
Woran krankt die Welt. Bertelsmann, München 2001
Die Leichtigkeit des Schwebens. Integral-Verlag, München 2002
Frauen-Heil-Kunde: Be-Deutung und Chance weiblicher Krankheitsbilder (mit Margit Dahlke, Prof. Dr. Zahn). Bertelsmann, München 1999
Krankheit als Sprache der Seele – Be-Deutung und Chance der Krankheitsbilder. Bertelsmann, München 1992
Krankheit als Weg – Deutung und Bedeutung der Krankheitsbilder (mit T. Dethlefsen). Bertelsmann, München 1983
Lebenskrisen als Entwicklungschancen – Zeiten des Umbruchs und ihre Krankheitsbilder. Bertelsmann, München 1995
Der Weg ins Leben – Schwangerschaft und Geburt aus spiritueller Sicht (mit Margit Dahlke und Volker Zahn). Bertelsmann, München 2001
Mandalas der Welt – Ein Meditations- und Malbuch. Hugendubel, München 1985
Arbeitsbuch zur Mandalatherapie. Hugendubel, München 1999
Säulen der Gesundheit (mit B. Preiml und Franz Mühlbauer). Goldmann, München 2000
Reisen nach Innen – Geführte Meditationen auf dem Weg zu sich selbst (+ 2 Kassetten). Hugendubel, München 1994; Heyne, München
Bewusst Fasten – Ein Wegweiser zu neuen Erfahrungen. Goldmann, München 1980
Das Senkrechte Weltbild – Symbolisches Denken in astrologischen Urprinzipien (mit N. Klein). Heyne, München 1986
Die wunderbare Heilkraft des Atmens (mit A. Neumann). Integral-Verlag, München 2000
Mandala-Malblock. Neptun Music, München 1985

Spirituelles Lesebuch (mit Margit Dahlke). Knaur, München 1996
Habakuck und Hibbelig – das Märchen von der Welt. Heyne, München 1987

Knaur-Taschenbücher zur Krankheitsbilder-Be-Deutung:

Die Psychologie des blauen Dunstes – Be-Deutung und Chance des Rauchens mit Margit Dahlke). München 1989
Gewichtsprobleme – Be-Deutung und Chance von Über- und Untergewicht. München 1989
Herz(ens)probleme – Be-Deutung und Chance von Herz-Kreislauf-Problemen. München 1990
Verdauungsprobleme – Be-Deutung und Chance von Magen- und Darmproblemen (mit R. Hößl). München 1990

CDs/MCs beim Goldmann Verlag, Arkana-Audio:

Text und Sprache: Ruediger Dahlke. Musik: Claudia Fried und Bruce Werber
Selbsthilfe-Programme (Taschenbuch + CD) zu den Themen: Entgiften – Entschlacken – Loslassen, Gewichtsprobleme, Rauchen, Ohrgeräusche/Tinnitus und Angst
Reihe »Heil-Meditationen« mit den Titeln: Visionen, Schattenarbeit, Ohrgeräusche/Tinnitus, Angstfrei leben. Schlafprobleme, Gewichtsprobleme, Niedriger Blutdruck, Rauchen, Krebs, Allergie, Rückenprobleme, Kopfschmerzen, Innerer Arzt, Entgiften – Entschlacken – Loslassen, Lebenskrisen als Entwicklungschancen, Partnerschaft, Den Tag beginnen, Tiefenentspannung, Naturmeditationen, Mandalas, Hautprobleme, Herzensprobleme
Schwangerschaft und Geburt. Wege des Weiblichen. Text und Sprache: Margit und Ruediger Dahlke
Kindermeditationen: Märchenland und Lieblingstier
Doppel-CDs/MCs: Elemente-Rituale. Heilungs-Rituale (Musik von Shantiprem)

Vorträge und Tagesseminare auf MC und Video:

Auditorium Netzwerk, Habspergstr. 9a, D-79379 Müllheim, Tel.: 0049-7631-170743, Fax: 0049- 7631-170745, E-Mail: audionetz@aol.com
Vortragsvideos: Woran krankt die Welt? Die Leichtigkeit des Schwebens, Bedeutung der Rituale in Vergangenheit und Gegenwart. Deutung und Be-Deutung von Krankheitsbildern, Reifungskrisen des Lebens, Moderne Reinkarnationstherapie – Erfahrungen aus 20 Jahren (alle auch als Audiokassetten).
Vorträge auf Audiokassetten: Aggression als Chance, Entgiften – Entschlacken – Los-Lassen, Säulen der Gesundheit, Sucht und Suche, Reisen nach innen – Heilung durch Meditation, Übergänge im Leben. Gesundheitliche Krisen – Krise des Gesundheitssystems, Psychosomatik von Krebs, Gesund sein – Ganzheitlich leben, Krankheit als Sprache der Seele, Medizin der Zukunft, Gesunder Egoismus – Gesunde Aggression, Depression.
Tagesseminare auf Audiokassetten: Deutung und Be-Deutung von Krankheitsbildern, Krankheit als Symbol, Wunden des Weiblichen, Säulen der Gesundheit, Spirituelle Herausforderung, Gesunder Egoismus, Gesunde Aggression.

Adresse für Seminare und weitere Informationen:

Heil-KundeInstitut Graz
A-8151 Hitzendorf
Tel.: 0043-316-719888-5
Fax: 0043-316-719888-6
E-Mail: info@dahlke.at
Internet: www.dahlke.at

Informationen zu Psychotherapien:

Heil-Kunde-Zentrum Johanniskirchen
D-84381 Johanniskirchen
Schornbach 22 Hafnerhof
Tel.: 0049-8564-819
Fax: 0049-8564-1429
E-Mail: Hkz-dahlke@t-online.de
Internet: www.dahlke.at

Register